Fach-
buch
Klett-Cotta

Rosmarie Barwinski

Steuerungsprozesse in der Psychodynamischen Traumatherapie

Klett-Cotta

Klett-Cotta
www.klett-cotta.de

Printed in Germany
Cover: Bettina Herrmann, Stuttgart,
unter Verwendung einer Abbildung von © photocase/LMDB
Gesetzt von Kösel Media GmbH, Krugzell
Gedruckt und gebunden von Friedrich Pustet GmbH & Co. KG, Regensburg
ISBN 978-3-608-96424-0

Bibliografische Information der Deutschen Nationalbibliothek
Die Deutsche Nationalbibliothek verzeichnet diese Publikation in der
Deutschen Nationalbibliografie; detaillierte bibliografische Daten
sind im Internet über http://dnb.d-nb.de abrufbar.

Inhalt

Geleitwort von Heinrich Deserno

In der vorliegenden Monographie verfolgt die Psychoanalytikerin Rosmarie Barwinski, außerplanmäßige Professorin des psychologischen Fachbereichs der Universität zu Köln und Leiterin des Schweizer Instituts für Psychotraumatologie, das Ziel, ein Steuerungsprinzip psychodynamischer Traumatherapie darzustellen. Schon in ihrem letzten Buch mit dem Titel »Resilienz in der Psychotherapie« ging sie einer Konzeptualisierung längerer Therapieprozesse nach, mit der Schulen übergreifend psychische Traumata, aber auch Entwicklungsstörungen und ungelöste Konflikte ins Zentrum gerückt werden.

Barwinskis Prozessorientierung hat ihren Ausgangspunkt im Allgemeinen Dialektischen Veränderungsmodell (ADVM), das Gottfried Fischer, der 2013 verstorbene deutsche Traumapionier, 1989 einführte. Auch von einem anderen Konzept Fischers, der Konvergenz von Empirie und Logik, geht Barwinski aus und vertieft es mit großem Gewinn für die Leser. Sie stellt sorgfältige, systematische Fallgeschichten vor und kann daraus eine spezielle Veränderungslogik ableiten. Beides baut sie in ein sechsstufiges Veränderungs- bzw. Transformationsmodell ein, in dem Widersprüche festgestellt und auf ein jeweils höheres Niveau der Reflexion gehoben bzw. dialektisch aufgehoben werden.

Ebenfalls neu ist im vorliegenden Buch, dass sie dieses Modell symboltheoretisch vertieft, und das, wie ich meine, auf sehr überzeugende Art und Weise. Ob man sich dem psychischen Trauma von der Neurowissenschaft her nähert oder sozialpsychologisch durch die Prozesse der transgenerationalen Weitergabe Zugang dazu findet: Eine symboltheoretische Fundierung erscheint nach Barwinski unerlässlich, was ich nur unterstreichen kann.

Die Autorin geht dabei von der Annahme aus, dass die menschliche Entwicklungslogik das logische Vorbild ist, dem auch gelingende therapeutische Veränderungen folgen. Indem sie ihre bisherigen Überlegungen um die Bedeutung von Mentalisierung und Symbolbildung für die Repräsentation psychischer Prozesse vertieft, macht sie vorkonflikthafte, strukturelle Spannungen und Widersprüche besser vorstellbar. Genau das steht bei einer Traumatherapie im Vordergrund. Es muss, um etwas aufdecken zu können, etwas Neues erst aufgebaut bzw. entwickelt werden: ein Bewusstsein dafür, dass eine erreichte Entwicklung, die durch das Trauma buchstäblich zerstört wurde, wieder neu zu durchlaufen ist. Es geht um therapeutische Arbeit, die Konflikthaftigkeit wieder ermöglicht. Zur therapeutischen Erfahrung gehört es, dass sich nach Traumatisierungen Konflikte deshalb nicht lösen lassen, weil die strukturellen Voraussetzungen dafür erst wieder geschaffen werden müssen. Symbolische Formen und reflexive Mentalisierung sind neu zu erarbeiten.

Wie das vor sich geht, führt Barwinski mit Hilfe des Begriffs der Antinomie vor. Von Widersprüchen ausgehend kann man die Antinomie als Widerspruch zwischen unterschiedlichen Prozessen verstehen, wohingegen beim Konfliktmodell die Gegensätze aus demselben Prozess entstehen. Beim freudschen Konfliktmodell liegen Abwehr und Wunsch z.B. auf der gleichen Strukturebene, bei der Antinomie Satz und Gegensatz dagegen auf unterschiedlichem strukturellem Niveau. Die Berücksichtigung struktureller Störungen – der sogenannten Persönlichkeitsstörungen – und insbesondere der Traumatisierung, haben zu den Erweiterungen der psychoanalytischen oder psychodynamischen Therapie geführt, die es erfordern, aber auch zulassen, dass neben die aufdeckende »klassische« therapeutische Arbeit auch eine Nachentwicklung von Struktur getreten ist.

Genau dafür erweist sich der Begriff der Antinomie als sehr nützlich. Unmittelbar einleuchtend zeigt sich an der Entwicklung eines Neugeborenen, was eine Antinomie ist. Das menschliche Leben beginnt mit dem Gegensatz von instinkt- bzw. reflexhafter Organisation einerseits und dem Aufbau eines ersten sensomotorisch-koordinativen Schemas andererseits. Die Anteile dieses Gegensatzes sind strukturell unterschiedlich und müssen auf ein gemeinsames Niveau gehoben werden. Dieser Prozess wiederholt sich beim nächsten Entwicklungsschritt logisch und empirisch.

Nun bleibt mir nur noch zu wünschen, dass die LeserInnen von Rosmarie Barwinskis neuem Buch die lebendige und faszinierende Anregung verspüren, die mich dazu motivierte, mich erneut mit ihrem dialektischen Therapieansatz auseinanderzusetzen und dieses Geleitwort zu schreiben.

Heinrich Deserno
Frankfurt M./Berlin, im Februar 2020

Danksagung

In meinem Buch »Resilienz in der Psychotherapie« habe ich ein Stufenmodell entworfen, das beschreibt, welche Veränderungsprozesse im Verlauf einer Traumatherapie durchlaufen werden müssen, um traumatische Erlebnisse psychisch zu integrieren (Barwinski, 2016). Mit dem vorliegenden Buchprojekt möchte ich dieses Modell im Hinblick auf die Frage erweitern, wie die Wahrnehmung einer als überwältigend erlebten äußeren Realität im Trauma-Verarbeitungsprozess schrittweise repräsentiert wird. Sehr bald wurde mir deutlich, dass Begriffe wie Repräsentation, Symbolisierung oder Mentalisierung synonym verwendet werden, entsprechend der theoretischen Ausrichtung des Autors bzw. der Autorin. Hier half mir Prof. Dr. med. Heinrich Deserno bei der Begriffsklärung wesentlich weiter. Sein vierdimensionales Symbolisierungsschema ermöglichte mir zudem, besser zu verstehen, welche Bedeutung Symbolisieren beim Verständnis von Veränderungsprozessen in der Psychotherapie zukommt.

Symbolisieren ist nur im zwischenmenschlichen Kontext mit einem Gegenüber, das die eigenen Gefühle spiegelt und benennen kann, durchführbar. Indem der Therapeut bzw. die Therapeutin die für den Patienten einst überwältigenden Gefühle wahrnehmen und benennen kann, wird dem Patienten ein erster Zugang zum traumatischen Erleben möglich. Von Dr. phil. Hans Holderegger habe ich gelernt, dass der erste Schritt der Traumaverarbeitung im Therapeuten bzw. in der Therapeutin stattfinden muss. Mit seinem Konzept der »traumatisierenden Übertragung« gestattete er mir zu verstehen, warum die Gegenübertragung in der Arbeit mit traumatisierten Patienten Schwierigkeiten bereitet und wie und warum sich die Übertragung und damit auch die Gegenübertragung im Verlauf der Traumabearbeitung verändern.

Danken möchte ich auch Prof. Dr. med. Carl Scheidt und Prof. Dr. phil. Wolfgang Mertens, durch deren Einladung zu Vorträgen und Symposien ich den Anstoß erhielt, die bereits ausgearbeiteten Modelle weiter zu differenzieren und zu ergänzen.

Danken möchte ich an dieser Stelle ebenfalls Herrn med. pract. Bernd Frank,

Dignität FMH Psychiatrie und Psychotherapie. In Gesprächen mit ihm wurde mir ein besseres Verständnis der Umsetzung der Theorie von Ellert Nijenhuis im Hinblick auf Symbolisierungsstufen möglich. Ebenfalls geht mein Dank an Dr. phil. Ingo Jungclaussen für seine Tipps, wie ich den Lesern abstrakt formulierte Ausführungen vereinfachend vermitteln könnte.

Ganz besonders gilt mein Dank meinem Partner Prof. Rudolf Barmettler für die geduldige Durchsicht meines Manuskripts und seine Hinweise zur Strukturierung des Textes. Herrn Beyer vom Verlag Klett-Cotta danke ich vielmals für die konstruktive Zusammenarbeit und die Unterstützung bei der Realisierung des Projekts.

Rosmarie Barwinski
Zürich, den 15. März 2020

Einleitung

In den vergangenen Jahren wurde eine Reihe von Techniken zur Behandlung von Trauma-Folgestörungen entwickelt, wie zum Beispiel PITT (Psychodynamisch-Imaginative Traumatherapie), NET (Narrative Expositionstherapie), EMDR (Eye Movement Desensitization and Reprocessing) oder PE (Langzeit-Expositionstherapie). Die genannten Behandlungsmethoden und -techniken sind durchaus sinnvoll, vorausgesetzt sie sind den im Behandlungsverlauf notwendigen Zielen angepasst und vor allem, wenn ihre Wirkung auf die therapeutische Beziehung reflektiert wird. Diese beiden Bedingungen werden allerdings häufig nicht explizit berücksichtigt. Techniken werden in der Praxis ohne zugrunde liegendes Veränderungskonzept angewendet, und ihre Wirkung auf die therapeutische Beziehung wird nicht reflektiert. Traumafokussierende Techniken allein haben sich vor allem bei komplexen posttraumatischen Folgestörungen nicht als effektiv erwiesen (Ford & Kidd, 1998; Spinazolla et al., 2005), einiges spricht sogar dafür, dass die Anwendung von spezifischen traumabearbeitenden Techniken für dieses Klientel schädlich zu sein scheint. Diese Patientengruppe benötigt ein Behandlungsangebot, das sich überdies an ihre spezifischen Schwierigkeiten richtet, die aus ihrer Bindungs- und Entwicklungspathologie resultieren können. Ich möchte deshalb einem technikorientierten Vorgehen eine andere, beziehungsorientierte Sichtweise entgegenstellen. Ich gehe davon aus, dass der zur Genesung notwendige Wiederaufbau der durch Trauma zerstörten Selbststrukturen nur in der Beziehung möglich wird. Wie diese Beziehung gestaltet werden muss, ist abhängig davon, wo im Verarbeitungsprozess ein Traumabetroffener steht und welche Grundstörung bereits vor traumatischen Ereignissen vorlag.

Der Wiederaufbau eines kohärenten Selbstgefühls, das bei traumatischen Erfahrungen verloren geht, geschieht in Stufen. Ich stelle ein Modell vor, in dem zwischen sechs Stufen unterschieden wird, die im Verlauf einer Traumaverarbeitung durchlaufen und integriert werden müssen. Auf Stufe 1 zeigen sich Erinnerungsspuren traumatischer Erfahrungen in Form von Körpersymptomen. Stufe 2 ist durch das Traumaschema (die Gefühle und das Schutzverhalten in traumatischen Situationen) gekennzeichnet. Stufe 3 beschreibt die Mitteilung traumatischer Affekte. Auf Stufe 4 zeigen sich Erinnerungen an traumatische Geschehnisse in unterschiedlichen Persönlichkeitsanteilen. Auf Stufe 5 werden Erinnerungen durch intrapsychische Konflikte selektioniert. Und auf Stufe 6 schließlich ist ein vollständiges Narrativ der eigenen Traumageschichte möglich geworden. Mit jeder Stufe sind unterschiedliche Abwehrmechanismen und andere Funktionsmodi verknüpft. Und mit jeder Stufe geht eine andere Form des Selbstbewusstseins bzw. der Selbstreflexion einher. In meinem Stufenmodell hebe ich die Bedeutung der Gegenübertragung hervor und führe aus, wie sie sich von Stufe zu Stufe im Verlauf einer Traumabearbeitung verändert.

Wie Heinrich Deserno gehe ich von der Prämisse aus, dass allgemein Symbolisieren Widersprüche aufhebt, bis neue entstanden sind und wieder aufgehoben werden müssen (Deserno, 2006). Die Lösung von Widersprüchen wird gemäß dem eigenen Modell als Anstoß für Entwicklung betrachtet, die zu höheren Symbolisierungsstufen führt. Mit Hilfe dieser dialektischen Sichtweise zeige ich auf, welche Bedeutung Symbolisieren beim Verständnis von Veränderungsprozessen in einer Traumatherapie zukommt und wie ein besseres Erfassen dieser Prozesse für die Behandlung von traumatisierten Menschen nutzbar gemacht werden kann. Ich möchte ein Beispiel dafür nennen.

> Eine 42-jährige Ärztin, Frau A., wurde wegen Depressionen zur Behandlung überwiesen. Sie berichtete bereits im Erstgespräch über ihre traumatische Kindheit. Ihr Vater hatte sie und ihre Geschwister schwer körperlich misshandelt. Ihre Mutter starb, als sie fünfjährig war, infolge einer illegalen Abtreibung, bei der der Vater beteiligt war. Obwohl sie von der Mitschuld des Vaters am Tod der Mutter erfuhr und sie und ihre Geschwister massive Gewalt von ihrem Vater erlebt hatten, verleugnete Frau A. die Brutalität ihres Vaters. Frau A. erinnerte sich zwar an Misshandlungen durch ihren Vater, aber für sie blieb ihr Vater ein »guter Vater«, der durch das Fehlverhalten anderer zu Gewalt und kriminellen Akten getrieben worden war.
> Als sie im Verlauf der Therapie bewusst zu realisieren begann, was der Vater ihr angetan hatte und wie gewalttätig der Vater wirklich war, erlebte die Patientin eine »überwältigende Wut und mörderischen Hass auf den Vater«. Diese Wut konnte sie nicht integrieren. In den Gesprächen mit ihrem Therapeuten zeigte sich eine oszillierende Bewegung: Sie schwankte zwischen Hass und Liebe gegenüber dem Vater. Zum Beispiel warf sie sich vor, dass sie Gewalt

provoziert habe, weil sie nicht aufgepasst habe. In diesen Momenten fühlte sie sich schlecht und böse. Wenig später äußerte sie: »Er war wirklich ein Sadist. Wenn ich an ihn denke, habe ich eine wahnsinnige Wut.« Sie selbst bemerkte die Widersprüche in ihren Aussagen nicht. Sie zeigte damit eine Spaltung im Selbst. Ein Teil von ihr wusste um das Geschehen, im anderen Teil blieb das Bild des »guten Vaters« unbeschadet bestehen.

Spürte sie nur Hass und erlebte sie den Vater als nur böse, geriet sie in eine für sie unerträgliche Einsamkeit. Die Wut versuchte sie dann abzuwehren, indem sie Vorwürfe an den Vater gegen sich richtete. Dann fühlte sie sich dem Vater zwar nahe und erlebte nicht mehr das Gefühl der Verlassenheit, aber war in ihren Augen schlecht und böse.

Bei genauer Betrachtung zeigte die Patientin eine Vermischung verschiedener Symbolisierungsstufen: Die Erinnerung an Gewalt wurde gleichgesetzt mit der Repräsentanz des »guten Vaters«. Diese Stufenvermischung macht auch den beschriebenen Wechsel verständlich: Der Vater wird als Täter erkannt, wenn sie sich an die Gewalt durch ihn erinnert, aber im nächsten Moment verehrt, wenn die Repräsentanz des Vaters als liebender Beschützer wirksam wird. Wird die Symbolisierung von Gewalterfahrungen – die Erinnerung an das Geschehene – gleichgesetzt mit der höheren Stufe der Repräsentanzen, muss die Angst vor innerem Beziehungsverlust überwältigend werden. Erst die Unterscheidung zwischen diesen beiden Stufen ermöglicht die übergeordnete Stufe, auf der die Spaltung im Selbst aufgelöst ist. Erst dann kann der Vater als Täter erkannt werden.

Um Behandlungstechniken sinnvoll einzusetzen, braucht es Wissen, wie Veränderung möglich wird. Das eigene Stufenmodell beschreibt, wie die Transformation eines äußeren Geschehens in innerseelische Repräsentation möglich wird und welche Veränderungsschritte den Übergang von einer zur nächsthöheren Symbolisierungsstufe möglich machen. Ausgehend vom Stufenmodell kann dann, theoretisch begründet, der Einsatz unterschiedlicher Techniken bestimmt und gesteuert werden, um unterschiedliche Behandlungsmethoden beziehungsorientiert und dem Trauma-Verarbeitungsstand entsprechend einzusetzen.

Das vorliegende Buch gliedert sich in drei Teile, die jeweils drei bis vier Kapitel umfassen. Im ersten Teil geht es um die Frage, wie Traumata innerseelisch repräsentiert werden. Im ersten Kapitel des ersten Teils wird diese Frage im Rahmen gedächtnispsychologischer Konzepte diskutiert. Folgend wird die Repräsentation traumatischer Erfahrungen aus entwicklungspsychologischer Sicht beschrieben. Dabei gehe ich von der Hypothese aus, dass die Repräsentation traumatischer Erlebnisse ähnliche Stufen durchläuft, wie wir sie bei der Repräsentanzenbildung in der kindlichen Entwicklung finden. Den Stufen der Repräsentanzenbildung werden schließlich Ausdrucksformen von Erinnerungen an traumatische Erlebnisse zugeordnet. Dieses erste Stufenmodell wird im dritten Kapitel mittels psychoanalytischer Symbolisierungstheorien und Theorien aus der Semiotik differenziert und erweitert. Im vierten, abschließenden Kapitel des ersten Teils steht die Rolle des/der TherapeutIn für Prozesse des Symbolisierens im Vordergrund. Es wird aufgezeigt, dass neben der angewendeten Behandlungstechnik es die/der TherapeutIn als emotional resonantes Subjekt ist, durch den/die Veränderungen beim Patienten ermöglicht werden. Zentral ist dabei der Umgang mit der Gegenübertragung, die unterschiedliche Ausprägungen entsprechend der Symbolisierungsstufe, die im Prozess der Traumaintegration erreicht ist, aufweist.

Im zweiten Teil des Buches wird eine Veränderungstheorie vorgestellt, die demonstriert, wie der Übergang von einer zur nächsthöheren Symbolisierungsstufe möglich wird. Psychotherapeutische Veränderungsprozesse folgen gemäß dieser Theorie einer vergleichbaren dialektischen Logik, wie Piaget sie für die kognitive Entwicklung des Menschen aufgezeigt hat. Anstoß für einen Entwicklungsschritt sind Widersprüche, die sich im Trauma-Integrationsprozess auf unterschiedlichen Symbolisierungsstufen zeigen. Wie sie gelöst werden können, wird theoretisch begründet und anschaulich anhand von Fallbeispielen illustriert.

Im dritten Teil des Buches werden die bekanntesten Methoden und Techniken zur Traumabearbeitung vorgestellt und ihr Beitrag beim Integrationsprozess traumatischer Erfahrung auf der Grundlage des erarbeiteten Stufenmodells dargelegt. Das Stufenmodell wird dabei als Bezugssystem verwendet, um unterschiedliche traumabearbeitende Techniken entwicklungsfördernd einzusetzen. Es zeigt auf, welche Formen der Intervention wann in diesem Prozess Sinn machen und welche Schwierigkeiten in der therapeutischen Beziehungsgestaltung erwartet werden müssen.

Das Buch richtet sich an PsychotherapeutInnen und an weitere Berufsgruppen, die mit Menschen mit komplexen posttraumatischen Folgestörungen arbeiten. Es soll helfen, unterschiedliche Behandlungsmethoden und -techniken beziehungsorientiert und dem Veränderungsprozess des Patienten bzw. der Patientin angepasst anzuwenden. In diesem Sinne qualifiziert es sich als Kompass, um sich unter der Vielzahl der angebotenen Traumatechniken zurecht zu finden.

TEIL I

Wie ist ein Trauma innerseelisch repräsentiert?

KAPITEL 1

Wo sind traumatische Erlebnisse im Gedächtnis gespeichert und wie wird Erinnerung möglich?

Einleitung und Verstehensziele in diesem Kapitel

Wenn wir mit traumatisierten Patienten arbeiten, werden wir mit Erinnerungen an schreckliche Erlebnisse und den damit einhergehenden Gefühlen konfrontiert, die sich in sehr unterschiedlichen Formen zeigen können. Ich möchte einige Beispiele nennen:

Frau K., eine 30-jährige Patientin, fiel bei einem Streit mit einem Arbeitskollegen im Lagerraum des Geschäfts, der im Keller gelegen war, zu Boden. Ihr Mitarbeiter hatte sie angerempelt und sie hatte daraufhin das Gleichgewicht verloren. Als sie am Boden lag, sah sie das Bild eines Kellerraums, in den sie als fünfjähriges Kind eingesperrt worden war. Sie sah die Umrisse von Männern, die um sie herumstanden und wusste plötzlich, dass sie in diesem Keller sexuelle Übergriffe erlebt hatte. Sie hatte 25 Jahre lang ihre schrecklichen Erlebnisse »vergessen«.

Auch Frau S., 25 Jahre alt, konnte sich nur bruchstückhaft an ihre traumatische Vergangenheit erinnern. Als sie zum Erstgespräch auf eine Traumastation kam, versteckte sie sich unter dem Tisch, nachdem der diensthabende Arzt die Tür geschlossen hatte. Wie aus der Vorgeschichte der Patientin später bekannt wurde, war sie von ihrem Vater schwerst körperlich misshandelt wurden. Die gewalttätigen Übergriffe des Vaters fanden immer in einem abgeschlossenen Raum statt, aus dem die Patientin nicht flüchten konnte. Der Patientin war nicht bewusst, dass in einem Raum eingeschlossen zu sein, für sie bedeutete, erneut körperlich misshandelt zu werden. Erst in den folgenden Gesprächen konnte sie erkennen, dass ihre Flucht unter den Tisch das Verhalten widerspiegelte, wie sie sich in traumatischen Situationen zu schützen versucht hatte.

Frau A., die ich bereits in der Einleitung erwähnt hatte, wurde wegen Depressionen zur Behandlung überwiesen. Sie hatte nicht lange zuvor eine lang währende intime Beziehung zu einem Vorgesetzten abgebrochen, der sie körperlich, beruflich und seelisch ausgenutzt und erniedrigt hatte. Auch in ihren vorangegangenen Beziehungen hatte sie Gewalt und Entwertung erfahren. Sie berichtete bereits im Erstgespräch über ihre traumatische Kindheit. Ihr Vater hatte sie und ihre Geschwister schwer körperlich misshandelt. Ihre Mutter starb, als sie fünfjährig war, infolge einer illegalen Abtreibung, bei der der Vater beteiligt war. Obwohl sie von der Mitschuld des Vaters am Tod der Mutter erfuhr und sie und ihre Geschwister massive Gewalt von ihrem Vater erlebt hatten, verleugnete Frau A. die Brutalität ihres Vaters. Frau A. erinnerte sich zwar an Misshandlungen durch ihren Vater, aber für sie blieb ihr Vater ein »guter Vater«, der durch das Fehlverhalten anderer zu Gewalt und kriminellen Akten getrieben wurde. Sie konnte nicht emotional erfassen, was der Vater ihr angetan hatte und wie gewalttätig der Vater wirklich war.

In den drei beschriebenen Fallbeispielen zeigen sich Erinnerungen an traumatische Erfahrungen auf vielfältige Weise: als Flashbacks, Wiederholungen von Selbstschutzverhalten in traumatischen Situationen oder als zeitlich klar einordbare Erinnerung, die aber in ihrer emotionalen Bedeutung nicht bewusst sind. Es gibt verschiedene Erklärungsversuche, diese Unterschiede im Ausdruck von Erinnerungen an traumatische Geschehnisse verständlich zu machen. Ich möchte in einem ersten Schritt von gedächtnispsychologischen Konzepten ausgehen.

Verstehensziele im folgenden Kapitel sind:

- Erinnerungen an traumatische Ereignisse unterscheiden sich von Erinnerungen an andere, vielleicht auch belastende, aber nichttraumatische Erfahrungen.
- Unterschiede in der Ausdrucksform von Erinnerungen an traumatische Geschehnisse stehen damit im Zusammenhang, wo (in welchem Gedächtnis) diese Erfahrungen gespeichert werden.
- Die besondere Form der Speicherung von traumatischen Ereignissen im Gedächtnis erschwert die Verknüpfung mit anderen Gedächtnisinhalten.

- Erinnerungen werden durch die Aktualität (den therapeutischen Prozess) als ein konstruktives Moment mitbestimmt. Dies bedeutet jedoch nicht, dass die Erinnerung an traumatische Erfahrungen als »subjektive Realität« im Sinne einer inkorrekten Verzerrung der Realität abgetan werden kann.

1.1 Gedächtnisarten in der Kognitionspsychologie

In der Gedächtnisforschung versteht man unter Gedächtnis alles, was den Einfluss vorangegangener Erfahrungen widerspiegelt (Nadel, 1990). Eine solche Definition beinhaltet auch die präverbalen, prärepräsentativen und präsymbolischen Erfahrungen, die jedoch in verschiedenen Gedächtnisarten gespeichert werden. Im folgenden Abschnitt werden verschiedene Gedächtnisarten beschrieben, die in der Gedächtnisforschung unterschieden werden: implizites und explizites Gedächtnis; semantisches und episodisches Gedächtnis und autobiographisches Gedächtnis. Bei dem Versuch, verschiedene Gedächtnisarten zu unterscheiden, gerät man unweigerlich in ein Dickicht von Definitionen, die Teilaspekte beschreiben. Da man sich Gedächtnis nicht als statische Einheit, sondern als einen höchst komplexen dynamischen Vorgang vorstellen muss, sind Unschärfen und Überschneidungen der verschiedenen Definitionen unvermeidlich. Trotzdem erweisen sie sich als hilfreich, um die Komplexität verschiedener Formen der Erinnerung besser erfassen zu können.

Implizit-prozedurales Gedächtnis

Das prozedurale oder implizite Gedächtnis beinhaltet ein frühes, dem Kind nicht bewusstes, somatopsychisches, sensorisches und emotionales Einprägen. So werden zum Beispiel Worte, die die Mutter spricht, in einer »Wort-Form-Repräsentanz« (Schacter, 1987) gespeichert, aufgrund deren sie wiedererkannt werden können. Sie sind jedoch nicht mit einer Bedeutung verknüpft, wie das nach dem Spracherwerb der Fall ist. Zu den Inhalten des impliziten Gedächtnisses gehören nicht nur Sinneswahrnehmungen, sondern ebenfalls Bewegungs- und Verhaltensmuster, zusammen mit den gleichzeitig erlebten Emotionen. Auch im späteren Leben gehen einmal erlernte Fähigkeiten, wie Radfahren oder Klavierspielen, sobald sie automatisiert sind, ins implizit-prozedurale Gedächtnis ein.

Explizit-deklaratives Gedächtnis

Die Inhalte des explizit-deklarativen Systems sind in narrativem, autobiographischem, verbalem Zurückerinnern spezifischer Episoden vergangener Erlebnisse, selbst in Abwesenheit von Hinweisen aus dem äußeren Kontext abrufbar. Das explizite Gedächtnis verarbeitet semantische Informationen; es ist bewusst, unterliegt *expliziter* Kontrolle und kann nach dem Spracherwerb in Worten mitgeteilt werden.

Entsprechend wird das deklarative Gedächtnis unterteilt in ein semantisches und episodisches Gedächtnis. Der Gedächtnispsychologe Tulving, auf den diese Unterscheidung zurückgeht, beabsichtigte damit, den Begriff des semantischen Gedächtnisses auf sprachliches und insbesondere terminologisches Wissen einzugrenzen, während das episodische Gedächtnis auf Wissen um Episoden, um nach Ort und Zeit lokalisierbare Ereignisse konzentriert ist (Tulving, 1972). Episodisch gespeicherte Informationen werden durch Fragen nach Zeit und Ort abgerufen, semantisch gespeicherte Informationen durch die Frage »Was« benannt. Das Ergebnis ist in einem Fall Erinnerung, im anderen Wissen. Dieses Wissen kann so unterschiedliche Bereiche wie Straßenverkehrsregeln, Begrüßungsformen oder chemische Verbindungen betreffen. Semantisch gespeicherte Inhalte sind begrifflich und kategorial organisiert. Der Verlust des episodischen Gedächtnisses führt zu Amnesie, der Verlust des semantischen Gedächtnisses zu Aphasie und Agnosie. Gehen zum Beispiel bei einem Fugue-Zustand das episodische Gedächtnis und damit etwa auch die Orientierung in einer Stadt verloren, bleibt das semantische Gedächtnis mit seinem Wissen um die Verkehrsregeln, zum Beispiel, dass man bei roter Ampel nicht über die Straße gehen darf, intakt.

Bezüglich der Unterteilung in ein semantisches und ein episodisches Gedächtnis hebt Noy hervor, dass jede Information zweimal im Gedächtnis kodiert wird: einmal als selbstbezogene Erfahrung, zum anderen als objektives Wissen (Noy, 1979). Zwischen beiden Kodierformen gibt es normalerweise beliebig viele Überbrückungen, was die menschliche Ausdrucks- und Denkfähigkeit erhöht. Auch gelernte Regeln oder konzeptuelle Wissensbestände haben einen selbstbezogenen Inhalt. Zum Beispiel können mit der Regel, bei Rot nicht über die Ampel gehen zu dürfen, unterschiedliche Erfahrungen und Gefühle verknüpft sein: vielleicht Angst, weil ein Auto übersehen wurde und abrupt knapp vor mir bremsen musste, oder Lust, diese Regel zu ignorieren, weil damit ein Gefühl der Freiheit einhergeht.

Autobiographisches Gedächtnis

Das autobiographische Gedächtnis stellt die höchstentwickelte Stufe der Gedächtnisorganisation dar. Sie ist erreicht, wenn man sich an vergangene Ereignisse als Teil der eigenen Vergangenheit erinnert, wenn man sie als selbst erlebt repräsentieren kann. Diese Fähigkeit setzt weitere kognitive Entwicklungen voraus: Das narrative Format der Erinnerung muss zur Verfügung stehen. Die Enkodierung muss die subjektive Zeit, in der das Ereignis stattfand, beinhalten. Vor allem aber muss ein kognitives Selbstkonzept vorhanden sein. Das autobiographische Gedächtnis beginnt im Alter von etwa vier Jahren, wenn die infantile Amnesie endet (vgl. Köhler, 1998).

1.2 In welchem Gedächtnis werden traumatische Erfahrungen gespeichert?

Wie ausgeführt, wird in der Gedächtnisforschung zwischen folgenden Gedächtnisarten unterschieden: implizites und explizites Gedächtnis, letzteres wird wiederum unterteilt in ein semantisches und episodisches Gedächtnis. Als reifste Form der Gedächtnisorganisation wird das autobiographische Gedächtnis betrachtet. In welchem Gedächtnis werden traumatische Erfahrungen gespeichert, und in welcher Form werden diese Erinnerungen, entsprechend dem Ort der Speicherung im Gedächtnis, zum Ausdruck gebracht?

Traumaerinnerungen im impliziten Gedächtnis

Erinnerungen an nicht verarbeitete, traumatische Erfahrungen werden von den meisten Traumaforschern dem impliziten Gedächtnis zugeordnet. Diese Erinnerungen tauchen in Form von intrusiven Phänomenen auf, in Form von Flashbacks, mit dem Trauma verknüpften überwältigenden Affekten,[1] Albträumen oder Inszenierungen (einzelne Sequenzen traumatischer Erfahrungen werden über Handlungen zum Ausdruck gebracht).

1 Der Begriff »Affekt« steht für angeborene, primäre Affekte. Der Begriff »Gefühl« erfasst die sozial erworbenen sekundären Affekte, wie dies Hans Holderegger in seinem Konzept der primären Lebensorganisation unterschieden hat (Holderegger, 2002). Ich gebrauche »Emotion« und »Gefühl« synonym, obwohl manche Autoren (z. B. Damasio, 2003) den Begriff »Emotion« auf die äußere Seite eines emotionalen Zustands beziehen – auf dasjenige, was man davon beobachten kann – und den Begriff »Gefühl« für die innere, subjektive Erfahrung der Emotionen reservieren.

Die erstgenannte Patientin, die sexuelle Übergriffe in einem Keller erlebt hatte und die folgend beschriebene junge Frau, die schwere Gewalt von ihrem Vater in einem abgeschlossenen Raum erfahren und ihre Erinnerungen über die Flucht unter den Tisch zum Ausdruck gebracht hatte, sind Beispiele hierfür.

Traumaerinnerungen im explizit-deklarativen Gedächtnis

Erinnerungen an traumatische Erfahrungen, die soweit psychisch verarbeitet werden konnten, dass sie nicht mehr in Form von Flashbacks, überwältigenden Affektzuständen und der Wiederholung von Bewältigungsversuchen in traumatischen Situationen in Erscheinung treten, aber emotional nicht wirklich bewältigt werden konnten, zeichnen sich dadurch aus, dass Erinnerungslücken bestehen (Erinnerungslücken können ganze Lebensphasen umfassen oder auf spezifische Situationen beschränkt sein), Aspekte der traumatischen Erfahrung in zwischenmenschlichen Beziehungen wiederholt werden und/oder Affekte fehlen.

Die in der Einleitung zu diesem Kapitel drittgenannte Patientin – Frau A. – illustriert den fehlenden Zugang zu mit traumatischen Situationen verknüpften Gefühlen sehr eindrücklich:

> Obwohl Frau A. von der Mitschuld des Vaters am Tod der Mutter wusste und sie und ihre Geschwister schwere Gewalt von ihrem Vater erlebt hatten, konnte Frau A. die Brutalität ihres Vaters nicht emotional erfassen. Wie erwähnt, war für Frau A. ihr Vater ein »guter Vater«, der durch das Fehlverhalten anderer zu Gewalt getrieben wurde.

Ihre Erinnerungen an die durch den Vater erlebte Gewalt tauchten nicht als Flashbacks auf, und diese Erinnerungen gingen auch nicht mit überwältigenden Affekten einher. Sie konnte genau berichten, was geschehen war, und konnte auch die erlittene Gewalt zeitlich einordnen. Die von ihr beschriebenen Erinnerungen erfüllten damit die Kriterien, wie sie für das explizit-deklarative Gedächtnis definiert sind. Aber sie konnte den Selbstbezug zu ihren traumatischen Erfahrungen nicht emotional herstellen. Sie konnte zwar objektiv erkennen, dass ihr Vater ein Täter war und sie, ihre Geschwister sowie ihre Mutter Opfer seiner Gewalttätigkeit geworden waren, aber sie war sich der subjektiven Bedeutung dieser Erinnerungen nicht bewusst. Erinnerung war als objektives Wissen vorhanden, auch als selbstbezogene Erfahrung – eine Unterscheidung, die Noy mit dem Hinweis auf eine doppelte Kodierung im explizit-deklarativen Gedächtnis hervorhebt (Noy, 1979) –, aber diese Erinnerung war nicht in ihrer emotionalen Bedeutung für sie zugänglich.

Traumaerinnerungen im autobiographischen Gedächtnis

Erinnerungen bei psychisch weitgehend integrierten traumatischen Erfahrungen zeichnen sich dadurch aus, dass über diese Erfahrungen berichtet wird, wie über andere bedeutsame Geschehnisse im Leben auch – möglicherweise mit Gefühlen der Trauer oder Wut, die aber von den Betroffenen nicht als überwältigend erlebt werden. Die traumatische Erfahrung ist Teil der eigenen Lebensgeschichte geworden und kann als einzelne Erfahrung in der gesamten Lebensspanne gesehen werden, prägt aber nicht das Lebensgefühl der Betroffenen in dem Sinne, dass alle anderen Geschehnisse überschattet werden.

Um notwendige Veränderungsschritte bei der Traumaverarbeitung zu verstehen, interessiert nicht primär, wo (in welchem Gedächtnis) Erfahrungen gespeichert werden, sondern vor allem was »wie« gespeichert wird und wie diese Information abgerufen werden kann. Im Folgenden möchte ich diesen Fragen nachgehen. Ich gehe wiederum von allgemeinen Konzepten zur Codierung und Abrufung von Erinnerungen aus und versuche, diese folgend auf den Trauma-Verarbeitungsprozess zu übertragen.

1.3 Wahrnehmung, Gedächtnisspeicherung und Erinnerung

Bei der Ausbildung von Gedächtnisrepräsentanzen wird zwischen drei Prozessen unterschieden: der Enkodierung und Abspeicherung im Langzeitgedächtnis sowie dem Abruf einmal gespeicherter Gedächtnisinhalte. Da alle genannten Prozesse durch traumatische Ereignisse und deren Folgen nachhaltig beeinflusst werden können, sollen im Folgenden die normalerweise bei diesen Prozessen ablaufenden Mechanismen erläutert werden, um über den Vergleich mit der üblichen Verarbeitung traumabedingte Abweichungen bzw. Störungen aufzeigen zu können.

1.3.1 Zur Wahrnehmung

Bevor eine Gegebenheit Inhalt des Gedächtnisses werden kann, muss sie überhaupt erst einmal wahrgenommen (sensorisches Gedächtnis) und für kurze Zeit behalten werden (Arbeits-, Kurzzeitgedächtnis), um dann unter Umständen Eingang ins Langzeitgedächtnis zu finden oder wieder vergessen zu werden.

Viele Jahre wurde in der Gedächtnispsychologie die Speichermetapher benutzt. In dieser auf John Locke (1632–1704) zurückgehenden Kopie- oder Abbildtheorie stellt das menschliche Gedächtnis ein System dar, Informationen zu speichern und im Vorgang der Erinnerung wieder abzurufen. Die Vorstellungen über die äußere Welt sind gemäß dieser Theorie unverzerrte Abbilder derselben. Diese Kopien der wirklichen Welt werden im seelischen Binnenraum aufbewahrt, aus dem sie bei Bedarf wieder hervorgeholt werden. Auch wenn sie mit der Zeit verblassen, bewahren sie im Kern dennoch die objektive, wirklichkeitsgetreue Realität als Abbild in Form der erinnerbaren Vorstellung auf. Gemäß dieser Theorie findet eine Verzerrung der ursprünglich objektiven Wahrnehmungsinhalte erst nach der Wahrnehmung statt, wenn aufgrund von Abwehrvorgängen gewisse Realitätsaspekte nicht zur Kenntnis genommen werden dürfen. Bereits in den 40er Jahren wurde diese Auffassung von Erinnerungen als originalgetreue Spuren des Erlebens mehr und mehr in Richtung auf eine konstruktivistische Sichtweise des Gedächtnisses transformiert. In der akademischen Gedächtnispsychologie war es Bartlett, der inmitten der damals geläufigen Spurentheorie die revolutionäre Ansicht vertrat, dass das Gedächtnis immer eine organisierende und integrative Funktion habe und das Erinnern nicht nur Reproduktion, sondern Konstruktion sei (Bartlett, 1932).

Zur Wahrnehmung in der traumatischen Situation

Die Frage, ob bei traumatischen Erfahrungen die Kopietheorie noch relevant ist, wurde und wird auch heute noch in der Gedächtnisforschung diskutiert. Vor allem aufgrund von Untersuchungsergebnissen zur Erinnerung an traumatische Geschehnisse wird heute davon ausgegangen, dass die Abbildtheorie nicht vollumfänglich zurückgewiesen werden kann. Wolfgang Mertens hält zu dieser Thematik fest: »Die Auffassung, daß das Gedächtnis beliebig formbar, suggestibel und in einem steten Umwandlungsprozeß begriffen ist und daß aus diesem Grund die These von der Reproduzierbarkeit unauslöschlicher Erinnerungen in Form von Gedächtnisspuren unhaltbar geworden sei, übersieht die Mehrdimensionalität des Erinnerns, die unterschiedlichen Kodierformate und die Tatsache der Dissoziation traumatischer Erinnerungen« (Mertens, 1998, S. 120–121). Bei dissoziierten Gedächtnisinhalten scheint zuzutreffen, dass die Erinnerung eine relativ unveränderte Form des Abbilds der traumatischen Situation ist (vgl. auch Fischer & Riedesser, 1998).

Die Untersuchungsergebnisse zur Erinnerung an traumatische Erfahrungen drängen die Vermutung auf, dass bereits die Wahrnehmung in der traumatischen Situation nicht die Aufgaben leisten kann, die sie üblicherweise erbringt: Informationen, die traumatische Geschehnisse kennzeichnen, werden nicht selektioniert. Die Wahrnehmung in der traumatischen Situation ist in dem Sinne verändert, dass sie ihre Flexibilität verliert. Unter Extremstress engt sich das Wahrnehmungsfeld ein. Es wird auf wenige zentrale Aspekte mit besonderer Gefahrenrelevanz fokussiert, periphere Kontextaspekte werden ausgeklammert.

1.3.2 Zur Gedächtnisspeicherung

Die Enkodierung setzt voraus, dass ein Erfahrungsanteil zunächst im Kurzzeitgedächtnis, dann im Langzeitgedächtnis aufbewahrt werden kann. In welcher Form aber werden die sensorischen Inputs gespeichert, das heißt vom implizit-prozeduralen Gedächtnis ins explizit-deklarative Gedächtnis übergeführt?

Aus gedächtnis- und kognitionspsychologischer Sicht wird hier auf kognitiv-emotionale Schemata Bezug genommen. Schemata werden als organisierte Strukturen aufgefasst, die Wissen und Erwartungen im Hinblick auf bestimmte Ausschnitte der Umgebung beinhalten (Bartlett, 1932). Sie regeln den Erwerb und das Wiedererinnern von Wissen und Erfahrungen auf allen Abstraktionsstufen. Während der Schemabegriff ursprünglich auf kognitive Inhalte ausgerichtet war, wurde er u. a. von Horowitz und Reidbord auch auf emotionale Aspekte in Bezug auf das Selbst und Andere sowie erwartbare Muster sozialer Interaktionen ausgeweitet (»intrinsic organizers of mental states«) (Horowitz & Reidbord, 1992). Die Anwendung von (im Gedächtnis gespeicherten) kognitiv-emotionalen Schemata wird nicht nur als wesentlich für die Organisation von Erfahrungen angesehen, sondern ihnen kommt auch die Funktion zu, diesen Erfahrungen Bedeutung zu verleihen.

Es bleibt zu erwähnen, dass aus entwicklungspsychologischer Sicht verschiedene Theorieansätze und Bezeichnungen existieren, um Schemata zu erfassen. Vor Beginn der Sprachentwicklung werden die verhaltensmäßigen Interaktionen von Piaget als »sensomotorische Enkodierungen«, von Fast in Anlehnung an Piaget als »Ereignis-Schemata« bezeichnet (Fast, 1985; Piaget, 1991 [1959]). Im folgenden Kapitel, in dem es um die Repräsentanzenbildung in der frühkindlichen Entwicklung geht, werde ich die Theorie von Piaget ausführlich darstellen.

Traumaschema und Traumakompensatorisches Schema

Ausgehend vom Schemabegriff von Jean Piaget erarbeiteten Gottfried Fischer und Peter Riedesser eine Ausdifferenzierung des Schemakonzepts, um die zentralen Organisationsmomente psychotraumatischer Erfahrungen abbilden zu können (Fischer & Riedesser, 1998). Aspekte der gegenständlichen Welt werden als Gegenstandsschemata (oder auch Sachschemata) gespeichert, während Anteile des Selbst und Anderer in personalen bzw. Beziehungsschemata abgebildet werden, wobei in den meisten sozialen Interaktionssituationen Sach- und Beziehungsschemata miteinander koordiniert werden.

Die traumatische Situationserfahrung wird laut Fischer und Riedesser als Traumaschema im Gedächtnis gespeichert. »Beim Traumaschema handelt es sich um das ›unterbrochene‹ Wahrnehmungs-/Handlungsschema, das der ursprünglichen Bemühung entspricht, sich gegen die bedrohlichen Situationsfaktoren zur Wehr zu setzen: durch Kampf oder Flucht, einem kurzfristigen Wechsel beider Tendenzen oder aber durch dissoziative Veränderungen der Wahrnehmung, wie Verleugnung der Gefahr oder ›freezing‹« (Fischer & Riedesser, 1998, S. 87). Die jeweils als Antwort auf das Trauma entwickelten Selbstschutz- und Bewältigungsmechanismen werden im Traumakompensatorischen Schema abgelegt. Es umfasst subjektive Phantasien zur Entstehung des Traumas, Annahmen zur Überwindung bzw. Heilung desselben und Hypothesen, wie eine weitere Traumatisierung verhindert werden kann (ätiologische, reparative und präventive Komponente des Traumakompensatorischen Schemas).

Wie andere kognitiv-emotionale Schemata hat das Traumaschema eine Tendenz zur Wiederholung, die jedoch durch die Tendenz zur Wiederaufnahme und Vollendung der durch die traumatische Erfahrung unterbrochenen Handlung noch verstärkt wird. Im Unterschied zu Wahrnehmungs- und Handlungsschemata, die nicht auf traumatischen Erlebnissen beruhen, hat es außerdem die Eigenschaft, neue Reize unterschiedslos zu assimilieren bzw. sich durch Stimulation ähnlicher erlebter Erfahrungen ständig zu reproduzieren, ohne sich an veränderte Umweltbedingungen anpassen zu können. Diese für das Traumaschema charakteristische einseitige Assimilationstendenz bei fehlender Akkomodationsfähigkeit trägt letztlich dazu bei, dass Lernen aus Erfahrung erschwert oder nahezu unmöglich wird. Zu ähnlichen Ergebnissen führen Untersuchungen, die im Rahmen der Embodied Cognitive Science durchgeführt wurden.[2] Eine Folge der traumatischen Situationserfahrung sind dementsprechend der fehlende Zugriff auf bzw. die mangelhafte Ausbildung von situationsübergreifenden, assimilations- und akkomodationsfähigen Metaschemata, die den wechselseitigen Bezug von Wahrnehmung und Handeln gewährleisten könnten, sowie die Unfähigkeit, mit widersprüchlichen Erfahrungen umzugehen, die im Idealfall eben durch die Bildung übergeordneter Schemata integriert werden können. Wie die Bildung von situationsübergreifenden Metaschemata möglich ist, wird uns im nächsten Kapitel beschäftigen, wenn ich Überlegungen des Entwicklungspsychologen Jean Piaget auf die Bildung von Repräsentanzen im Trauma-Integrationsprozess übertrage.

Eine weitere Folge traumatischer Erfahrungen ist die Erschütterung der mit dem Schema verbundenen Vorannahmen und Erwartungen. Im Fall von Naturkatastrophen werden vor allem die als Teil eines Sachschemas vorhandenen Grundannahmen des pragmatischen Realitätsprinzips in Frage gestellt, während bei menschlich verursachten Katastrophen die Grundannahmen des kommunikativen Realitätsprinzips erschüttert werden. Die Erfahrung, einem durch höhere Gewalt oder andere Menschen verursachten Desaster hilflos ausgeliefert zu sein, kann zu einer massiven Destabilisierung des Selbstschemas führen, die sich umso negativer auswirkt, je instabiler die schematisierten Annahmen über das Selbst vor der traumatischen Erfahrung waren. Darüber hinaus können durch eine traumatische Erfahrung latente negative Selbstschemata und Schemata interpersonaler Erfahrung aktiviert werden, wodurch sich die zerstörerische Auswirkung eines aktuellen Traumas noch verstärkt (Horowitz & Reidbold, 1992). Das bedeutet, dass eine traumatische Erfahrung schematisierten Erwartungen nicht unbedingt zuwiderlaufen muss, sondern diese vielmehr auch bestätigen kann, wie dies insbesondere bei einer Vortraumatsierung der Fall sein dürfte (vgl. van der Kolk & van der Hart, 1995).

2 In der Embodied Cognitive Science wird heute Gedächtnis verstanden als eine Funktion des gesamten Organismus, »das Produkt komplexer, dynamischer, rekategorisierender und interaktiver Prozesse, die immer ›embodied‹ sind« (vgl. Leuzinger-Bohleber et al., 2013). Bezüglich Erinnerungen an traumatische Ereignisse »ist anzunehmen, dass durch die Intensität der Affekte, Panik, Todesangst, extreme Hilflosigkeit des Selbst die kontinuierliche Adaptionsfähigkeit der neuronalen Netzwerke an neue Umwelten abrupt zusammenbricht, unterbrochen bzw. durch die intensiven Affekte spezifisch eingeschränkt wird. Um eine Metapher zu verwenden: Durch die traumatischen Erfahrungen werden die sensomotorischen Koordinationen derart festgelegt, dass sie sofort […] unbewusst ›einschnappen‹, sobald Ähnlichkeiten zwischen einer aktuellen Problemsituation und der früheren, traumatischen bestehen: die intensiven, der aktuellen Situation inadäquaten Affekte wie Panik und Todesangst werden ›erinnert‹ und wiederbelebt« (Leuzinger-Bohleber, 2018, S. 118).

1.3.3 Zur Erinnerung

Wie unterscheiden sich die unterschiedlichen Formen der Erinnerung an traumatische Erfahrungen von Erinnerungen an bedeutsame, aber nichttraumatische Lebensereignisse? Wie verändern sich Erinnerungen an traumatische Geschehnisse im Verlauf einer Psychotherapie? Welche Konsequenzen ergeben sich daraus für die Behandlungstechnik? Diesen Fragen möchte ich im Folgenden nachgehen, um den Prozess der Traumaintegration besser zu verstehen.

Zur Rekonstruktion von Traumatisierungen

Die Frage, ob sich die unterschiedlichen Formen der Erinnerung an traumatische Erfahrungen von Erinnerungen an bedeutsame, aber nichttraumatische Lebensereignisse unterscheiden, wurde bereits 1995 von van der Kolk und Fisler empirisch überprüft. Ich möchte die Ergebnisse ihrer Studie exemplarisch für folgende Studien erläutern. Die genannten Autoren führten eine Studie durch, an der 46 Patienten teilnahmen, bei denen ein PTSD diagnostiziert worden war. Bei diesen Probanden sollten Erinnerungen an ein traumatisches und an ein bedeutsames Lebensereignis (zum Beispiel Hochzeit, Geburt eines Kindes u. Ä.) miteinander verglichen werden. Die Autoren kamen aufgrund ihrer Untersuchungsergebnisse zu dem Schluss, dass traumatische Erinnerungen zunächst in verschiedenen, voneinander dissoziierten Sinnesmodalitäten auftreten. Eine sprachliche Repräsentation der Geschehnisse wird erst möglich, wenn die zunächst isolierten sensomotorischen Elemente der traumatischen Erfahrung auch in anderen als in der ursprünglich vorherrschenden Modalität bewusst werden. Erst dann ist es möglich, ein persönliches Narrativ in Bezug auf die traumatische Erfahrung zu konstruieren. Dieser Übersetzungsprozess der initial dissoziierten sensomotorischen Erfahrung in eine sprachlich kodierte Form ist nach van der Kolk und McFarlane notwendig, um die traumatische Erfahrung integrieren zu können, und führt in vielen Fällen zu einer Besserung von zuvor bestehenden Symptomen (van der Kolk & McFarlane, 1996). Die kommunizierbar gewordene Traumageschichte entspricht jedoch ebenso wenig wie normale Gedächtnisinhalte genau dem, was sich ursprünglich ereignet hat, und unterliegt wahrscheinlich ähnlichen Überarbeitungen wie das normale Gedächtnis. Die in sprachliche Form übersetzten traumabezogenen Gedächtnisinhalte sind – wie nichttraumatische Erlebnisse – Rekonstruktionen vergangener Erfahrungen. Im Unterschied zu nichttraumatischen Erfahrungen existiert jedoch gemäß van der Kolk und Fisler nach einer Traumatisierung auch weiterhin ein Teil der Erinnerung in Form von dissoziierten Erlebniszuständen.

Zu vergleichbaren Ergebnissen kamen aus psychoanalytischer Sicht Person und Klar (Person & Klar, 1994, S. 1075). Person und Klar räumen zwar ein, dass aufgrund von Scham, Schuld und Angst traumatische Geschehnisse verdrängt werden, aber ihrer Meinung nach ist der Großteil der traumatischen Eindrücke dissoziiert. Bei der Dissoziation wird das dissoziierte Material von anderen psychischen Inhalten getrennt; damit kommt es zu einer Absonderung von Erinnerungen an Traumata, und zwar nicht nur von den bewusst verfügbaren Gedächtnisinhalten, sondern auch von den vorbewussten und den unbewussten Inhalten.

Bei der Dissoziation geht es nicht um das Verhältnis von bewusst und unbewusst, sondern um sich gegenseitig ausschließende Bewusstseinszustände, die durch keine assoziativen Verbindungen miteinander verknüpft sind und die zustandsabhängig ausgelöst werden. Das dissoziative Material wird von der ständigen narrativen Überarbeitung ausgenommen. Erst wenn der Übersetzungsprozess der dissoziierten sensomotorischen Erfahrung in eine sprachlich kodierte Form möglich geworden ist bzw. die Verbindung sowohl zu bewusst verfügbaren Gedächtnisinhalten als auch zu den vorbewussten und den unbewussten Inhalten möglich wird, gleicht sich der Umgang mit traumatischen Erinnerungen dem Überarbeiten nichttraumatischer Gedächtnisinhalte an. Die Traumageschichte wird zur Rekonstruktion der Vergangenheit.

Die Begriffe Spaltung und Dissoziation wurden bereits mehrfach gebraucht, aber noch nicht definiert. Im Folgenden wird ein kurzer Exkurs eingeschoben, um den Bedeutungsgehalt und auch die Unterschiede in den Termini verständlich zu machen.

Exkurs: Spaltung und Dissoziation

Wie Werner Bohleber aufzeigt, wurde in der psychoanalytischen Theoriebildung der Begriff der Spaltung weitgehend gleichgesetzt mit dem Dissoziationsbegriff, aber nie wirklich definiert (Bohleber, 2000; Bohleber, 2018). Weiterhin fällt auf, dass die dissoziative Spaltung von Selbst- bzw. Persönlichkeitsanteilen aufgrund eines Traumas innerhalb der Psychoanalyse bislang kein Thema war (vgl. Bohleber, 2018, S. 53). In der kleinianischen Psychoanalyse vollzog sich die Ausarbeitung des Spaltungskonzepts entlang der binären Spaltung des Ichs bzw. der Objekte in gute und böse Teilobjekte. Diese Spaltungsphänomene wurden aber nicht mit traumatischen Erfahrungen in Zusammenhang gebracht. Auch Otto Kernberg, der bei Patienten mit einer Borderline-Persönlichkeitsstruktur konträre Selbst- und Objektvorstellungen fand, die sich in der Entwicklung durch intensive Affekte zu guten bzw. schlechten Einheiten von Selbst- und Objektvorstellungen herausbilden, brachte diese Form der Abwehr nicht in Verbindung mit traumatischen Geschehnissen.

Dagegen versteht man in der Traumaforschung die Dissoziation als eine spezifische Reaktion des Ichs auf ein schweres Trauma. Weil die Fähigkeit des Ichs, Selbstzustände affektiv und mental zu verarbeiten, in solchen Situationen zusammenbricht, zerreißt die psychische Textur des Selbst. Folge ist die Abspaltung des traumatischen Erlebniskomplexes.

Dissoziation wird sowohl als Abwehrmechanismus verstanden, als auch als eine spezifische Form des Bewusstseins bezeichnet, bei der Erinnerungen an traumatische Ereignisse nur in bestimmten Persönlichkeitszuständen möglich sind. Wird Dissoziation im Sinne einer Form des Bewusstseins verstanden, dann können dissoziative Phänomene auf einem Kontinuum abgebildet werden. Es gibt leichte Symptome, von denen nahezu jeder Mensch im Laufe des Lebens betroffen sein kann, und schwere Symptome, die zu Beeinträchtigungen und Leiden führen und daher als Störungen bezeichnet werden müssen. Bohleber ordnet auf diesem Kontinuum, wenn es um Symptome mit Krankheitswert geht, dem einen Pol die posttraumatische Belastungsstörung zu. Bei ihr kann ein dissoziierter Selbstzustand (das Traumaschema) – durch assoziative Trigger ausgelöst – ins Bewusstsein brechen. Am anderen Pol finden wir die Selbstzustände der dissoziativen Identitätsstörung, bei denen es zu einer Desidentifizierung mit einer absolut unerträglichen Erfahrung kommt. »Die Erfahrung wird aufgespalten und Erfahrungsanteile werden auf verschiedene Selbst-Zustände verteilt und autohypnotisch voneinander getrennt gehalten, wobei die Aufteilung nach ganz unterschiedlichen Mustern verlaufen kann. Dadurch gehen dann multiple Personifikationen (die sog. Alters) hervor, die für einander mehr oder weniger unzugänglich sind.« (Bohleber, 2018, S. 53).

Wie verändern sich Erinnerungen an traumatische Geschehnisse im Prozess der Traumaverarbeitung, und welche Konsequenzen ergeben sich daraus für die Behandlungstechnik?

Wie dargelegt, zeigen sich Erinnerungen zunächst in verschiedenen, voneinander dissoziierten Sinnesmodalitäten. Eine sprachliche Repräsentation der Geschehnisse ist nicht möglich. Diese Erinnerungen scheinen, wie im Unterkapitel über Gedächtnisarten ausgeführt, weitgehend im impliziten Gedächtnis gespeichert zu sein. Erst wenn der Übersetzungsprozess der dissoziierten sensomotorischen Erfahrung in eine sprachlich kodierte Form möglich geworden ist, wird die Traumageschichte zur Rekonstruktion der Vergangenheit. Erst ab diesem Zeitpunkt geht es um Erinnerungen, die weitgehend im expliziten Gedächtnis gespeichert sind.

Entsprechend dem »Ort« der Speicherung übernimmt der Vorgang des Erinnerns eine jeweils unterschiedliche Funktion. Geht es zu Beginn der Traumabearbeitung darum, dissoziierte Fragmente der traumatischen Erfahrung wiederzugewinnen und ihnen eine symbolische Fassung zu geben, so stehen bei den im expliziten Gedächtnis gespeicherten Erinnerungen die Aufhebung von Verdrängungen und ihre Integration in ein autobiographisch kohärentes Narrativ im Vordergrund. Der »Ort« der Speicherung traumatischer Erfahrungen hat somit eine wesentliche Bedeutung für die Behandlungstechnik. Während die klassische psychoanalytische Technik auf die Aufhebung von Verdrängung gerichtet war, muss sie in dem Maße modifiziert werden, wie ein verbal kodiertes autobiographisches Gedächtnissystem nicht oder nicht mehr wirksam ist und präsymbolische Gedächtnisleistungen die Leitfunktion übernommen haben.

Wenn zum Beispiel bei einer diagnostischen Untersuchung die Frage geklärt werden soll, ob die Erinnerung an ein traumatisches Ereignis realistischen Charakter hat oder nicht, kann ausgehend von den vorangehenden Überlegungen folgender Schluss gezogen werden: Während in einer ersten Phase des Verarbeitungsprozesses traumatischer Erfahrungen Erinnerungen häufig exakte Wiederholungen des traumatischen Geschehens sind, wie zum Beispiel in Form von Flashbacks oder Selbstschutzhandlungen (wie die ersten beiden Beispiele zu Beginn dieses Kapitels illustrieren), sind im Verlauf der Traumabearbeitung Erinnerungen nicht bloße Reproduktionen der Vergangenheit, sondern werden zu Narrativen, die überarbeitet wurden und nicht mehr der traumatischen Situation in allen Aspekten entsprechen müssen. Traumatische Affekte werden mit Konflikten verknüpft, die Abwehrprozesse auslösen. Und diese können wiederum zu Wahrnehmungsverzerrungen in dem Sinne führen, dass bestimmte Realitätsaspekte nicht realisiert werden dürfen (Barwinski, 2008; Barwinski, 2009). Die drittgenannte Fallvignette, Frau A., ist hierzu ein Beispiel.

Zur Wechselwirkung von Erinnerung und Konfliktbearbeitung gibt eine eigene Studie Hinweise. In dieser Untersuchung (Barwinski Fäh, 2005) konnte gezeigt werden, dass sich Erklärungen für das traumatische Geschehen, der ätiologische Aspekt des Traumakompensatorischen Schemas (Fischer & Riedesser, 1998), im therapeutischen Prozess veränderten. Diese Erklärungen wurden im Verlauf der Behandlung einerseits klarer und realitätsgerechter (zum Beispiel wurde es möglich, Phantasien auf ihren Realitätsgehalt hin zu überprüfen), andererseits kamen aber inkorrekte Begründungen hinzu, die sich in ihrem Inhalt dem Stand der Konfliktverarbeitung anpassten, der gerade in der Therapie aktuell war. Zum Beispiel äußerte eine Patientin, die schweren sexuellen Missbrauch erfahren hatte, dass ihre Wünsche nach Wärme und Fürsorge der Grund waren, warum sie missbraucht worden war. Sie sei schließlich dem Täter immer wieder auf den Schoß geklettert und hätte sich an ihn geschmiegt. Als ödipale Themen in der Behandlung dominierten, war in den Begründungen der Patientin das eigene sexuelle Interesse der Anlass, warum es zum Missbrauch gekommen sei. Aufgrund dieser

Beobachtungen kann der Schluss gezogen werden, dass die Erinnerung durch zwei Prozesse geprägt wird, die parallel in der Behandlung ablaufen:

1. die schrittweise fortschreitende Anerkennung der traumatischen Realität, die sich in korrekten und realitätsgerechten Erklärungen der traumatischen Erfahrungen zeigt;
2. die Bearbeitung und Auflösung von Spaltungen und Konflikten, die mit der psychischen Integration des traumatischen Geschehens einhergehen.

Es wurde deutlich, wie sehr Erinnerung durch die Aktualität (den therapeutischen Prozess) als ein konstruktives Moment bestimmt wird, aber auch, dass es eine Realität gibt und gab (realistisches Moment), die nicht als »subjektive Realität« im Sinne einer inkorrekten Verzerrung der Realität verstanden werden kann. Zum gleichen Ergebnis kommt Marianne Leuzinger-Bohleber, die sich auf Untersuchungen zu »embodied memories«[3] stützt: »Zwar werden lebensgeschichtliche Ereignisse – im Sinne der Nachträglichkeit – immer und immer wieder umgeschrieben und der aktuellen Gegenwart angepasst, doch bleibt in diesen Überschreibungen die ›historische Wahrheit‹ als Kern enthalten.« (Leuzinger-Bohleber, 2018, S. 134).

Zusammenfassung

In einer ersten Phase der Traumabearbeitung geht es darum, implizit gespeicherte Information in das semantische und episodische Gedächtnis zu überführen, in einer zweiten Phase um die Integration der Erinnerung in das autobiographische Gedächtnis. Der »Ort« der Speicherung scheint somit eng mit dem Stand der Verarbeitung traumatischer Geschehnisse verknüpft zu sein.

Die Enkodierung und Abspeicherung im Langzeitgedächtnis sowie der Abruf einmal gespeicherter Gedächtnisinhalte können durch traumatische Ereignisse nachhaltig beeinflusst werden:

3 Kognition, Affekt, Problemlösen, Erinnern und Handeln sind »embodied«, das heißt immer durch sensomotorische Koordinationen im Hier und Jetzt einer aktuellen interaktiven Situation mitbestimmt (vgl. Leuzinger-Bohleber, 2018).

- Die Wahrnehmung in der traumatischen Situation ist in dem Sinne verändert, dass sie ihre Flexibilität verliert. Bei dissoziierten Gedächtnisinhalten scheint zuzutreffen, dass die Erinnerung eine relativ unveränderte Form des Abbilds der traumatischen Situation ist.
- Zur Repräsentation kann festgehalten werden, dass bei unverarbeiteten, nicht integrierten traumatischen Erfahrungen Gedächtnisleistungen in präsymbolischer Form zum Ausdruck gebracht werden. Wenn dagegen Konflikte deutlich werden und die Erinnerung verfälschen können, muss zuvor die Symbolisierung der Erfahrung möglich geworden sein. Das heißt, die Wahrnehmung einer als überwältigend erlebten äußeren Realität wird über verschiedene Formen der Erinnerung – ausgehend von Flashbacks und/oder Wiederholungen von Selbstschutzverhalten – in ›abstraktere‹ Formen übergeführt, wo ein persönliches Narrativ in Bezug auf die eigene Traumageschichte möglich geworden ist.
- Bezüglich des Wahrheitsgehalts von Erinnerungen an traumatische Geschehnisse kann festgehalten werden, dass Erinnerungen durch die Aktualität als ein konstruktives Moment mitbestimmt werden, aber auch, dass es eine Realität gibt und gab, die nicht als »subjektive Realität« im Sinne einer inkorrekten Verzerrung der Realität abgetan werden kann.

KAPITEL 2

Wie kann die Repräsentation traumatischer Erfahrungen aus entwicklungspsychologischer Sicht beschrieben werden?

Einleitung und Verstehensziele in diesem Kapitel

Im folgenden Kapitel möchte ich unterschiedliche Ausdrucksformen von Erinnerungen an traumatische Erlebnisse aus einer anderen Perspektive betrachten. Wenn wir uns mit der Verarbeitung von traumatischen Erfahrungen befassen, geht es letztendlich um die Frage, wie ein äußeres Geschehen innerseelisch repräsentiert werden kann. Das heißt, es geht um Prozesse der Repräsentation, der Bild- und Sprachfindung. Traumaintegration kann in diesem Sinne verstanden werden als Verinnerlichungsprozess, der unterschiedliche Stufen durchläuft – ausgehend von Flashbacks über Wiederholungen von traumatischen Erfahrungen in zwischenmenschlichen Beziehungen bis hin zu einem vollständigen Narrativ der eigenen Traumageschichte.

Um diesen Prozess zu verstehen, drängen sich für einen ersten Schritt Theorien aus der Semiotik auf. Semiotik, manchmal auch Zeichentheorie genannt, ist die Wissenschaft, in der man sich mit Zeichensystemen aller Art befasst (z. B. Bilderschrift, Gestik, Formeln oder Sprache). Ich beziehe mich auf die Zeichentheorie von Charles S. Peirce – der wohl bekannteste Semiotiker des vergangenen Jahrhunderts –, weil er einerseits Kategorien von Zeichensystemen ausarbeitete und andererseits als Erster die Beziehung zwischen »Zeichen« und »Bezeichnetem« nicht als zweipolige Relation, sondern als triadische Struktur versteht. Als drittes Element kommt hinzu, was Peirce den »Interpretanten« nennt. Der »Interpretant« ordnet das Bezeichnete dem Begriff oder Zeichen zu und schafft damit die Zeichenrelation als solche. Erst in dieser Konstellation wird erklärbar, wie Erfahrungen Bedeutung zugeschrieben wird.

In einem zweiten Schritt beziehe ich entwicklungspsychologische Konzepte in meine weiteren Überlegungen mit ein. Ich gehe von der Hypothese aus, dass die Repräsentation traumatischer Erlebnisse ähnliche Stufen durchläuft, wie wir sie bei der Repräsentanzenbildung in der kindlichen Entwicklung finden (vgl. Barwinski, 2016). Das heißt, dass auch die Stufen, die im Trauma-Integrationsprozess durchlaufen und integriert werden müssen, Symbolisierungsstufen entsprechen, wie sie sich in der emotionalen und kognitiven Entwicklung zeigen.

Der Genfer Entwicklungspsychologe Jean Piaget hat eine Stufentheorie vorgelegt, um die kognitive Entwicklung zu beschreiben. Auch für ihn ist die Fähigkeit, eine ›dritte‹ bzw. eine Beobachterperspektive einnehmen zu können, zentral. Diese Fähigkeit erfasst er mit dem Begriff der »Dezentrierung«: Dezentrierung versteht er als Lockerung einer egozentrischen Haltung bzw. als Befreiung aus der Befangenheit in der eigenen kognitiven oder sozialen Perspektive. Heute wird in der Mentalisierungstheorie mit der Befähigung zu »mentalisieren«, das heißt sich und seine Beziehungen wie von außen wahrzunehmen und zu reflektieren, dieser Gedanke aufgegriffen und in Hinblick auf interaktive Prozesse erweitert. Auch in der Mentalisierungstheorie werden verschiedene Stufen unterschieden.

Mit Hilfe der genannten Theorien versuche ich aufzuzeigen, warum aus entwicklungspsychologischer Sicht unterschiedlich an Traumata erinnert wird, welche intrapsychischen Prozesse mit bestimmten Formen der Erinnerungen verknüpft sind und welche Stufen die Transformation einer überwältigenden Erfahrung in ein psychisches Geschehen durchlaufen muss, um von einer vollständigen Integration von Traumata sprechen zu können.

Verstehensziele in diesem Kapitel sind:

- Die Repräsentation von Erfahrung kann nicht als zweipolige Relation, sondern muss als triadische Struktur beschrieben werden, um Prozesse der Bedeutungszuschreibung zu verstehen.
- Die Repräsentation traumatischer Erlebnisse verläuft in Stufen, die vergleichbar sind mit den Ebenen, wie wir sie bei der Repräsentanzenbildung in der kindlichen Entwicklung finden.
- Die Ausdrucksform der Erinnerung wird durch die jeweils erreichte oder reaktivierte kognitive Stufe mitbestimmt.
- Mit unterschiedlichen Formen der Erinnerung zeigen sich auch verschiedene Arten der Beziehungsregulation im Hier und Jetzt, wie sie im Mentalisierungskonzept erfasst werden.

2.1 Definitionen

In einem Übersichtsartikel zeigt Heinrich Deserno auf, dass Repräsentation, Symbolisierung oder Mentalisierung synonym verwendet werden, entsprechend der theoretischen Ausrichtung des oder der AutorIn. Neben der Heterogenität der verwendeten Begriffe herrscht jedoch weitgehende Einigkeit zwischen den verschiedenen theoretischen Strömungen dahingehend, »dass man einen lebenslang anhaltenden Prozess der Transformation psychischer Inhalte und Formen durch die Vervielfältigung und Organisation der Repräsentation annimmt« (Deserno, 2006, S. 351). Bevor wir ins Thema des vorliegenden Kapitels einsteigen, möchte ich gerne die Begriffe klären, wie ich sie in der vorliegenden Arbeit verwende. In den folgend aufgeführten Definitionen fasse ich mich bewusst sehr kurz. Alle Begriffe werden in ihrem Bedeutungsgehalt in den folgenden Kapiteln weiter differenziert, theoretisch begründet und mit Beispielen erläutert.

»**Repräsentation**« ist nach Kantorowicz das »Bild, das uns abwesende Gegenstände in den Sinn und in Erinnerung ruft und das sie uns schildert, wie sie sind« (Kantorowicz, 1992 [1957], S. 416). Dementsprechend veranschaulicht eine »Repräsentation« etwas, das nicht anwesend ist, indem sie an dessen Stelle ein Bild, Zeichen u. a. setzt, das das Abwesende angemessen darzustellen vermag. Den Begriff der »Repräsentation« gebrauche ich als übergreifendes Konzept, wie er von Heinrich Deserno definiert wird. Er schlägt vor, »für den ganzen Bereich der Symbolisierung das übergreifende Konzept der Repräsentation zu verwenden und darunter zwischen Symbolisierungsniveaus und Mentalisierungsschritten zu unterscheiden, da Letztere als Voraussetzung für Erstere gelten können« (Deserno, 2006, S. 356).

Ein »**Symbol**« ist allgemein ausgedrückt ein Begriff für ein Objekt, Bild, Sprachausdruck usw., die für etwas anderes stehen, etwas anderes vertreten. Ein Symbol ist in diesem Sinne ein Kennzeichen oder Sinnbild, das eine bestimmte, nicht unmittelbar aus ihm ersichtliche Bedeutung ausdrückt. Symbole als Bedeutungs- und Informationsträger repräsentieren etwas von ihnen Unterscheidbares. Beim »Symbolspiel« zum Beispiel können Blätter Teller sein, Steinchen Brote, alles mit dem Ziel, »Essen« zu spielen. Die Beziehung der Symbole zu den Objekten ist entweder konventionell (z. B. Wortsymbole, Symbole der formalen Logik) oder bildhaft im Sinne einer Ähnlichkeitsrelation (icon). Die situationsinvariante Verwendbarkeit der Symbole folgt aus der Trennung von Symbol und Objekt. Die auf dieser Distanzierung von unmittelbarer Praxis basierende Vorstellungsleistung der Symbole ist eine Bedingung für das Denken.

»**Symbolisieren**« ist die psychische Aktivität, die zum Symbol führt. Symbolisierung ist ein aktiver Konstruktions- bzw. Transformationsprozess, das Symbol ist gewissermaßen das Resultat oder der »Inhalt« dieses Prozesses. Während zu Beginn der Entwicklung das Symbol noch sehr nahe am Gegenstand ist, wird es – aus entwicklungspsychologischer Perspektive betrachtet – mit zunehmender kognitiver und emotionaler Entwicklung immer abstrakter und gegenstandsgelöster.

Die unterschiedlichen Stufen, die dieser Prozess durchläuft, erfasst der Terminus »**Symbolisierungsniveau**«. Beispiele für Erinnerungen, die unterschiedliche Symbolisierungsniveaus zum Ausdruck bringen, wurden im vorangehenden Kapitel beschrieben. Erinnerungen an traumatische Geschehnisse können sich als Flashbacks (Bilder), Wiederholungen in zwischenmenschlichen Beziehungen oder als persönliches Narrativ in Bezug auf die eigene Traumageschichte zeigen. Bereits mit diesen Beispielen wird deutlich, dass Niveaus oder Stufen der Symbolisierung (die Begriffe Niveau und Stufe werde ich synonym verwenden) hierarchisch organisiert sind und mit zunehmender Abstraktion einhergehen.

»**Mentalisieren**« meint die reflexive Kompetenz, »eine reiche innere Welt von Vorstellungen, mentalen Repräsentanzen, in Bezug auf das Selbst und den Anderen zu entwickeln, hierüber zu reflektieren und sein von Intentionalität getragenes Handeln darauf zu begründen« (vgl. Fonagy & Target, 2006, S. 7). »**Mentalisierungsschritte**« sind die psychischen Funktionsmodi, die den Übergang von einem zum nächsten Symbolisierungsniveau ermöglichen, wobei Symbolisierung Voraussetzung für Mentalisierung bleibt.

2.2 Die Zeichentheorie von Charles S. Peirce

Eine Theorie, die sich besonders für die Beschreibung unterschiedlicher Symbolisierungsniveaus oder -stufen eignet, ist die Zeichentheorie von Charles S. Peirce. Peirce hat eine Typologie von Zeichensystemen entwickelt, die im Wesentlichen drei Kategorien umfasst: ikonisch, indexikalisch und symbolisch.

»Ikonisch« (bildhaft, anschaulich): Auf der ikonischen Ebene bildet das Zeichen das Bezeichnete ab. Es weist – wie Peirce es nennt – »Ähnlichkeiten« mit dem Objekt auf. Das Zeichen als Ikon, als Bild, drückt sein Bezeichnetes unmittelbar aus. Das Bild stellt in sich das Bezeichnete dar.

Eine stärkere Ablösung des Zeichens vom Bezeichneten tritt auf der »indexikalischen« Ebene ein. Hier wird das Zeichen zum Anzeichen bzw. Hinweis auf das Objekt, auf das Bezeichnete. Paraverbale Kommunikation wie Mimik oder Gestik sind Beispiele für diese Ebene.

Im »symbolischen« Zeichensystem ist die natürliche Verbindung von Zeichen und Bezeichnetem fast vollständig aufgelöst. Das Symbol ist willkürlich im Sinne von nicht abbildlich. Die Sprache entspricht diesem Symbolisierungsniveau. Die Zuordnung ist konventioneller Natur und bestimmt durch das jeweilige sprachliche Zeichensystem. Ob die Kuh nun »vache« oder »cow« genannt wird, steht in keiner Beziehung zum realen Objekt. Erst relativ spät in ihrer Entwicklung verstehen Kinder die Konventionalität der symbolischen Zeichen. Fragt man ein vierjähriges Kind, dem eine Kuh gezeigt wird, warum diese Kuh heißt und nicht etwa Pferd, so fällt die Antwort etwa so aus: »Das sieht doch jeder, dass dies eine Kuh ist und kein Pferd«. Wie bei den Pränominalisten im europäischen Mittelalter wird der Name als natürlicher Bestandteil des Gegenstands angesehen.

Symbolisierungsstufen und semiotische Ebenen

Das Zeichensystem von Peirce, das die Beziehung der Symbole zu den Objekten bildhaft im Sinne einer Ähnlichkeitsrelation erfasst, kann als heuristisches Bezugssystem genutzt werden, um unterschiedliche Symbolisierungsstufen im Prozess der Traumaintegration zu differenzieren.

Wie im ersten Kapitel ausgeführt, sind unverarbeitete traumatische Erfahrungen im impliziten Gedächtnis gespeichert. Sie sind weitgehend nur sensomotorisch kodiert und können deshalb nicht mitgeteilt werden. Erstes Behandlungsziel ist dementsprechend, die traumatische Erfahrung gewissermaßen zu »psychisieren«. Dieser Vorgang impliziert einen bedeutenden Veränderungsschritt: den Übergang von der Handlung zur Repräsentation.

Übertragen wir die von Peirce vorgeschlagene Typologie von Zeichensystemen auf den Vorgang der Symbolisierung traumatischer Erfahrungen, können für diese frühe Phase der Traumaverarbeitung folgende Aussagen gemacht werden:

Zu Beginn der Traumaverarbeitung stehen Prozesse der Bild- und Sprachfindung im Vordergrund. Hier geht es also nicht um die Verdrängung der Erkenntnis (wie bei der neurotischen Konfliktverarbeitung), sondern um Prozesse der erkennenden Sprachfindung. Das heißt, es geht um Prozesse, bei denen die Inhalte/Zeichen der ikonischen Ebene in die indexikalische und schließlich in die symbolische Ebene überführt werden.

Nach Peirce weist das Zeichen auf der ikonischen Ebene große Ähnlichkeiten mit dem Bezeichneten auf. Ein Beispiel für die ikonische Ebene sind Albträume, die weitgehende Abbildungen des traumatischen Geschehens sind (Barwinski, 2006). Bezeichnend für diese Träume ist, dass sie mit starken Affekten verknüpft sind. Wir wachen während eines Albtraums in der Regel auf, weil es im Traum nicht gelingt, die heftigen Affekte zu mildern. Diese Beobachtung legt die Hypothese nahe, dass auf der ikonischen Ebene die Affekte stärker sind als auf der indexikalischen oder symbolischen Ebene. Aufgrund dieser Beobachtung kann der Schluss gezogen werden, dass mit abnehmender Ähnlichkeit zwischen Zeichen und Bezeichnetem auch die Affektintensität abnimmt. Erinnerungen auf ikonischer Ebene (richtiger ist hier wohl von Reaktivierungen zu sprechen) entsprechen vermutlich dem, was Eckhardt-Henn als mit traumatischen Erlebnissen verbundenes, »psychisch unverdautes Material« bezeichnet, »welches nicht in Narrative umgesetzt und encodiert werden konnte« (Eckhardt-Henn, 2002, S. 143).

Der indexikalischen Ebene können Handlungen zugeordnet werden, die auf traumatische Erfahrungen verweisen. Wiederholungen von schädigenden Beziehungsmustern in zwischenmenschlichen Beziehungen, aber auch Abwehrmaßnahmen, die in Form von Handlungen in konkretistischer Form zum Ausdruck gebracht werden (nachfolgend bringe ich dazu eine Fallvignette), sind Beispiele für diese Ebene. Die symbolische Ebene ist erreicht, wenn über traumatische Erfahrungen gesprochen werden kann und auch die mit diesen Erinnerungen einhergehenden Gefühle nicht mehr abgespalten werden müssen.

Im möchte im Folgenden eine Fallvignette vorstellen, die eindrücklich den Übergang von der ikonischen über die indexikalische zur symbolischen Ebene beschreibt:

> Frau M. hatte schwere sexuelle Übergriffe in ihrer Kindheit erlebt. Zu Beginn ihrer Behandlung schilderte sie folgende Schwierigkeit: Sie hatte Angst vor den Blicken – den Augen – der Menschen. Sie hatte Angst, die Leute könnten »sehen«, was sie denkt. Sie sagte: »Ich kann nicht zwischen innen und außen unterscheiden. Ich fühle mich so, als könne man Inneres nach außen kehren und umgekehrt.« Wie sich später zeigen sollte, spiegelte diese Angst einen Aspekt traumatischer Situationen (die Blicke des Täters, »mit denen er sie

auszog«), aber gleichzeitig auch eine Form der Erlebnisverarbeitung wider: Die Angst vor ihren eigenen Gefühlen wehrte sie ab, indem sie sie als Bedrohung in der Außenwelt wahrnahm. Zu diesem Zeitpunkt war ihr noch nicht bewusst, dass ihre heftigen Affekte in enger Verbindung mit Erlebniszuständen aus der Vergangenheit standen. Bevor diese Einsicht möglich wurde, leistete sie einen wichtigen Erkenntnisschritt. Sie entschloss sich kurzfristig, ein paar Tage ans Meer zu fahren, um »Abstand zu bekommen«. Als sie danach wieder zur Sitzung kam, berichtete sie von folgender Einsicht: »Es ging mir nicht schlecht, am ersten Tag sogar besser, aber ich habe gemerkt, dass ich nicht vor meinen Problemen weglaufen kann. Sie sind wirklich in mir – man kann Inneres nicht einfach außen zurücklassen. Ich habe gespürt, dass da Ängste in mir sind – dass die Gefahr nicht von außen kommt. Das erleichtert mich, weil mir dann die Menschen, vor allem die Blicke, nicht mehr so viel Angst machen, aber es bedrückt mich auch: Ich kann vor den Anderen weglaufen, aber ich kann nicht vor mir selbst davonkommen.«

Sie begann, zwischen innerpsychischer und äußerer Realität zu unterscheiden. Über die Überprüfung ihrer Gefühle in einer anderen Umgebung war es ihr möglich geworden, die eigenen Gefühle als eigene psychische Verfassungen zu erkennen. Die Aufgabe der Therapeutin war in dieser Episode, die Bedeutung der Handlung in Worte zu fassen. Damit wurde die Verknüpfung der ikonischen mit der indexikalischen Ebene möglich, was schließlich den Übergang zur symbolischen Ebene möglich machte.

Anzumerken bleibt, dass die genannten Kategorien zeitlebens bestehen bleiben. In Metaphern (Sprachbildern) und paraverbaler Kommunikation (Mimik, Gestik, Sprachmelodie) zum Beispiel kehren ikonische und indexikalische Elemente wieder. Mehr noch: Die relative Durchlässigkeit des ikonischen, indexikalischen und symbolischen Zeichensystems kann als ein Kriterium psychophysischer Gesundheit betrachtet werden. Störungen treten ein, wenn der intersemiotische Übersetzungsprozess blockiert ist. Ziel einer Traumatherapie, eigentlich jeder Form der Psychotherapie, ist dementsprechend, dass alle drei »Grammatiken«, die ikonische, indexikalische und symbolische, im Therapieprozess berücksichtigt werden (vgl. Fischer, 2007). In der Traumatherapie wird zum Beispiel über Vorstellungsübungen, wie beispielsweise den »sicheren Ort«, die ikonische Sphäre einbezogen und angeregt. Behaviorale Übungs- und Trainingselemente aktivieren die indexikalische Ebene. Umsetzen und Ausprobieren neuer Bedeutungen wird so gefördert. Über die verbale Konzeption schließlich werden sowohl ikonische als auch indexikalische Elemente in einen symbolischen Rahmen eingebunden. »Durch diesen ›top-down-approach‹ wird die Integration der Ebenen therapeutisch gefördert. Sprache, wie sie für die menschliche Kommunikation wesentlich ist, bildet gleichsam das Einstiegstor, worüber sich die unteren Ebenen vernetzen und erweitern lassen« (Fischer, 2007, S. 12).

Für die Behandlungstechnik kann bereits an dieser Stelle folgende Schlussfolgerung festgehalten werden: Je stärker Erinnerungen an traumatische Erfahrungen Formen aufweisen, die der ikonischen und indexikalischen Stufe zugeordnet werden müssen, desto deutlicher tritt die Notwendigkeit hervor, den Handlungsaspekt der Deutung zu berücksichtigen. Deutungen werden jetzt verstärkt unter dem Aspekt einer Sprachhandlung betrachtet bis hin zu Deutungen, die überwiegend im Medium des Handelns gegeben werden. »Das letztlich aufklärerische Ziel des psychoanalytischen Dialogs mit dem Schwerpunkt der Deutung, Unbewusstes bewusst zu machen, wird dabei keineswegs aufgegeben, sondern um das kommunikative Medium der Handlung bzw. Interaktion erweitert« (Fischer, 2008, S. 12).

Das triadische Modell von Charles S. Peirce

Charles S. Peirce hat nicht nur ein Zeichensystem entwickelt. Seine Theorie zeichnet sich vor allem dadurch aus, dass er die Beziehung zwischen »Zeichen« und »Bezeichnetem« nicht als zweipolige Relation, sondern als triadische Struktur versteht. Als drittes Element kommt das hinzu, was Peirce den »Interpretanten« nennt.[4] Der »Interpretant« ordnet das Bezeichnete dem Begriff oder Zeichen zu und schafft damit die Zeichenrelation als solche. Der Zeichenprozess oder die Bedeutung eines Begriffs ergibt sich damit aus der Beziehung zwischen Zeichen, Bezeichnetem (Objekt) und Interpretant.

4 In ihrem viel beachteten Artikel »Bemerkungen zur Symbolisierung« greift Hanna Segal den Gedanken auf, die Beziehung zwischen »Zeichen« und «Bezeichnetem« als triadische Struktur zu verstehen, und arbeitet ihn im Hinblick auf sogenannte Symbolisierungsstörungen aus. Probleme der Symbolbildung stehen ihrer Meinung nach immer im Zusammenhang mit der Beziehung des Ichs zu seinen Objekten. »Insbesondere führen Störungen der Differenzierung zwischen Ich und Objekt zu Störungen der Differenzierung von Symbol und symbolisiertem Objekt und deshalb zu dem konkretistischen Denken, das die Psychosen kennzeichnet« (Segal, 1957, S. 206).

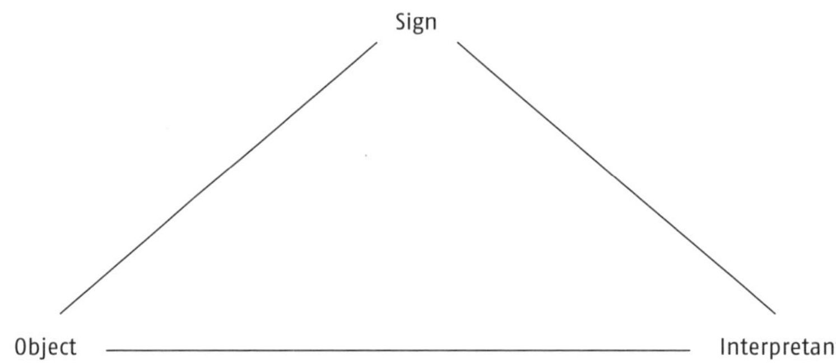

Prozess der Zeichenentstehung nach Peirce

Gottfried Fischer illustriert diesen Vorgang sehr anschaulich am Beispiel einer Speisekarte. »Der Text auf der Karte hat die Funktion des Zeichens, das Bezeichnete sind die Speisen selbst. Soweit wären wir bei der zweipoligen Relation angelangt. Nun reicht das zweipolige Modell zwar aus, um ein schon bestehendes System konventioneller Zeichen (Buchstaben, Wörter, Schrift auf der Speisekarte) besonderen Objekten (den Speisen) zuzuordnen. Insoweit ginge der Zeichenprozess über eine Zuordnungsregel, wie sie beispielsweise auch ein Computer ausführen kann, nicht hinaus. Die ›Bedeutung‹ der Speisekarte erschließt sich erst, wenn wir den Interpretanten einführen. Im weiteren Sinne ist dies die Person, die in der Gaststätte sitzt und die Karte studiert. Des Näheren aber sind es ihre jeweiligen Bedürfnisse, Motive und Erfahrungen. Wer hungrig ist, wird der Speisekarte eine andere Bedeutung erteilen als jemand, der gerade erst gefrühstückt hat. Bedürfnisse, Motive, Vorlieben und nicht zuletzt das Budget entscheiden darüber, welche Speise schließlich gewählt und verzehrt wird. Zwischen Zeichen und bezeichnetem Objekt ist demnach ein Prozess eingeschaltet, der dem Zeichen seine Bedeutung verleiht« (Fischer, 2007, S. 15).

Entscheidend am triadischen Modell ist, das Zeichen im dialektischen Sinne als einen Vorgang, als einen Prozess, zu begreifen, nicht aber als statisch, ein für allemal festgelegte Relation. »Die Intervention des Interpretanten ›erschafft‹ das Zeichen als solches. Sie verwandelt das Objekt in einen relevanten Aspekt der Umwelt, indem sie ihm eine Bedeutung ›erteilt‹« (Fischer, 2007, S. 16).

Zur Bedeutungszuschreibung traumatischer Erfahrungen

Übertragen wir diesen Gedanken auf den Prozess der Traumaverarbeitung, dann kann die Repräsentation traumatischer Erfahrungen entsprechend der Zeichenentstehung nach Peirce wie folgt verstanden werden: ein Traumabetroffener (Interpretant) repräsentiert (Sign) dieses Geschehen (Objekt) entsprechend seiner emotionalen und kognitiven Verfassung. Die aktuelle Verfassung des Interpreten, insbesondere dessen Fähigkeit zur Reflexion ist somit ausschlaggebend dafür, ob die Transformation des traumatischen in ein repräsentierbares Geschehen möglich wird und auf welchem Symbolisierungsniveau Erinnerungen an Traumata zum Ausdruck gebracht werden können.

Diese auf den ersten Blick beinahe banale Schlussfolgerung ist jedoch für Traumatisierte und TherapeutInnen, die mit Traumabetroffenen arbeiten, nicht so banal, wie sie anmutet. Ist ein traumatisierter Mensch zum Beispiel in seinem Erleben im Trauma-State verhaftet, hat er oder sie in diesem Moment den Bezug zur Gegenwart und damit die Fähigkeit zur Reflexion verloren. Zum Beispiel kann ein Mann auf der Straße, der sich ähnlich bewegt wie der Täter, beim Traumatisierten den Gefühlszustand auslösen, den dieser in traumatischen Situationen erlebt hatte. Erst wenn die Reorientierung im Hier und Jetzt gelingt, wird dieser Mann nicht mehr zum bedrohlichen Täter, sondern zu einem harmlosen Passanten. Für uns als PsychotherapeutInnen ist es enorm wichtig, die unterschiedlichen Verfassungen oder Zustände zu kennen, in die traumatisierte Patienten gleiten können.

Gegenstand des folgenden Unterkapitels ist dementsprechend aufzuzeigen, wie die aktuelle Verfassung eines Traumabetroffenen die Interpretation des erlittenen traumatischen Geschehens prägt, warum aus entwicklungspsychologischer Sicht unterschiedlich an Traumata erinnert wird und wie wir uns den Aufbau bzw. den Wiederaufbau von Repräsentanzen im Verlauf einer Traumatherapie vorstellen können. Ich gehe von der kognitiven Entwicklung aus, wie sie von Jean Piaget erklärt und beschrieben wird, und versuche, seine Theorie folgend mit neueren Konzepten zu verknüpfen, in denen weniger individuelle Entwicklungsschritte als die Bedeutung der Interaktion für die Repräsentanzenbildung in den Vordergrund gestellt werden.

2.3 Repräsentation und kognitive Entwicklung

In der traumatischen Situation kommt es zu einer Regressionsbewegung. Die Regression führt vom Psychischen zur Resomatisierung (d. h. einer direkten Umwandlung in körperliche Symptome; die psychische Verarbeitung ist nicht mehr möglich), vom Denken zum Handeln (d. h. zur Desymbolisierung) und zur Deverbalisierung (d. h. Affekte können nicht benannt und differenziert werden) im

Erleben und Verhalten bei den Betroffenen. Repräsentanzen können nicht mehr als Repräsentanzen wahrgenommen werden. Zum Beispiel geht die Fähigkeit, sich selbst zu beruhigen, verloren, weil die Repräsentanz einer guten, beschützenden Person nicht mehr verfügbar ist. Bereits Freud schrieb über das traumatisch überwältigte Ich, das sich in einer übergroßen realen Gefahr befindet, die es aus eigenen Kräften nicht glaubt überwinden zu können: »Es sieht sich von allen schützenden Mächten verlassen und lässt sich sterben« (Freud, 1923, S. 288). Kingston und Cohen greifen diesen Gedanken auf und führen aus, dass im traumatischen Zustand die Repräsentanzen von bedürfnisbefriedigenden Beziehungen fehlen, die die Basis für eine symbolische Interaktion bilden (Kingston & Cohen, 1986). Sie sprechen von einem Loch, von der Abwesenheit von psychischer Struktur und repräsentierbarer Erfahrung in diesem Bereich des Selbst. Werner Bohleber führt dazu weiter aus: »Das Trauma ist die plötzliche, unkontrollierbare Unterbrechung aller affektiven Bindungen und damit der Verlust einer tragenden inneren Objektbeziehung. Der Zusammenbruch der inneren Repräsentanz eines bedeutsamen Anderen zerstört die innere Kommunikation« (Bohleber, 1997, S. 966).

Wie im Prozess der Traumaintegration diese Regressionsbewegung wieder rückgängig gemacht werden kann, wie die Symbolisierung und damit Verbalisierung traumatischer Erfahrungen möglich werden, wird uns im Folgenden beschäftigen. Ausgangspunkt der folgenden Überlegungen ist die Hypothese, dass die Repräsentation traumatischer Erlebnisse ähnliche Stufen durchläuft, wie wir sie bei der Repräsentanzenbildung in der kindlichen Entwicklung finden (vgl. Barwinski, 2016). Das heißt, dass auch die Stufen, die im Trauma-Integrationsprozess durchlaufen und integriert werden müssen, Symbolisierungsstufen entsprechen, wie sie sich in der emotionalen und kognitiven Entwicklung zeigen.

Entwicklungspsychologisch existieren verschiedene Theorieansätze, um die Bildung von Repräsentanzen zu erfassen.[5] Wie angekündigt, gehe ich im Folgenden von Jean Piagets Theorie der kognitiven Entwicklung aus, da seine Theorie nach wie vor als Bezugspunkt für aktuelle theoretische Entwicklungen fungiert.

5 Stern führte die Bezeichnung der »generalisierten Interaktionsrepräsentanzen« (representation of interaction generalized, verkürzt RIG) ein und postulierte ein Bewusstsein über die Regelhaftigkeit von Episoden, das sich bereits im ersten Lebensjahr des Kindes ausbildet (Stern, 1985). Die verhaltensmäßigen Interaktionen vor Beginn der Sprachentwicklung wurden von Fast in Anlehnung an Piaget als »Ereignis-Schemata« und von Lorenzer als »bestimmte Interaktionsformen« bezeichnet (Fast, 1985; Piaget, 1991 [1959]; Lorenzer, 1974).

2.3.1 Die Bildung von Repräsentanzen nach Jean Piaget

Die Stufentheorie von Piaget

Jean Piaget hat sich vor allem mit der kognitiven Entwicklung beschäftigt und beschreibt diese in vier Stufen (vgl. Tabelle 1). Piaget geht davon aus, dass Handlungen bzw. Operationen mit jeder Stufe der Entwicklung immer mehr verinnerlicht werden bis hin zu den formalen Denkoperationen. Gleichzeitig beschreibt er die kognitive Entwicklung vom Säugling bis zum Erwachsenen als kontinuierlichen Dezentrierungsprozess – als Lockerung einer egozentrischen Haltung bzw. als Befreiung aus der Befangenheit in der eigenen kognitiven bzw. räumlichen oder sozialen Perspektive. Über die Entwicklungszeit hinweg verläuft Dezentrierung von außen nach innen. Diesen zur Dezentrierung parallelen Vorgang bezeichnet Piaget als Verinnerlichung (Interiorisation). Eine neue Entwicklungsstufe ist abgeschlossen, wenn es nach *Dezentrierung* zu einer *Rezentrierung* des kindlichen Weltbildes gekommen ist. Anfangs ist das kindliche Weltbild ichbezogen ausgerichtet: »egozentrisch«. Je weiter die Dezentrierung fortschreitet, desto deutlicher kann sich das Kind »objektiv« wahrnehmen, so wie es auch einer anderen Person erscheint. In der Entwicklungslinie der Interiorisation dehnt sich die Dezentrierung zunehmend auf Prozesse der sogenannten »Innenwelt« aus: von äußeren Gegenständen auf das eigene Verhalten, den eigenen Körper, auf Wahrnehmung, Gefühle und schließlich das eigene Denken.

Anpassung und Veränderung werden nach Piaget über reflektierende Abstraktion möglich – die Fähigkeit, die eigenen konkreten Handlungen oder mentalen Überlegungen zu reflektieren und aufgrund dieser Reflexion Entwicklungsschritte vollziehen zu können. Die reflektierende Abstraktion bezieht sich in der ersten Stufe auf die Koordination von Handlungen; sie löst bestimmte Eigenschaften davon heraus und macht sie auf einem höheren Abstraktionsniveau für andere Zwecke (zum Beispiel neue Problemlösungen) nutzbar.[6] Die Koordinationen und der reflektierende Prozess können unbewusst bleiben oder zu Konzeptualisierungen führen. Die reflektierende Abstraktion verändert sich von Stufe zu Stufe, indem sie das Denken jeder Stufe zum Gegenstand der Auseinandersetzung macht.

---

6 Der in Bern lehrende Philosoph Thomas Kesselring führt dazu aus: »Aus den sich zunehmend aufeinander einspielenden sensomotorischen Koordinationen gehen im Grunde alle späteren intellektuellen Fähigkeiten im engeren Sinn hervor, und zwar durch einen reflexiven und konstruktiven Prozess: Indem das erkennende Subjekt seine Handlungen und Handlungskoordinationen reflektiert (d. h. indem es sie bewusst oder unbewusst exploriert), baut es – sozusagen im Rückwärtsgang, wie ein Krebs – höherstufige kognitive ›Strukturen‹ auf« (Kesselring, 2010, S. 86).

In einer früheren Arbeit (Barwinski, 2016) habe ich die reflektierende Abstraktion mit dem Begriff der Eigenaktivität in Zusammenhang gebracht. Eigenaktivität meint nicht nur Bewältigung, sondern Konstruktion von neuen, gesundheitsfördernden Haltungen. Nach Jean Piaget ist Entwicklung ein Prozess, in dem das Individuum sich seinen Umweltbedingungen anpasst und aufgrund dieser Anpassung innere Veränderungen vollzieht, die wiederum einen Einfluss auf die Gestaltung seiner äußeren Lebensbedingungen haben. Diese inneren Veränderungen sind es auch, die meiner Meinung nach einen Menschen vulnerabel oder resistent machen.

Tabelle 1: Die vier Stufen der kognitiven Entwicklung nach Jean Piaget, in Anlehnung an Kesselring, 2010, S. 87

Stufe	Alter	Neu erworbene Fähigkeiten	Besondere Lernbereiche
I *Sensomotorische Phase* Säuglings- und Baby-entwicklung	0–1½	**Motorik, Gebrauch der fünf Sinne**	(1) motorische Bewegungen, inkl. Körpergleichgewicht (2) Sinneswahrnehmung (3) Koordination zwischen (1) und (2)
II *Präoperationale Phase* Kleinkind- und Vorschulalter	1½ bis 7–8	**Vorstellungsfähigkeit**	(1) primärer Spracherwerb (2) Symbolfunktion (3) ›Einfühlung‹ in Andere
III *Stufe der konkreten Operationen* Unterstufenalter	7–8 bis 11–12	**Logisches Denken (Denken in Operationen)**	(1) Ordnung im Denken (2) einfache Logik + Begründungen (3) Operationen im natürlichen Zahlenraum (4) Standpunkte koordinieren
IV *Stufe der formalen Operationen* Oberstufenalter	ab 11–12	**Denken in Hypothesen (Operationen zweiter Ordnung)**	(1) Denken in Möglichkeiten (2) wissenschaftliches Vorgehen (hypothetisch-deduktiv) (3) eigene Lebensplanung

Im Folgenden sollen die vier Stufen der kognitiven Entwicklung kurz vorgestellt werden. Der Schwerpunkt wird dabei auf Prozesse der Verinnerlichung gelegt, welche von der Handlung zum Vorstellungsbild und zum Sprachzeichen überleiten und schließlich zum strukturierten Begriffsinhalt führen. Zuvor bleibt allerdings noch zu klären, wie Jean Piaget den Begriff der Repräsentation verwendet. In seinem Buch »Nachahmung, Spiel und Traum« schreibt er dazu: »Im weiteren Sinne vermengt sich der Terminus ›Repräsentation‹ mit dem Begriff des Denkens, d.h. mit allen Formen der Intelligenz, die sich nicht einfach auf die Wahrnehmungen und die Bewegungen (sensomotorische Intelligenz), wohl aber auf ein System von Begriffen oder von geistigen Schemata stützen« (Piaget, 1996, S. 90). Diese Definition deckt sich weitgehend mit dem Vorschlag von Heinrich Deserno, wie er den Begriff definiert und wie ich ihn auch in der vorliegenden Arbeit gebrauchen möchte (Deserno, 2006). Von dieser weit gefassten Definition unterscheidet Piaget jedoch eine engere Version des Begriffs: »Im engeren Sinne ist die Repräsentation auf das geistige Bild reduziert, auf das Erinnerungsbild, das heißt auf die symbolische Evokation abwesender Realitäten.« Wenig später führt er weiter dazu aus: »Wir wollen also von jetzt an die Repräsentation im weiteren Sinne die ›begriffliche Repräsentation‹ nennen und die Repräsentation im engeren Sinne die ›symbolische oder bildhafte Vorstellung‹ oder kurz: ›Symbole‹ und ›Bilder‹« (Piaget, 1996, S. 90). Zu ergänzen bleibt, dass Piaget in Übereinstimmung mit der Terminologie der Linguisten den Terminus »Symbol« solchen Zeichen zuordnet, die eine Ähnlichkeit mit dem Bezeichneten aufweisen. Im Gegensatz hierzu versteht er unter »Zeichen« solche, »die arbiträr gewählt (d.h. konventionell oder gesellschaftlich festgelegt) sind« (Piaget, 1996, S. 91), also Sprachzeichen, wie zum Beispiel Wörter. Er unterscheidet also zwischen drei und nicht nur zwischen zwei Termini gleichzeitig: Begriffe (begriffliche Repräsentationen), Symbole und Sprachzeichen, zum Beispiel Wörter.

Die wichtigsten Entwicklungsschritte in Bezug auf Prozesse der Verinnerlichung können für jede kognitive Stufe wie folgt zusammengefasst werden:

Stufe I: Sensomotorische Phase (bis ca. 1½ Jahre)

In der ersten Stufe, der »sensomotorischen Stufe« (bis ca. 1½ Jahre), manifestiert sich die Intelligenz in der direkten, zunehmend komplexer werdenden Koordination zwischen den Sinnen und der körperlichen Motorik, den verschiedenen Sinneswahrnehmungen (Tasten, Hören, Sehen, Riechen, Schmecken und Gleichgewichtssinn) sowie den Körperbewegungen untereinander (das Kind lernt u.a. aufrecht gehen). Die Welt, wie sie vom Kind erlebt wird, und die Beziehung zu den nahen Bezugspersonen werden vor allem durch die konkreten Handlungen geprägt. Die sensomotorische Intelligenz findet ihre Befriedigung im Erreichen eines angestrebten praktischen Zieles und nicht in einer Aussage: »Es ist eine ausschließlich gelebte Intelligenz und es ist kein Denken« (Piaget, 1996, S. 92).

Erste verbale Schemata sind generalisierbare Handlungsarten. Wörter bezeichnen zum Beispiel Handlungssysteme. Verallgemeinerungen werden vom Gesichtspunkt des Kindes selbst gebildet oder als Rückwirkung der Dinge auf die Handlungen des Kindes verstanden, das heißt, es findet eine Assimilation der Dinge an den Gesichtspunkt des Subjekts statt. Hierzu ein Beispiel, das Jean Piaget von seiner Tochter Jacqueline berichtet:

»Mit 1; 1 (0) gebraucht Jacqueline das klassische Phonem ›tsch, tsch‹, um eine Dampflokomotive zu bezeichnen, die vor ihrem Fenster vorbeifährt, und sie wiederholt das bei jedem Zug, nachdem man es ihr zweifellos ein erstes Mal vorgemacht hatte. Aber sie sagt in der Folge ›tsch, tsch‹ in zwei verschiedenen Situationen. Einerseits verallgemeinert sie den Gebrauch, und zwar bei Fahrzeugen, die sie aus einem anderen Fenster sieht: Autos, Fuhrwerke und selbst bei einem Mann zu Fuß, und zwar mit 1. Gegen 1; 1 (6) und an den folgenden Tagen löst irgendwelcher Lärm auf der Straße ›tsch, tsch‹ ebenfalls aus, auch die Züge selbst. Aber auf der anderen Seite, wenn ich Verstecken spiele (ich tauche auf und verschwinde, ohne etwas zu sagen), sagt J. mit 1; 1 (4) auch ›tsch, tsch‹, zweifellos in Analogie zu dem plötzlichen Auftauchen und Verschwinden der Züge« (Piaget, 1996, S. 276).

Wie das Beispiel verdeutlicht, ist es die räumliche Situation, aus der das Kind beobachtet, die der Verallgemeinerung zugrunde liegt. Die Verallgemeinerungen werden also vom Gesichtspunkt des Kindes selbst gebildet. Piaget sieht in diesen ersten Schemata Zwischenformen von sensomotorischer Intelligenz und begrifflichen Schemata. Als begriffsspezifische Eigenschaft ist die Loslösung von der eigenen Aktivität möglich geworden.

Stufe II: Präoperative Phase (1,5–7 Jahre)

In der präoperativen Phase zeigt sich zuerst ein vorbegriffliches Denken (1,5–4 Jahre), das in ein anschauliches Denken (4–8 Jahre) übergeht.

Vorbegriffliches Denken (1,5–4 Jahre): In der zweiten Stufe, der präoperativen Phase (ca. 1½ bis 6–8 Jahre) entwickeln sich die sensomotorischen Koordinationen weiter. Entscheidend ist aber das Auftreten neuer Typen von kognitiven Funktionen im Alter von ca. 18 Monaten – der Vorstellungstätigkeit einerseits, der Symbolfunktion andererseits. Das Kind kann nun mit Symbolen umgehen. Es kann verschiedene Symbole verstehen, etwa Hinweistafeln mit Symbolen, was zum Beispiel im Wald erlaubt und was verboten ist. Im Symbolspiel versetzt es sich in andere Personen, in Tiere und in unbelebte Objekte hinein. Es schreibt sich nun, so wie diesen, einen materiellen Körper zu und entdeckt auch seine Emotionen und Vorstellungen. Es kann sich zunehmend als eigene Person erfassen.

Anschauliches Denken (4–8 Jahre): Ab ca. vier Jahren beginnt das Wort, als Zeichen zu fungieren, das heißt das Wort ist nicht mehr Teil der Handlung, sondern Erinnerung an die Handlung. In dieser Entwicklungsstufe sind Klassen weniger allgemein, als sie das in der Folge sein werden. Eine Klasse ist eine Art »typisches Individuum«, das in verschiedenen Exemplaren auftaucht. Zum Beispiel bezeichnet Jacqueline mit zweieinhalb Jahren durch den Terminus »die Schnecke« die Schnecken, die sie mit ihrem Vater jeden Morgen auf einem bestimmten Weg sieht. Piaget führt dazu aus: »Mit 2; 7 (2) ruft sie: ›Da ist sie ja!‹, als sie eine sieht: 10 Meter weiter sehen wir eine andere, und sie sagt: ›Wieder die Schnecke.‹ Ich erwidere: ›Aber ist es nicht eine andere?‹ Jacqueline kehrt dann zurück, um die erste zu sehen: ›Also ist es dieselbe?‹ – ›Ja. – Eine andere Schnecke? – Ja. – Eine andere oder dieselbe – …‹ Die Frage hat offensichtlich für Jacqueline noch keinen Sinn.« (Piaget, 1996, S. 287). Die Schnecken sind alle »die Schnecke«, die in verschiedenen Formen auftaucht.

Vom vierten bis zum siebten, achten Lebensjahr wenden sich die verschiedenen Merkmale des »Vorbegriffs« in Richtung des »operatorischen Begriffs« hin, und zwar durch die Konstruktion hierarchischer Verschachtelungen. Kennzeichnend für den operativen Begriff ist ein System von Klassen, also Mengen von Objekten, die nach Beziehungen hierarchischer Verschachtelung gruppiert sind (Ganzes und Teile). Zum Beispiel weiß das Kind, dass sein »Bello« dem Oberbegriff »Hund« zugeordnet werden kann, während es zuvor vehement widersprochen hätte, wenn jemand seinen »Bello« als Hund bezeichnet hätte.

Zentral sind hier die Bewusstwerdung der eigenen Aktivität als denkendes Subjekt und die Entdeckung, dass die geistigen Werkzeuge innerlich sind. Hervorzuheben bleibt, dass erst ab sieben Jahren geistige Aktivität als innerlich begriffen wird.

Das mangelnde Ich-Bewusstsein geht mit der für diese Entwicklungsphase typischen Schwierigkeit einhergeht, zwischen verschiedenen Gesichtspunkten zu unterscheiden. Zum Beispiel dreht sich Jacqueline mit fünfeinhalb Jahren um sich selbst auf einer Wiese und stellt fest: »Das bewegt das Gras. – Ich sehe nicht. – Das ist, weil ich mich drehe: Also dreht sich das auch« (Piaget, 1996, S. 326).

In Verbindung mit der beginnenden Sozialisierung des Denkens beginnen Kinder, dann allmählich zwei verschiedene Gesichtspunkte voneinander zu trennen: ihren, das heißt den des Subjekts, das sich im Beispiel um sich selbst dreht und dabei die Gräser bewegt, und den Gesichtspunkt des erwachsenen Beobachters, das heißt des stillstehenden Beobachters. Mit sechseinhalb dreht sich Jacqueline zum Beispiel wiederum um sich selbst, aber sie glaubt nicht mehr an die objektiven Wirkungen dieses Drehens. Sie sagt dazu: »Man meint, dass das sich dreht, aber das (die äußeren Dinge) bewegt sich nicht wirklich« (Piaget, 1996, S. 327).

Die Koordination der Gesichtspunkte macht es möglich, dass das Kind vom symbolischen Egozentrismus allmählich zu einer Sozialisation des Denkens gelangt. Die Koordination der eigenen Welt mit der anderer, die Objektivierung der vorgestellten Welt, wird möglich. Die Trennung zweier verschiedener Gesichtspunkte ist nun vorhanden: zwischen dem eigenen und dem des Beobachters.

Die Beschreibung der beiden folgenden Stufen fasse ich bewusst sehr kurz, da sie für Prozesse der Verinnerlichung weniger bedeutsam sind als die vorangehenden Stufen.

Stufe III: Konkrete Operationen (ca. 6–8 bis 11–12 Jahre)

In der dritten Stufe, der »konkreten Operationen« (ca. 6–8 bis 11–12 Jahre),[7] konsolidiert sich ein konsequentes, logisches Denken. Das Kind wird zunehmend fähig, die Logik von Klassen und Beziehungen zu verstehen und entwirft erste Strategien zur Lösung von Problemen. Es lernt schreiben und wird sich in diesem Zusammenhang des Unterschieds zwischen Zeichen (Worte) und Bedeutung bewusst – ein Unterschied, den es zuvor, trotz all seiner Kreativität im Umgang mit Symbolen, noch nicht reflektiert hat. Es ist aber nach wie vor stärker auf konkrete Erfahrungen angewiesen als in späteren Entwicklungsphasen.

Stufe IV: Formale Operationen (ab ca. 11–12 Jahre – Jugendalter)

Erst in der vierten Stufe, der »formalen Operationen« (ab ca. 11–12 Jahre – Jugendalter), baut sich die Fähigkeit zu »Operationen zweiter Ordnung« auf (z.B. die Kombinatorik, die Berechnung von Wahrscheinlichkeiten, die Differential- und die Integralrechnung). Das Denken wird hypothetisch-deduktiv. Mentales Testen von Hypothesen wird möglich, und damit verliert die konkrete Beobachtung von äußeren Objekten an Bedeutung.

---

7 »Der Unterschied zwischen Handlungen und Operationen lässt sich psychogenetisch zwischen der präoperatorischen Stufe (2. bis 7. Lebensjahr) und der Stufe der konkreten Operationen (7. bis 11. Lebensjahr) lokalisieren. Während Handlungen noch an konkretes, nach außen gerichtetes Tun gebunden sind, handelt es sich bei den Operationen um innere Denkvorgänge, die sich durch Notwendigkeit und Reversibilität auszeichnen« (Fetz, 1988, S. 98).

2.3.2 Entwicklungsstufen der Repräsentanzenbildung und Ausdrucksformen von Erinnerungen an traumatische Erlebnisse

Im Folgenden versuche ich, die von Piaget beschriebene Entwicklung mit Prozessen zu vergleichen, die wir bei der Traumaverarbeitung beobachten können. Wie zu Beginn des Kapitels erwähnt, gehe ich von der Annahme aus, dass die unterschiedlichen Symbolisierungsniveaus oder -stufen, die im Trauma-Integrationsprozess durchlaufen werden müssen, weitgehend den Entwicklungsstufen der Bildung von Repräsentanzen entsprechen. Zu betonen bleibt an dieser Stelle, dass Piaget den Begriff »Symbol« anders gebraucht, als er in der vorliegenden Arbeit verwendet wird. Für Piaget sind Symbole »bildhafte Vorstellungen«, figurative Zeichen, während er für Wörter den Begriff Sprachzeichen heranzieht. In Anlehnung an psychoanalytische Symbolisierungstheorien wird in der vorliegenden Arbeit »Symbol« als Begriff für ein Objekt, Bild, aber auch für einen Sprachausdruck verwendet, die für etwas anderes stehen, etwas anderes vertreten. Der Begriff »Symbol« ist in meinen weiterführenden Überlegungen also nicht auf »bildhafte Vorstellungen« beschränkt. Dementsprechend markieren Symbolisierungsniveaus im Trauma-Verarbeitungsprozess unterschiedliche Stufen, die – in der Terminologie von Piaget benannt – von der Handlung zum Vorstellungsbild, dann zum Sprachzeichen und schließlich zu begrifflichen Repräsentationen überführen.

Als Einstieg ins Thema greife ich erneut die Beispiele auf, die bereits im ersten Kapitel im Rahmen gedächtnispsychologischer Konzepte genannt wurden. Wie ausgeführt, zeigen sich Erinnerungen an erlittene Traumata zunächst in verschiedenen, voneinander dissoziierten Sinnesmodalitäten.

> In der ersten Fallvignette, die ich an dieser Stelle kurz in Erinnerung rufen möchte, berichtete ich von einer 30-jährigen Frau, die bei einem Streit mit einem Arbeitskollegen im Lagerraum des Geschäfts, der im Keller lag, stolperte und zu Boden fiel. Als sie am Boden lag, erlebte sie panische Angst und sah plötzlich das Bild eines Kellerraums, in den sie als fünfjähriges Kind eingesperrt worden war. Sie sah die Umrisse von Männern, die um sie herumstanden und wusste plötzlich, dass sie in diesem Keller sexuelle Übergriffe erlebt hatte. Sie hatte 25 Jahre lang ihre schrecklichen Erlebnisse »vergessen«.

Die Flashbacks der Patientin entsprachen einzelnen Bildern, die sie in der traumatischen Situation wahrgenommen hatte. Ihr fehlte aber eine »Darstellung des Ganzen«, in der die in der Zeit unterschiedlichen einzelnen Zustände oder Wahrnehmungen verbunden sind und damit chronologisch eingeordnet werden können. Piaget verglich die sensomotorische Intelligenz mit einem verlangsamt ablaufenden Film. Dieser Vergleich stimmt genau mit diesem Sachverhalt überein. Nachdem die Patientin ihre Bilder bewusst wahrgenommen hatte, verstand sie deren Bedeutung: Sie wusste plötzlich, dass sie in diesem Keller sexuelle Übergriffe erlebt hatte. Erst dann gelang es ihr, ihre Erfahrung in einen Gesamtzusammenhang zu stellen: Sie realisierte, was die Umrisse von Männern, die um sie herumstanden, bedeuteten. Was sich genau in diesem Keller zugetragen hatte, war ihr zu diesem Zeitpunkt in der Behandlung jedoch noch nicht bewusst. Indem sie ihre Flashbacks als Bilder einer vergangenen Erfahrung wahrnehmen konnte, gelang ihr jedoch eine erste Symbolisierung ihrer traumatischen Erfahrung – oder wie Piaget es bezeichnen würde – die begriffliche Repräsentation des Geschehens.

In der zweiten Fallvignette zu Beginn des ersten Kapitels schilderte ich eine Episode aus der Behandlung einer Patientin, die von ihrem Vater schwer körperlich misshandelt worden war. Sie sprang unter den Tisch, nachdem der diensthabende Arzt auf einer Traumastation die Tür geschlossen hatte. Die gewalttätigen Übergriffe des Vaters hatten in einem abgeschlossenen Raum stattgefunden, aus dem die Patientin nicht flüchten konnte. Der Patientin war der Grund für ihr Verhalten nicht bewusst. Die Erinnerung (richtiger ist sicher hier von Reaktivierung zu sprechen) zeigte sich als Handlungsimpuls.

Welche Regulationsstruktur liegt der beschriebenen Handlung zugrunde? Die Vorstellung beginnt, wenn die aktuellen sensomotorischen Gegebenheiten an im gegebenen Augenblick nicht wahrnehmbare, sondern nur erinnerte Erfahrungen angepasst werden. Jean Piaget spricht hier von repräsentativer Assimilation. Auf unser Beispiel bezogen, deutet die Erinnerung über die Handlung auf den Übergang von sensomotorischen zu vorbegrifflichen Schemata hin: Der gewalttätige Vater der Patientin war nicht anwesend, die Handlung des Arztes erinnerte sie lediglich an ihre traumatischen Erfahrungen mit dem Vater. Die Patientin verfügte also über eine Vorstellung ihrer traumatischen Erfahrungen – über den Ort und die Handlung –, die jedoch noch eng an Trigger gebunden war und zeitlich nicht eingeordnet werden konnte (vgl. hierzu die Ausführungen zum Traumaschema im ersten Kapitel). Der Patientin selbst war der Sinn ihres Handelns nicht verständlich, das heißt, ein Bewusstsein bezüglich der eigenen Aktivität war ihr zu diesem Zeitpunkt nicht möglich.

Von beiden Patientinnen wurde die Reaktivierung von Reaktionsmustern oder einzelnen Bildern der traumatischen Situation als solche zuerst nicht erkannt. Das Selbstgefühl scheint hier über die Handlung mit dem Gegenüber verknüpft zu sein, wie es für die sensomotorische oder eine frühe Stufe des präoperativen Denkens typisch ist. Man könnte sagen, auf dieser Ebene sind Betroffene die Handlung, aber können ihr eigenes Erleben und Verhalten nicht reflektieren. Erst als der erstgenannten Patientin die Bedeutung ihrer »Bilder« bewusst wird und der Patientin in der zweitgenannten Fallvignette die Bedeutung ihres Verhaltens (beim ersten Beispiel bereits mit der bewussten Wahrnehmung der »Bilder«; beim zweiten Beispiel über die Reflexion in der therapeutischen Beziehung), konnten sie realisieren, was die Bilder oder der Handlungsimpuls bedeuteten.

Im drittgenannten Beispiel, Frau A. – eine 42-jährige Ärztin, die wegen Depressionen zur Behandlung überwiesen worden war –, erinnerte sich die Patientin bereits zu Beginn der Behandlung an ihre traumatische Vergangenheit. Obwohl sie von der Mitschuld des Vaters am Tod der Mutter wusste und sie und ihre Geschwister massive Gewalt von ihrem Vater erlebt hatten, verleugnete Frau A. die Brutalität ihres Vaters. Für sie war ihr Vater ein »guter Vater«, der durch das Fehlverhalten anderer zu Gewalt und kriminellen Akten getrieben wurde. Sie konnte nicht emotional erfassen, was der Vater ihr angetan hatte und wie gewalttätig ihr Vater wirklich war. Aggressionen richtete sie gegen die eigene Person: Sie fühlte sich schlecht und böse und hatte mit Depressionen zu kämpfen. In ihren zwischenmenschlichen Beziehungen wiederholte sie traumatische Erfahrungen aus ihrer Kindheit, indem sie sich entwerten und brutal behandeln ließ.

Wenn wir versuchen, das Verhalten und Empfinden der Patientin mit den piagetschen Stufen zu verbinden, drängt sich folgende Vermutung auf: Die Patientin zeigt eine für die Phase des anschaulichen Denkens typische Schwierigkeit. Wie ausgeführt, liegt dem Denken und Erleben des Kindes auf dieser Entwicklungsstufe noch ein mangelndes Ich-Bewusstsein zugrunde. Damit einher geht auch die für diese Entwicklungsphase typische Problematik, nicht zwischen verschiedenen Gesichtspunkten unterscheiden zu können. Die Verantwortung für die Handlungen des Gegenübers werden dem eigenen Selbst zugeschrieben, und eine klare Trennung zwischen Selbst und Anderen, zwischen Opfer und Täter, ist nicht vorhanden. Ihr Selbstbewusstsein bezieht sich auf sich selbst in Beziehung zu einem Anderen, aber es ist ihr nicht möglich, ihre Perspektive (ihr Opfersein) innerlich anzuerkennen. Den Täter objektiv als Täter zu erkennen, war ihr nicht möglich, sondern sie fühlte sich schlecht und böse.

Aus psychoanalytischer Sicht würde man von einer Spaltung im Selbst sprechen. Ein Teil von ihr wusste um traumatische Geschehnisse, der andere Teil erhielt die Repräsentanz des »nur guten« Vaters aufrecht.

Abgeleitet von den Fallbeispielen und den vorangehenden Ausführungen werden folgende erste Schlussfolgerungen für den Prozess der Symbolisierung traumatischer Erfahrungen möglich:

Sensomotorisches Stadium

Erste »Erinnerungen« an erlittene Traumata (richtiger: Reaktivierungen traumatischer Erfahrungen) können erstens Reaktionen sein, die Opfer in traumatischen Situationen zeigten (Traumaschema) oder und zweitens Flashbacks traumatischer Erlebnisse.

Beide Formen können dem sensomotorischen Stadium bzw. dem Übergang vom sensomotorischen Stadium zum vorbegrifflichen Denken zugeordnet werden, wobei die Reaktivierung von Selbstschutzhandlungen, die Traumatisierte in der traumatischen Situation unternahmen, dem sensomotorischen Stadium näherzustehen scheint. Diese erste Stufe im Verlauf der Traumaverarbeitung zeichnet sich dadurch aus, dass Erinnerungsspuren an traumatische Erlebnisse vorhanden sind, aber eine zeitliche Einordnung und das Wissen um den Gesamtzusammenhang – der Ablauf des Geschehens in traumatischen Situationen – nicht möglich sind. Auch die Aussage, dass die sensomotorische Intelligenz ihre Befriedigung im Erreichen eines angestrebten praktischen Ziels findet und nicht in einer Aussage, trifft auf erste Bewältigungsversuche traumatischer Erfahrungen zu. Das Ziel von Handlungsimpulsen ist, Sicherheit und Schutz zu finden, nicht eine Mitteilung. Die Bedeutungszuschreibung ist individuell, und das Selbstgefühl scheint hier über die Handlung mit dem Gegenüber verknüpft zu sein, wie es für die sensomotorische oder eine frühe Stufe des vorbegrifflichen Denkens typisch ist. Man könnte sagen, auf dieser Ebene sind Betroffene die Handlung, aber können ihr eigenes Erleben und Verhalten nicht reflektieren.

Vorbegriffliches Denken

Eine nächste Stufe ist erreicht, wenn Erinnerungen an traumatische Geschehnisse als solche erkannt werden. Bei der erstgenannten Patientin wurde dies möglich, als ihr die Bedeutung ihrer »Bilder« bewusst wird. Auch wenn sie sich noch nicht an alle Details ihrer traumatischen Erlebnisse erinnern konnte, konnte sie realisieren, was ihre »Bilder« bedeuteten. Sie konnte verstehen, dass ihre »Bilder« vergangene traumatische Erfahrungen widerspiegelten, aber sie war in ihrem Erleben nicht mehr in der Vergangenheit.

Anschauliches Denken

Ab dieser Stufe werden nicht nur einzelne Bilder erinnert, sondern der Gesamtzusammenhang des vergangenen Geschehens ist ohne überwältigende Affekte abrufbar. Im letztgenannten Beispiel, der Patientin, die wegen Depressionen zur Behandlung kam, war ihr dieser Schritt schon vor Beginn der Behandlung möglich. Sie konnte bereits im Erstgespräch über ihre traumatischen Erfahrungen berichten. Dieser Sachverhalt bedeutet jedoch nicht, dass traumatische Erfahrungen psychisch integriert sind. Aufgrund des mangelnden Ich-Bewusstseins war bei ihr die Trennung zwischen Selbst und Anderen – zwischen sich und dem Vater, der Täter war – nur unzureichend vorhanden. Hinzu kommt die für diese Entwicklungsstufe typische Schwierigkeit, zwischen verschiedenen Gesichtspunkten unterscheiden zu können. Aus kognitionspsychologischer Sicht geht mit dieser Schwierigkeit einher, dass Begriffe weder allgemein sind noch eine wirkliche Individualität besitzen. In der Fallvignette bleibt zum Beispiel der Vater ein guter Vater, weil er ja ein Vater ist und der Kategorie »Vater« die Eigenschaft »gut« zugeschrieben wird.[8] Psychoanalytiker würden diesen Vorgang als Spaltung im Selbst bezeichnen. Ein Teil von ihr erinnerte sich an traumatische Geschehnisse, der andere Teil erhielt die Repräsentanz des »nur guten« Vaters aufrecht.

Denken in Operationen

Wenn die Bildung von Klassen möglich geworden ist und damit reversible geistige Handlungen vollzogen werden können, ist die Stufe der konkreten Operationen oder einer frühen Phase der formalen Operationen erreicht. Für den Trauma-Verarbeitungsprozess heißt dies auf unser letztes Beispiel bezogen, dass klar zwischen den Handlungen des Täters und der Vorstellung, was einen guten Vater auszeichnet, unterschieden werden kann. Ist diese Stufe erreicht, kann auch zwischen dem Allgemeinbegriff »Vater« (was einen Vater ausmacht) und der persönlichen Erfahrung mit dem eigenen Vater differenziert werden.

8 Die tieferen Gründe, warum der Vater als »gutes Objekt« nicht in Frage gestellt werden darf, werde ich an späterer Stelle ausführen, wenn die Repräsentation traumatischer Erfahrungen nicht nur unter kognitiven Gesichtspunkten betrachtet wird, sondern die emotionale Bedeutungszuschreibung ins Zentrum rückt.

Es ist möglich geworden, verschiedene Sichtweisen oder Haltungen sowohl innerlich einzunehmen als auch nach außen vertreten zu können, was letztlich Intersubjektivität auszeichnet. Zum Beispiel gelang es Frau A., der zuletzt erwähnten Patientin, im Verlauf der Behandlung, dass sie Mitgefühl für sich als Kind empfinden konnte und klar erkennen konnte, wie brutal ihr Vater wirklich war. Dieser Schritt bedeutet, dass die Patientin ihre Gefühle und Ängste auf dem Hintergrund ihrer Geschichte verstehen kann. Auf dieser Stufe ist die konstruierte Narration der Traumageschichte möglich geworden. Die Einordnung traumatischer Erfahrung in die eigene Biographie und damit ins autobiographische Gedächtnis ist erreicht.

Ich-Bewusstsein, kognitive Struktur und Symbolisierungsstufe

Jean Piaget beschreibt Entwicklung als einen Prozess der Bewusstwerdung. Dieser beruht auf der Reflexion eigener Handlungen und Handlungsschemata und kann daher als ein Prozess der Selbstreflexion bezeichnet werden. Aus entwicklungspsychologischer Sicht führt Piaget dementsprechend die Wahrnehmung eines »Ichs« auf einen Konstruktionsprozess zurück (Piaget, 1972 [1927], S. 108).[9] Die Entwicklung und das Erleben des eigenen Ichs, das heißt das Gefühl, Subjekt zu sein, steht also in enger Beziehung zur kognitiven Struktur. Wie Henri Schneider (1981) hervorhebt, geht mit den unterschiedlichen Regulationsstrukturen (entsprechend den kognitiven Stufen) ein jeweils anderes Selbstbewusstsein und damit eine andere Form des Selbstbezugs einher. Umgekehrt kann vermutet werden, dass ein bestimmtes Selbstgefühl nur dann möglich ist, wenn die entsprechenden Regulationsstrukturen – die eine Entwicklungsstufe auszeichnen – vorhanden sind.

---

9 Wie man sich die Entstehung des primären Selbstbezugs beim Neugeborenen vorstellen kann, beschreibt Markus Erismann in seinem Buch »Die Antinomie der Scham«. »Empfindungen haben ihren Ursprung im Kontrast zwischen Reiz und Reflexschema. Jene Reize, die zwar das Reflexschema aktivieren, aber dennoch zunächst nicht assimilierbar sind, lösen eine Enttäuschung der Assimilationserwartung aus. [...] Auf diese ersten Erfahrungen der Negativität, des Kontrasts, der Differenz, findet das Subjekt keine Antwort, denn es verfügt noch über keine Beziehung zu sich selbst und über keine Struktur der Selbstregulation, die es erlauben würde, seine Schemata den Reizen zu akkommodieren. In der Erfahrung des Nichtselbstseins [...] erlebt sich das Subjekt in seiner weitgehenden Begrenztheit aufgrund der noch unentwickelten Schemata und zugleich völligen Abhängigkeit von der Außenwelt, welche eine grenzenlose Fürsorge- und Empathie-Erwartung hervorruft. Diese widersprüchliche Situation macht die Notwendigkeit des Subjekts, sich auf sich zurückzuziehen, verständlich. In dieser Bewegung der Zurückwendung auf sich aktiviert es die ihm innewohnende, den Selbstbezug und das Selbstempfinden stiftende Konstruktionsfähigkeit der reflektierenden Abstraktion« (Erismann, 2015, S. 32).

Die Selbstbewusstwerdung kann – wie auch anhand der Beispiele deutlich wurde – als dreistufiger Vorgang beschrieben werden: In Begriffen der genetischen Epistemologie entspricht eine erste Stufe, die Stufe der Subjektivität, einer überwiegend egozentrischen Weise von Wahrnehmungen, Denken und Fühlen, auf der der Selbstbezug jedoch nicht hergestellt werden kann. Erst wenn das Subjekt sich selbst als »Objekt« der Betrachtung wahrnehmen kann, ist eine zweite Stufe, die Stufe der Objektivität, erreicht. Erst auf dieser Stufe können wir von einem Bewusstsein sprechen, welches das Subjekt von ›seinem‹ Selbst besitzt. Die dritte Stufe kann als Resultat eines dialektischen Prozesses verstanden werden, wo über die Verknüpfung von Subjektivität und Objektivität die Stufe der Intersubjektivität möglich wird.

Auf den Prozess der Traumaintegration übertragen, bedeutet dies, dass ein zunehmendes Ich-Bewusstsein vorhanden ist, desto weiter der Trauma-Integrationsprozess fortschreitet (vgl. Barwinski, 2016). Ich-Bewusstsein geht einher mit der zunehmenden Fähigkeit, zwischen Selbst und Anderen unterscheiden zu können, und damit mit der Fähigkeit, unterschiedliche Perspektiven, die eigene und die anderer, einnehmen zu können. Beide Fähigkeiten müssen dementsprechend auch mit fortschreitender Traumaintegration an Differenzierung gewinnen.

2.3.3 Zusammenfassung: Zeichentypen, kognitive Fähigkeiten und Traumaerinnerung

Der Ausgangspunkt der vorangegangenen Überlegungen ist die Hypothese, dass Symbolisierungsniveaus, die sich im Trauma-Integrationsprozess zeigen, den kindlichen Entwicklungsstufen der Bildung von Repräsentanzen entsprechen. Umgekehrt ergibt sich daraus die Schlussfolgerung, dass Ausdrucksformen der Erinnerung an traumatische Ereignisse durch die kognitiven Fähigkeiten mitbestimmt werden, die mit der jeweils erreichten Symbolisierungsstufe übereinstimmen. Den von Charles S. Peirce beschriebenen drei Typen von Zeichensystemen können somit bestimmte kognitive Fähigkeiten zugeordnet werden, die mit spezifischen Formen der Erinnerung einhergehen.

Der **ikonischen Ebene** entsprechen weitgehend Prozesse, wie sie Piaget für die Stufe der sensomotorischen Intelligenz, aber auch für eine frühe Stufe des präoperativen Denkens beschreibt. In Bezug auf Traumaerinnerungen kann festgehalten werden, dass sich auf dieser Stufe erste Erinnerungsspuren traumatischer Erfahrungen in Form von Reaktionen, die Traumabetroffene in traumatischen Situationen als Selbstschutzverhalten zeigten, und/oder als Flashbacks traumatischer Erlebnisse (das Traumaschema) darstellen. Diese erste Stufe zeichnet sich dadurch aus, dass Erinnerungsspuren an traumatische Situationen der ursprünglichen Situation entsprechen – eine zeitliche Einordnung und das Wissen um den Ablauf des Geschehens sind nicht möglich.

Die **indexikalische Ebene** kann weitgehend der präoperativen Stufe zugeordnet werden, wenn die Vorstellungstätigkeit beginnt. Bilder und Worte beginnen, als Symbol zu fungieren, das heißt das Bild oder das Wort ist nicht mehr Teil der Handlung, sondern Hinweis auf eine Handlung. Bezogen auf Erinnerungen an traumatische Geschehnisse ist die erste Fallvignette hierzu ein Beispiel: die 30-jährige Frau, die sich nach 25 Jahren an Missbrauchserfahrungen in einem Keller erinnern konnte – aber erst dann, als ihr die Bedeutung ihrer »Bilder« bewusst wurde. Auch wenn sie sich noch nicht an alles erinnern konnte, was in diesem Keller mit ihr geschehen war, wusste sie, dass ihre Flashbacks Abbilder vergangener Erfahrungen waren. Sie wusste, dass ihre Bilder »für« schreckliche Erlebnisse standen. Ab dieser Stufe beginnen Bilder, als Zeichen zu fungieren, das heißt das Bild ist nicht mehr Teil der Handlung, sondern Erinnerung an die Handlung. Ein Bewusstsein ist erreicht, welches das Subjekt von ›seinem‹ Selbst besitzt.

Der **symbolischen Ebene** müssen Prozesse zugeordnet werden, die Piaget sowohl für die Stufe der konkreten als auch für die Stufe der formalen Operationen beschreibt. Auf beiden Stufen ist die Symbolisierung in sprachlicher Form möglich. Aus kognitionspsychologischer Sicht sind in der erstgenannten Stufe Klassen jedoch noch weniger allgemein, als sie das in der Folge sein werden. Eine Klasse ist eine Art »typisches Individuum«, das in verschiedenen Exemplaren auftaucht.

In Bezug auf den Trauma-Integrationsprozess ist diese Stufe erreicht, wenn nicht nur traumatische Erfahrungen als der Vergangenheit zugehörig erlebt werden, sondern zusätzlich der Gesamtzusammenhang des vergangenen Geschehens erinnert werden kann (vgl. Fallbeispiel Frau A.). Aber aufgrund des mangelnden Ich-Bewusstseins ist auf dieser Stufe die Trennung zwischen Selbst und Anderen nur unzureichend vorhanden. Begriffe sind weder allgemein noch besitzen sie wirkliche Individualität. Bezogen auf den Traumabereich bedeutet dies, dass zum Beispiel nicht zwischen der Repräsentanz des Täters und durch ihn erlittenen traumatischen Erfahrungen unterschieden werden kann. Folge dieser Symbolisierungsschwäche sind Spaltungen im Selbst. Zum Beispiel wusste ein Teil von Frau A. um traumatische Geschehnisse, der andere Teil stellte die Repräsentanz des »nur guten« Vaters in Frage.

Die Stufe der formalen Operationen ist erreicht, wenn die Bildung von Klassen möglich ist und damit reversible geistige Handlungen vollzogen werden können.

Für den Trauma-Verarbeitungsprozess heißt dies, dass zwischen Allgemeinbegriffen und individuellen Erfahrungen in der Bedeutungszuschreibung unterschieden werden kann (z.B. konnte Frau A. klar zwischen dem Begriff »Vater« (was einen Vater ausmacht) und der persönlichen Erfahrung mit dem eigenen Vater differenzieren). Es ist möglich geworden, verschiedene Sichtweisen oder Haltungen sowohl innerlich einzunehmen als auch nach außen vertreten zu können, was letztlich Intersubjektivität auszeichnet. Auf dieser Stufe ist die Einordnung traumatischer Erfahrung in die eigene Biographie und damit ins autobiographische Gedächtnis möglich geworden.

2.4 Das Mentalisierungskonzept

Anders als bei Piaget wird in der neueren Säuglingsforschung in Bezug auf Prozesse der Symbolisierung der Schwerpunkt auf interaktive Prozesse gelegt. Heinrich Deserno formuliert diesen Sachverhalt wie folgt: »Die sorgfältigen Beobachtungen der ersten Lebensjahre, vor allem der Affektregulierung zwischen Mutter und Kind, ihre Affektabstimmung und Affektspiegelung (Stern, 1985) ermöglichen es heute, den Übergang von vorsymbolischen Interaktionen zu symbolischvermittelter Intersubjektivität besser zu verstehen« (Deserno, 2006, S. 351). Wegweisend in diese Richtung ist das Mentalisierungskonzept. Sämtliche für das Mentalisieren notwendigen Entwicklungsschritte spielen sich nicht primär entlang einer kognitiven Reifungslogik ab, wie sie von Jean Piaget konzeptualisiert wird, sondern im Kontext der Beziehungen zwischen dem Kind und seinen Bezugspersonen.

Im Mittelpunkt der Forschung zur Mentalisierung »steht die reflexive Kompetenz, eine Entwicklungsleistung, die es dem Subjekt erlaubt, eine reiche innere Welt von Vorstellungen, mentalen Repräsentanzen, in Bezug auf das Selbst und den Anderen zu entwickeln, hierüber zu reflektieren und sein von Intentionalität getragenes Handeln darauf zu begründen« (Fonagy & Target, 2006,

S. 7).[10] Das gegenwärtige Mentalisierungskonzept kann als »umbrella concept« (Luyten & Fonagy, 2015) verstanden werden, welches mehrere Konstrukte umfasst. Einerseits stellt es eine Weiterentwicklung der Theory of Mind dar – der Fähigkeit, eine Annahme über Bewusstseinsvorgänge in anderen Personen vorzunehmen und diese in der eigenen Person zu erkennen, das heißt Gefühle, Bedürfnisse, Ideen, Absichten, Erwartungen und Meinungen bei anderen zu vermuten. Andererseits integriert das Konzept des Mentalisierens die Entwicklung der frühen Bindungsbeziehungen und betont, dass Bindung den notwendigen Rahmen für die Entwicklung eines Repräsentationssystems darstellt. Diese Aussage möchte ich im Folgenden etwas detaillierter ausführen:

Das individuelle Bindungsverhalten/der Bindungstyp eines Neugeborenen entsteht durch die Anpassung an das Verhalten der zur Verfügung stehenden Bindungspersonen. Hierbei bilden die ersten sechs Lebensmonate die Phase stärkster Prägung. Durch die individuellen Erfahrungen in der Eltern-Kind-Interaktion in den ersten Lebensjahren werden nach Bowlby die »inner working models« (engl. für »innere Wirkungs-/Arbeitsmodelle«) gebildet. Diese inneren Arbeitsmodelle von Bindung werden als Organisationsstrukturen beschrieben, die Aufmerksamkeit, Gedächtnis, Regulationsfähigkeit und Verhalten beeinflussen. Sie beinhalten die individuellen frühen Bindungserfahrungen sowie die daraus abgeleiteten Erwartungen, die ein Kind gegenüber menschlichen Beziehungen hegt. Sie dienen dazu, das Verhalten der Bindungsperson zu interpretieren und ihr Verhalten vorherzusagen.

Die Erfahrungen in den Bindungsbeziehungen haben einen Einfluss auf die Bereitschaft des Kindes zu lernen. Wenn die Bezugsperson Wissen vermittelt, welches vom Kind als vertrauenswürdig, generalisierbar und relevant für das eigene Selbst eingeschätzt wird, das heißt, wenn das Kind über epistemisches

10 Es bleibt zu erwähnen, dass Mentalisieren und Piagets reflektierende Abstraktion Parallelen aufweisen, aber nicht identisch sind. Nach Jean Piaget ist die reflektierende Abstraktion »Operator« der Veränderung. Die Koordinationen und der reflektierende Prozess können unbewusst bleiben oder zu Konzeptualisierungen führen. Die reflektierende Abstraktion verändert sich von Stufe zu Stufe, indem sie das Denken jeder Stufe zum Gegenstand der Auseinandersetzung macht (vgl. Kesselring, 2010). Mit prämentalen Modi und Mentalisieren geht reflektierende Abstraktion einher, aber jene beziehen sich primär auf die Regulation der Beziehung. Es wird ein anderer Schwerpunkt gesetzt: weg von einer – etwas überspitzt formuliert – »monadischen« Betrachtungsweise zum interaktiven Geschehen. Prozesse der Symbolisierung können meiner Meinung nach nur verstanden werden, wenn beide Zugangsweisen integriert werden. Man könnte von einem dialektischen Prozess sprechen, der über die Verknüpfung des »inneren begrifflichen System[s] beim Einzelnen« (der kognitiven Reifungsstufe) mit sozialen Austauschprozessen symbolisch-vermittelte Intersubjektivität und damit Symbolisierungsschritte möglich macht.

Vertrauen (epistemic trust) verfügt, gelingen die Aufnahme und Integration von Information im interpersonellen Kontext besonders gut (Fonagy & Allison, 2014). Epistemisches Vertrauen ermöglicht damit die verlässliche Transmission von Wissen von einer Generation an die andere.

2.4.1 Prämentalistische Modi und Mentalisieren

Im Laufe der frühen Kindheit entwickelt sich Mentalisieren von einem basalen körperlichen Modus hin zu einem reflexiven Modus, das heißt der Fähigkeit zu mentalisieren gehen mehrere prämentalistische Modi voraus: zielgerichteter Modus, Äquivalenz- und Als-ob-Modus. In Ergänzung der von Fonagy und seiner Arbeitsgruppe empirisch abgeleiteten prämentalistischen Modi schlagen Maria Teresa Diez Grieser und Roland Müller vor, einen Modus hinzuzufügen, der die körperliche Entwicklung im ersten Lebensjahr einbezieht (Diez Grieser & Müller, 2018). Anzumerken bleibt, dass die verschiedenen prämentalistischen Modi in der Entwicklung aufeinander folgen, dann aber nebeneinander existieren und entsprechend dem Kontext und der Belastung oder psychischen Störung eine determinierende Rolle spielen. Im Folgenden sollen die genannten Modi kurz erläutert werden.

Körpermodus (somatopsychischer Modus): Prä- und postnatal ist das Kind bis etwa zum neunten Monat primär mit seinen Körperempfindungen beschäftigt, die als auftauchendes Selbst bzw. Kernselbst (Stern, 1985) eine erste Struktur bilden. Daniel Stern hat mit seinen Forschungsergebnissen nachweisen können, dass Selbstempfindungen des Säuglings bereits präverbal Subjektivität organisieren. Damit verbunden ist ein präverbales Erleben von Urheberschaft, körperlicher Kohäsion und zeitlicher Kontinuität. Dieses Stadium, welches von der französischen Psychoanalytikerin Maria Torok als ein Vorstadium der Symbolisierung bezeichnet wird, ist die Basis für die weitere Selbstentwicklung (vgl. Dupont, 1999).

Zielgerichteter Modus (teleologischer Modus): Zwischen dem neunten und 18. Monat kann das Kind eigene und fremde Handlungen als zielgerichtet interpretieren, aber es kann noch nicht dahinterliegende Ursachen wie Motive erkennen. Nur was beobachtet werden kann, zählt. Selbst und Andere werden nur im Zusammenhang mit ihrem physischen Verhalten verstanden. Nur eine Veränderung in der physischen Welt gilt als wahres Zeichen der Absichten des anderen.

Psychischer Äquivalenzmodus: Zwischen 18 Monaten und vier Jahren werden Gedanken und äußere Wirklichkeit nicht unterschieden (Wort = Gedanke = Realität). Innere Zustände wie Gedanken, Wünsche, Ängste werden als real erfahren. Im psychischen Äquivalenzmodus erlebt das Kleinkind die innere Welt als mit der äußeren Welt identisch. Eigene Gedanken werden als real und mit den Gedanken anderer identisch wahrgenommen. Alles ist konkret. Das Kind kann noch nicht verstehen, dass Denken und Wünschen Abbilder und Interpretationen der Umwelt sind, nicht die Realität selbst. »Eigene Affekte und Phantasien, die nur in der Vorstellung existieren, bekommen Auswirkungen in der Realität zugeschrieben und werden als furchteinflößend erlebt. Wenn das Kind denkt, ein Krokodil sei abends unter dem Bett, dann erscheint das real und bedrohlich. Wenn der Vater dann das Licht anmacht und beide unter das Bett schauen, stimmt das Kind den Erklärungen des Vaters zu und kann sich beruhigen« (Diez Grieser & Müller, 2018, S. 44). Beispiele für den psychischen Äquivalenzmodus sind Träume, wahnhaftes Erleben, aber auch Flashbacks.

Als-ob-Modus: In der gleichen Altersspanne werden erstmals Gedanken, Motive und Ängste (wie im Spiel) von der Realität getrennt. Im »Als-ob-Modus«, dem Modus des Spiels und der Phantasie, wird die Gleichsetzung von innerer und äußerer Welt entkoppelt. Die mentale Welt ist von der äußeren Realität getrennt. Wegen der Gleichzeitigkeit verschiedener Welten gilt für den Als-ob-Modus, dass widersprüchliche Überzeugungen gleichzeitig aufrechterhalten werden können. Die Affekte stimmen oft mit dem Inhalt der Gedanken nicht überein.

Beispiele für den Als-ob-Modus sind Tagträume, wildes »Phantasieren«, Psychologisieren, Gefühle der Derealisation sowie die Dissoziation.

Mentalisieren (reflexiver Modus): Der reflexive Modus, der sich im Allgemeinen zwischen dem vierten und fünften Lebensjahr zeigt, integriert die vorher nebeneinander existierenden Modi. Er ermöglicht ein Nachdenken über das eigene Selbst und über das vermutete Innenleben anderer Menschen. Unterschiedliche Perspektiven werden erkannt, und falsche Überzeugungen werden bei sich und anderen miteinbezogen. Anzumerken bleibt, dass, auch wenn die Fähigkeit zu mentalisieren erreicht ist, sich diese eingeschränkt zeigen kann, wie zum Beispiel in der Regression oder in dissoziierten, nichtmentalisierten Bereichen. Ich werde im folgenden Abschnitt hierzu ein Beispiel nennen.

Im Laufe der kindlichen Entwicklung werden Äquivalenzmodus und Als-ob-Modus zunächst abwechselnd genutzt, um im vierten bis fünften Lebensjahr zum reflexiven Modus integriert zu werden. Das Kind erforscht, was die Handlungen anderer bedeuten; darauf aufbauend kann es lernen, eigene psychische Erfahrungen zu bestimmen und als sinnvoll zu erkennen (Fonagy, 2003, S. 175). Ab dem vierten Lebensjahr wird Mentalisieren möglich, weil das Kind die Erfahrung machen kann, dass seine psychischen Zustände mentalisiert und reflektiert werden. Der Logik des Mentalisierungskonzepts liegt die gemeinsame Erfahrung zugrunde (Fonagy & Target, 2006).

2.4.2 Mentalisieren, kognitive Regulationsstufen und Traumaverarbeitung

Um das Zusammenspiel zwischen kognitiven und emotionalen Komponenten sowie die Bedeutung der Beziehungsregulation für die Repräsentation traumatischer Erfahrungen diskutieren zu können, versuche ich, die in der Mentalisierungstheorie beschriebenen Funktionsmodi mit Piagets kognitiven Regulationsstufen zu verknüpfen. Als Einstieg ins Thema gehe ich wiederum von den Fallbeispielen aus, die bereits in den vorangehenden Kapiteln vorgestellt wurden. Folgend sollen sie im Hinblick auf Mentalisierungsprozesse kommentiert werden.

> Eine Patientin sprang unter den Tisch, nachdem der diensthabende Arzt auf einer Traumastation die Tür geschlossen hatte. Das Schließen der Tür war ein Trigger, der zur Reaktivierung traumatischer Erfahrungen führte – hier zur Wiederholung des Verhaltens, wie sie sich in traumatischen Situationen zu schützen versucht hatte. Die Patientin hatte schwere Gewalt von ihrem Vater in einem abgeschlossenen Raum erleiden müssen, aus dem sie nicht flüchten konnte. Der Patientin war der Grund für ihr Verhalten nicht bewusst.

Auf dem Hintergrund der Mentalisierungstheorie werden folgende Aussagen über die Beziehung bzw. Beziehungsregulation in diesem Moment möglich: Der diensthabende Arzt wurde von der Patientin aufgrund seines physischen Verhaltens als gefährlich eingeschätzt: »Wenn er die Tür schließt, will er mich einsperren, um mich zu misshandeln« (wie dies ihr Vater mit ihr gemacht hatte). Dass dem Verhalten des Arztes andere Motive zugrunde liegen könnten als dem Täter, kann von ihr nicht wahrgenommen werden. Selbst und Andere nur im Zusammenhang mit ihrem physischen Verhalten einzuschätzen, ist spezifisch für den zielgerichteten oder teleologischen Modus: Nur eine Veränderung in der physischen Welt gilt als wahres Zeichen der Absichten des anderen. Im Beispiel waren der Patientin die wahren Absichten des Arztes, dass er die Tür schloss, um mit ihr ungestört und geschützt sprechen zu können, in diesem Moment nicht zugänglich. Nur eine Veränderung in der physischen Welt – der Arzt öffnete sofort wieder die Tür – führte zur Entspannung der Situation.

Eine Patientin berichtete von einem Streit mit einem Arbeitskollegen im Lagerraum des Geschäfts, der im Keller lag. Er hatte sie angerempelt, sie stolperte und fiel zu Boden. Als sie am Boden lag, hatte sie panische Angst vor ihrem Kollegen und sah plötzlich das Bild eines Kellerraums, in den sie als fünfjähriges Kind eingesperrt worden war. Sie sah die Umrisse von Männern, die um sie herumstanden und wusste plötzlich, dass sie in diesem Keller sexuelle Übergriffe erlebt hatte.

Das Erleben der Patientin entsprach dem psychischen Äquivalenzmodus: Das Innere entspricht dem Äußeren. Die mentale Realität der Patientin wird zur äußeren Realität. Sie kann zuerst nicht zwischen Flashbacks und der traumatischen Situation unterscheiden. Entsprechend nahm sie ihren Arbeitskollegen wahr. Er wurde in diesem Moment zu der Person, die sie aufgrund ihrer mentalen Verfassung erwartete – zum pädophilen Täter, der Angst und Schrecken in ihr auslöste. Erst als sie ihre Flashbacks als Bilder zurückliegender Erfahrungen erkennen konnte, verlor sie ihre Angst vor ihrem Arbeitskollegen und konnte sich gegen ihn zur Wehr setzen.

Frau A., eine 42-jährige Ärztin, die wegen Depressionen zur Behandlung überwiesen worden war, berichtete bereits im Erstgespräch über ihre traumatische Vergangenheit. Ihr Vater hatte sie und ihre Geschwister schwer körperlich misshandelt. Ihre Mutter starb, als sie fünfjährig war, infolge einer illegalen Abtreibung, bei der der Vater beteiligt war. Obwohl sie von der Mitschuld des Vaters am Tod der Mutter wusste und sie und ihre Geschwister massive Gewalt von ihrem Vater erlebt hatten, blieb für Frau A. ihr Vater ein »guter Vater«, der durch das Fehlverhalten anderer zu Gewalt und kriminellen Akten getrieben wurde. Sie konnte nicht emotional erfassen, was der Vater ihr angetan hatte und wie gewalttätig ihr Vater wirklich war.

Die Patientin schien im Als-ob-Modus in ihrem Denken und Fühlen gefangen zu sein. Die Beziehung zu ihrem Vater bzw. ihre Repräsentanz des Vaters und die Erinnerung an erlittene Traumata durch ihn schienen unverbunden zu sein, was –

wie zuvor beschrieben – Eigenschaft des Als-ob-Modus ist, der durch gleichzeitig aufrechterhaltene widersprüchliche Überzeugungen charakterisiert werden kann. Damit geht die Schwierigkeit einher, dass Affekte oft mit dem Inhalt der Gedanken nicht übereinstimmen. Frau A. zeigte eine Dissoziation des Denkens, ein deutliches Pseudo-Mentalisieren, um das Bild des »guten Vaters« aufrechterhalten zu können. Für sie war ihr Vater ein »guter Vater«, dessen Gewalt sie durch das Fehlverhalten anderer zu erklären versuchte. Ihr Mentalisieren wurde durch einen impliziten, inadäquaten Fokus auf das Innere bestimmt: den Wunsch, aus dem gewalttätigen Vater einen »guten« Vater zu machen.

Frau A. gelang es im Verlauf der Behandlung die Spaltung im Selbst aufzulösen. Sie konnte klar erkennen, wie brutal ihr Vater wirklich gewesen war. Die Fähigkeit zu mentalisieren war erreicht, aber nach wie vor zeigten sich nichtmentalisierte Bereiche. Probleme bereitete ihr, den Selbstbezug zu Wünschen nach Fürsorge und Liebe herzustellen. Um diese Schwierigkeit zu verdeutlichen, möchte ich einen Auszug aus einer späteren Behandlungsphase von Frau A. ergänzen.

> Frau A. erinnerte sich an ihren Wunsch, den Eltern nahe zu sein und dass sie bereits als Kind wie auch heute noch diesen Wunsch verurteilte. Sie sagte: »Wenn ich mich selber als Kind empfinde, merkte ich schon öfters, dass ich mir wie eine bissige, schmutzige kleine Ratte vorkomme, dass man mit mir gar nichts zu tun haben möchte, dass man mich am liebsten abschaffen würde.« Wenig später ergänzte sie dazu: »Ich kann nur angenommen werden, solange ich diese Wünsche nicht zeige.«

Wenn wir diese Fallvignette mit Hilfe von Konzepten der Mentalisierungstheorie zu verstehen versuchen, werden folgende Aussagen über ihre Beziehungsregulation möglich:

Die Patientin zeigte nichtmentalisierte Bereiche: Ihre Wünsche nach Liebe und Fürsorge blieben aus ihrem Selbstbild ausgeklammert. In der Behandlung ging es dementsprechend darum, diese Wünsche in der gemeinsamen Reflexion der Übertragungserfahrung im Hier und Jetzt im Zusammenhang mit der Vergangenheit wahrzunehmen und damit Mitgefühl für sich zu entwickeln. Dieser Schritt bedeutete, dass sie ihre Gefühle und Ängste auf dem Hintergrund ihrer Geschichte verstehen kann. Aus der Perspektive des Mentalisierungskonzepts wäre hier das Ziel, dass sie sich in das Erleben des Kindes hineinversetzen kann, das sie einmal war. Ich möchte abschließend eine Aussage von ihr zitieren, die sie kurz vor Therapieende machte und die verdeutlicht, dass ihr dieser Schritt möglich geworden war: »Es ist jetzt mehr ein Gleichgewicht, zu merken, wenn es mir schadet und wenn ich das, was richtig war für mich, weggab. Es musste für mich eine Zurückhaltung bedeuten: zu sehen, wenn es richtig ist, ganz im Dienst des Anderen zu stehen, und wann nicht.«

Wie anhand der Beispiele deutlich geworden ist, erlaubt die Interpretation der Behandlungssequenzen mittels des Konzepts der Mentalisierung zusätzlich Aussagen über die Beziehungsregulation bei unterschiedlichen Formen der Erinnerung. In der ersten Fallvignette wurde der Arzt von der Patientin aufgrund seines physischen Verhaltens eingeschätzt, was dem zielgerichteten oder teleologischen Modus entspricht. Nur eine Veränderung in der physischen Welt – der Arzt öffnete sofort wieder die Tür – führte zur Entspannung der Situation. In der zweiten Fallvignette entsprach das Erleben der Patientin dem psychischen Äquivalenzmodus: Das Innere entspricht dem Äußeren. Sie konnte zuerst nicht zwischen Flashbacks und der traumatischen Situation unterscheiden und nahm entsprechend ihren Arbeitskollegen wahr. Er wurde in diesem Moment zu der Person, die sie aufgrund ihrer mentalen Verfassung erwartete – zum pädophilen Täter. In der dritten Sequenz dominierte im Erleben der Patientin der Als-ob-Modus: Die Patientin wusste, dass ihr Vater Verbrechen begangen hatte, und konnte sich an seine sadistischen Quälereien erinnern, aber in ihrem Erleben blieb er der »gute Vater«, der Opfer der Verleumdungen anderer war.

Mit der letztgenannten Sequenz wird deutlich, dass auch mit Erreichen der Mentalisierungsfähigkeit sogenannte nichtmentalisierte Bereiche bestehen bleiben können. Im Beispiel war ein intrapsychischer Konflikt (der Wunsch nach Liebe provoziert Ablehnung) der Grund, warum die Patientin kein Mitgefühl für sich aufbringen konnte, das heißt in ihrer Mentalisierungsfähigkeit eingeschränkt blieb.

Über alle Behandlungssequenzen hinweg betrachtet, kann festgehalten werden, dass mit dem Einbezug des Mentalisierungskonzepts der Schwerpunkt weg von der individuellen Entwicklung hin zur Interaktionsregulierung im Hier und Jetzt gelegt wird. Damit werden Aussagen über die Beziehungsregulation im Hier und Jetzt möglich, aber auch Hinweise, welche Formen der Übertragung mit welchem Ausdruck von Erinnerungen einhergehen. Ich werde an späterer Stelle diesen zentralen Aspekt vertiefen, wenn die Rolle des Therapeuten bzw. der Therapeutin für Prozesse der Symbolisierung im Behandlungsprozess diskutiert wird.

Zusammenfassung

In einem ersten Versuch, verschiedene Stufen der Symbolisierung traumatischer Erfahrungen zu bestimmen, bezog ich mich auf die Zeichentheorie von Charles S. Peirce. Um die mit den unterschiedlichen Zeichentypen einhergehenden psychischen Prozesse zu verstehen, ging ich von Piagets Stufenmodell der kognitiven Entwicklung aus. Mit dem Einbezug der Mentalisierungstheorie ergibt sich eine neue, zusätzliche Perspektive. Die für das Mentalisieren notwendigen Entwicklungsschritte spielen sich nicht primär entlang einer kognitiven Reifungslogik ab, sondern immer im Kontext von zwischenmenschlichen Beziehungen. Diese Sichtweise macht auch ein anderes, erweitertes Verständnis der für die Traumaverarbeitung notwendigen Schritte hin zur Symbolisierung möglich.

In der folgenden Tabelle (siehe nächste Seite) sind die Ergebnisse der Verknüpfung der im Mentalisierungskonzept beschriebenen Funktionsmodi mit Piagets kognitiven Regulationsstufen, den Zeichentypen von Peirce sowie unterschiedlichen Formen der Erinnerung an traumatische Geschehnisse aufgeführt. Einander zugeordnet sind Formen der Intelligenz, wie sie Piaget beschreibt, präsymbolische oder symbolische Gedächtnisleistungen mit der entsprechenden semiotischen Ebene, die in der Mentalisierungstheorie beschriebenen Funktionsmodi und schließlich unterschiedliche Formen des Ich-Bewusstseins, wie sie im vorangehenden Unterkapitel beschrieben wurden.

Ausführungen zur Tabelle

In der ersten Spalte sind die von Jean Piaget ausgearbeiteten Stufen der Intelligenz aufgelistet: Ausgehend von der sensomotorischen Intelligenz unterscheidet er ein vorbegriffliches und anschauliches Denken sowie ein Denken in Operationen. Die kognitiven Fähigkeiten sowie die besonderen Schwierigkeiten, die in den dargelegten Entwicklungsstufen im Hinblick auf Prozesse der Symbolisierung bestehen, sind ebenfalls unter den Denkformen in der ersten Spalte zusammengefasst.

In der zweiten Spalte sind Ausdrucksformen traumatischer Geschehnisse und deren Mitteilung aufgeführt. Die dritte Spalte beinhaltet die Funktionsmodi, wie sie in der Mentalisierungstheorie beschrieben werden. In der vierten Spalte ist das Ich-Bewusstsein benannt, wie es den unterschiedlichen Regulationsstufen zugeordnet werden kann.

Der sensomotorischen Intelligenz vorgeordnet ist der von Maria Teresa Diez Grieser und Roland Müller ausgearbeitete somatopsychische Modus (Diez Grieser &

Tabelle 2: Intelligenzstufen nach Piaget

Intelligenzstufen nach Piaget	Ausdrucksform traumatischer Erfahrungen und deren Mitteilung	Funktionsmodi	Ich-Bewusstsein
	Körpersymptome (ikonisch)	Somatopsychischer Modus	Selbstempfindungen
Sensomotorische Intelligenz (0 bis 1,5 Jahre) ■ Motorik, Gebrauch der Sinne (kein Wissen um Gesamtzusammenhang; zeitliche Einordnung nicht möglich)	Traumschema (ikonisch)	Zielgerichteter Modus (Selbstgefühl ist über die Handlung mit dem Gegenüber verknüpft; Andere werden aufgrund ihres Verhaltens eingeschätzt)	Subjektivität (egozentrische Weise von Wahrnehmung, Denken und Fühlen)
	Flashbacks (ikonisch)	Äquivalenzmodus (mentale Realität wird zur äußeren Realität)	
Vorbegriffliches Denken (1,5 bis 4 Jahre) ■ primärer Spracherwerb ■ Symbolfunktion (Vorstellung noch eng an Wahrnehmung gebunden)	Bilder/Gefühle sind Hinweise auf Ereignisse (indexalisch)	Äquivalenzmodus (mentale Realität wird zur äußeren Realität)	
Übergang vom vorbegrifflichen zum anschaulichen Denken (ab 4 Jahren) ■ das Wort wird zunehmend zum Zeichen (Begriffe weder allgemein noch individuell)	Darstellung von gespaltenen Repräsentanzen (symbolisch)	Als-ob-Modus (gleichzeitig aufrechterhaltende, widersprüchliche Überzeugungen; Mentalisieren wird durch inadäquaten Fokus auf das Innere bestimmt)	Objektivität (Subjekt kann sich als Objekt der Betrachtung nehmen)
Denken in Operationen (ca. 6 – 8 bis 11 – 12 Jahren) ■ Bildung von Klassen ■ reversible geistige Handlungen	Darstellung von intrapsychischen Konflikten (symbolisch); Narration der Traumageschichte (Einbezug des sozialen Kontexts) (symbolisch)	Nichtmentalisierte Bereiche	Intersubjektität (Verknüpfung von Subjektivität und Objektivität)
		Mentalisieren (Nachdenken über das eigene Selbst und über das vermutete Innenleben anderer Menschen; Perspektivenwechsel möglich)	

Müller, 2018). Wie ich später aufzeigen werde, können diesem Modus Erinnerungsspuren traumatischer Erfahrungen zugeordnet werden, die nur über Körpersymptome zum Ausdruck gebracht werden können.

Sensomotorische Intelligenz

Die sensomotorische Intelligenz ist eine ausschließlich gelebte Intelligenz, es ist noch kein Denken. Das Traumaschema kann dieser Stufe zugeordnet werden. Es wird deutlich in Form von Flashbacks, Panikattacken und Reaktionen, die Betroffene im Moment der traumatischen Erfahrung zeigten. Diese Reaktivierungen entsprechen dem Erleben und Verhalten in traumatischen Situationen (ikonische Ebene). Eine zeitliche Einordnung ist nicht möglich. Auf das Mentalisierungskonzept übertragen, entspricht das Traumaschema dem zielgerichteten Modus. Die Bedeutungszuschreibung ist individuell und das Selbstgefühl scheint hier über die Handlung mit dem Gegenüber verknüpft zu sein.

Vorbegriffliches Denken

Das vorbegriffliche Denken zeichnet sich durch den Erwerb der Symbolfunktion aus. Gefühle und Bilder, die als Symbole fungieren, werden dazu genutzt, traumatische Erlebnisse mitzuteilen (indexikalische Ebene). Als zum Beispiel in der zweitgeschilderten Fallvignette die Patientin ihre »Bilder« als Flashbacks wahrnahm, verstand sie deren Bedeutung. Das Erleben entspricht auf dieser Stufe dem psychischen Äquivalenzmodus: Die mentale Realität wird zur äußeren Realität. Vorstellungen bleiben noch eng an die Wahrnehmung gebunden.

Anschauliches Denken

Begriffe sind weder allgemein noch individuell, weshalb die Bildung von Klassen nach wie vor Schwierigkeiten bereitet. Frau A. ist hierfür ein Beispiel: Für Frau A. blieb ihr Vater ein guter Vater, weil er ja ein Vater ist und der Kategorie »Vater« die Eigenschaft »gut« zugeschrieben wird. (Aus psychoanalytischer Sicht würde man von einer Spaltung in »nur gut« und »nur böse« sprechen). Dem anschaulichen Denken kann der Als-ob-Modus zugeordnet werden. Beispielsweise blieben bei Frau A. die Repräsentanz des Vaters (das Bild des guten Vaters) und die durch ihn erlittenen Traumatisierungen unverbunden, was Eigenschaften des Als-ob-Modus sind. Sie konnte sich einerseits »objektiv« als Opfer erkennen. Aber in einem anderen Selbstanteil erlebte sie sich als böse und hatte Mitleid mit dem Vater.

Erinnerungen zeigen sich hier in symbolischer Form. Sie können zeitlich eingeordnet und in Worten mitgeteilt werden.

Denken in Operationen

Ab dieser Stufe können wir von einem reflexiven Modus sprechen. Anders als auf den vorangegangenen Stufen ist es jetzt möglich, unterschiedliche Perspektiven zu erkennen und falsche Überzeugungen bei sich und anderen wahrzunehmen. Auf dieser Stufe ist ein Selbstbewusstsein möglich, wo über die Verknüpfung von Subjektivität und Objektivität Intersubjektivität erreicht wird. Es können jedoch, wie die letztgenannte Behandlungssequenz von Frau A. verdeutlicht, nichtmentalisierte Bereiche aufgrund der Abwehr von Wünschen ausgeklammert bleiben und damit auch die Erinnerung verfälschen (vgl. Kap. 1).

Durch die Lösung von Konflikten in der Übertragung wird die Arbeit an einem umfassenden biographischen Narrativ fortgesetzt und damit das Nachdenken über das eigene Selbst und über das vermutete Innenleben anderer Menschen ermöglicht. Ziel ist, das eigene Erleben auf dem Hintergrund der eigenen Geschichte zu verstehen – aufgrund der situativen Bedingungen oder des sozialen Kontexts, in dem es entstanden ist.

KAPITEL 3

Wie lässt sich die Organisation von Symbolisierungsprozessen beschreiben?

Einleitung und Verstehensziele in diesem Kapitel

Ausgehend von Piagets Stufentheorie und dem Konzept der Mentalisierung wurden im vorangehenden Kapitel aufeinander aufbauende Regulationsstrukturen beschrieben, wie sie sich in der kindlichen Entwicklung zeigen. Den ausgearbeiteten Stufen habe ich Ausdrucksformen traumatischer Erfahrungen und deren Mitteilung zugeordnet. Diesem Vorgehen liegt die Hypothese zugrunde, dass die Transformation eines äußeren Geschehens in innerseelische Repräsentation ähnliche Stufen durchläuft, wie sie sich in der kindlichen Entwicklung zeigen.

Im folgenden Kapitel differenziere und erweitere ich die ausgearbeiteten Stufen, indem ich psychoanalytische Symbolisierungstheorien und weitere Theorien aus der Semiotik in meine Überlegungen miteinbeziehe. In einem ersten Schritt stelle ich Anna Aragnos Ebenen der symbolischen Organisation vor (Aragno, 1997). In ihrem Modell verknüpft sie psychoanalytische Theorien zur Repräsentanzenbildung und Symbolisierung mit Piagets Stufentheorie sowie mit Konzepten aus der Semiotik. Im zweiten Schritt nehme ich Bezug auf Heinrich Desernos vierdimensionales Symbolisierungsschema (Deserno, 2006). Anders als Aragno, die eine hierarchische Struktur von Ebenen der symbolischen Organisation voraussetzt, entwirft Deserno ein Modell, das Differenzen und Einheit zulässt. Sie sind die Voraussetzungen seines Symbolisierungsschemas, da er von der Prämisse ausgeht, dass allgemein Symbolisieren Widersprüche aufhebt bis neue entstanden sind und wieder aufgehoben werden müssen. Mit dieser dialektischen Sichtweise zeigt sein Modell u.a. auf, welche Bedeutung Symbolisieren beim Verständnis von Veränderungsprozessen in der Psychotherapie zukommt.

Verstehensziele in diesem Kapitel sind:

- Es werden Ebenen der symbolischen Organisation vorgestellt, und es wird aufgezeigt, dass mit jeder Ebene eine spezifische Art des Denkens verknüpft ist. Dieses Denken ist nicht altersgebunden, aber setzt bestimmte kognitive sowie emotionale Fähigkeiten voraus und kann auf einer bestimmten Stufe verhaftet bleiben.
- Das Denken, das eine bestimmte Ebene der symbolischen Organisation auszeichnet, bestimmt die Form, wie traumatische Erfahrungen erinnert und zum Ausdruck gebracht werden, sowie die Art, wie diese Erfahrung mitgeteilt werden kann.
- Die Bedeutung, die Symbolisieren beim Verständnis von Veränderungsprozessen in der Traumatherapie zukommt, wird als dialektisches Geschehen beschrieben: Symbolisieren erzeugt Widersprüche, die aufgehoben werden müssen bis neue entstanden sind und wieder aufgehoben werden müssen.

3.1 Ebenen der symbolischen Organisation nach Anna Aragno

Anna Aragno entwirft ein hierarchisches Model von Ebenen der symbolischen Organisation, bei dem sie sich in seinen Grundlagen weitgehend auf Piaget stützt und psychoanalytische Theorien zur Symbolisierung sowie Konzepte aus der Semiotik (zum Beispiel Ferdinand de Saussure und Ernst Cassirer u.a.) miteinbezieht. Ich möchte ihr Modell vorstellen, da es Ergänzungen und Präzisierungen zu den vorangehenden eigenen Überlegungen erlaubt, die für die Differenzierung von Symbolisierungsstufen im Trauma-Integrationsprozess relevant sind.

Auch sie geht davon aus, dass Entwicklung in einer Reihe von Transformationen von undifferenzierten Zuständen der relativen Globalität hin zu Stufen zunehmender Differenzierung und hierarchischer Strukturierung verläuft. Das erreichte Entwicklungsniveau wird durch bestimmte charakteristische Fähigkeiten zur Organisation von Erfahrungen nach altersbedingten Schwerpunkten und Kriterien definiert. Jede Ebene zeichnet sich durch spezifische Entwicklungsschritte und die damit einhergehenden Fähigkeiten aus. Es ist also eine spezifische Art des Denkens – wie bereits Piaget betonte –, das die Ebenen der Organisation unterscheidet, das nicht altersgebunden ist, aber bestimmte kognitive und emotionale Fähigkeiten voraussetzt und auf einer bestimmten Stufe verhaftet bleibt.

In Anlehnung an Jean Piaget differenziert sie drei Modi der Organisation: Im ersten Modus ist die Motorik zentral, im zweiten die bildliche Darstellung und im dritten Modus sind Abstraktion und Sprache die Form, wie sich Denken äußert. Ontogenetisch entwickelt sich jede Organisation aus der vorhergehenden, aber sobald sich die hierarchische Organisation gebildet hat, sind alle Ebenen an der vollständigen Reifung beteiligt.

Aragno zeichnet Parallelen zu psychoanalytischen Konzepten auf, indem sie Piagets Beschreibung der Entwicklung des symbolisierenden Vermögens von der Handlung zum Vorstellungsbild, dann zum Sprachzeichen und schließlich zum strukturierten Begriffsinhalt mit Freuds Primär- und Sekundärprozess in Verbindung bringt. Die Grenze zwischen unbewusst[11] und bewusst legt sie ins Vorbewusste. In ihrem Modell sieht sie diese Grenze beim Übergang von figurativer (bildhafter) und konzeptueller (begrifflicher) Symbolisierung.[12]

Das beobachtbare Ausdrucksgeschehen dieser Entwicklung beschreibt sie entsprechend von präepräsentativ, enaktiv (im ersten Modus) zu präsentativ, figurativ (wenn im zweiten Modus die bildliche Darstellung das Denken bestimmt) und schließlich zu konzeptuell repräsentativ, symbolisch, diskursiv (was das Denken im dritten Modus auszeichnet). In ihrem Modell differenziert sie zwischen sechs Ebenen der symbolischen Organisation, die ich im Folgenden kurz vorstellen möchte.

Stufe 1: Die protosensorische Anlage

Erste Lebenserfahrungen vollziehen sich über die Sinne und werden auch durch die Sinne organisiert. Sie sind undifferenziert, diffus, synästhetisch. Die rudimentäre Konstruktion von Begriffen der Kausalität und des Kontingenzbewusstseins ermöglicht neue kognitive Fähigkeiten, die u.a. zu Angstgefühlen und Bindungsmustern führen sowie der Fähigkeit, nach neuen Mitteln zu suchen, um vertraute Ziele zu erreichen. In diesem Stadium repräsentieren Bilder kein Wissen. Diese motorischen oder kinästhetischen Bilder (Bewegungsbilder) sind noch keine Darstellungen.

---

11 Der Begriff des Bewusstseins als Gegenpol zum Begriff des Unbewussten ist Freuds genuine Entdeckung. Er unterscheidet das dynamische Unbewusste, von dem er das aktuell Bewusste wie das prinzipiell Bewusstseinsfähige des Vorbewussten abgrenzt (Freud, 1920, S. 82). Bewusstsein definiert er als Ziel psychoanalytischer Therapie: die Verwandlung des dynamisch Unbewussten, das sich im regressiven Wiederholungsgeschehen gegen den Willen des Subjekts durchsetzt, in Bewusstsein. Die bekannte Aussage »Wo Es war, soll Ich werden« impliziert vor allem eine Verwandlung von Unbewusstem ins Bewusste, auch wenn das Ich nicht mit dem Bewusstsein zusammenfällt, sondern selber zumindest im deskriptiven Sinn unbewusst agiert.

12 Wie im Zusammenhang mit den Symbolsystemen die Frage nach dem Unbewussten geklärt werden kann, wurde im 3. Kapitel dahingehend beantwortet, dass ich mich im Sinne von Piaget auf das selbstreflexive Selbstbewusstsein beziehe, da dies immer bewusst ist.

Stufe 2: Primäre oder archetypische Zeichen und Signale

Wenn mehr und mehr Einheiten von Erfahrungen, Erinnerungsstücken und Konstruktionen von Eindrücken aneinandergereiht werden, entsteht die Fähigkeit zur inneren Repräsentation. Diese ist auf dieser Stufe nichtlinear, amorph, nichtdiskursiv. Freuds Primärprozess ordnet Aragno diese Stufe zu. In diese Entwicklungsphase (18 bis 20 Monate) fällt auch die Wahrnehmungskonstanz lebloser Objekte. »Zeichen« sind einfache Aspekte des Gegenstands oder des Handlungsschemas. Die Begriffe »Zeichen«, »Signale« und »Symbole« definiert sie jedoch anders als Piaget. »Zeichen« stehen für eine Handlung oder ein Ereignis – sie kündigen ihr Objekt an. »Signale« zeigen an, sie befehlen Aktionen. Beide, Zeichen und Signale, sind unmittelbar, noch mit den Sinnen verbunden.

Stufe 2 ordnet Anna Aragno auch Phänomene wie archetypische Zeichen zu. Ein Archetyp als solcher ist unbewusst, er ist in seiner Wirkung aber u.a. in Bildern erfahrbar, wie beispielsweise in Träumen, Visionen, künstlerischen Werken, Märchen und Mythen.

Stufe 3: Symbolische Funktion

Stufe 3 wird durch den Erwerb der Symbolfunktion definiert. Die symbolische Funktion ermöglicht den Übergang vom figurativen/bildlichen zum begrifflichsymbolischen Denken. Worte sind nicht mehr Teil der Handlung, sondern Erinnerung an die Handlung. Das Wort hat sich vom sensomotorischen Schema losgelöst und die Funktion der Darstellung übernommen. Damit korreliert eine spezifische Art der Objektivierung. Während Handlungen noch an konkretes, nach außen gerichtetes Tun gebunden sind, wird der Übergang zu reversiblen geistigen Handlungen (Operationen) allmählich möglich. Hinzu kommt die Fähigkeit zur sozialen Koordination. Die Integration von Operationen und sozialer Koordination geht einher mit dem Spracherwerb.

Stufe 4: Sprache

Symbolisierung und Sprache haben die Flexibilität des Denkens erhöht. Zentral ist auf Stufe 4 der Übergang von prärepräsentativ zu symbolisch, gekoppelt mit der Bewusstwerdung der eigenen Aktivität als denkendes Subjekt und der Entdeckung, dass die geistigen Werkzeuge innerlich sind. Aragno betont, dass Symbolisierung nicht mit dem Gebrauch von Worten gleichgesetzt werden kann, sondern immer innere Denkvorgänge – ein Konzept, das mit dem Wort verbunden ist – impliziert.

Stufe 5: Sekundäre Symbolisierung

Ab dieser Stufe (Phase der formalen Operationen nach Piaget) ist die Inklusion eines Objekts in eine Klasse möglich geworden und damit auch die Fähigkeit gefestigt, reversible geistige Handlungen zu vollziehen. Verschiedene Sichtweisen oder Haltungen können sowohl innerlich eingenommen als auch nach außen vertreten werden, was letztlich Intersubjektivität auszeichnet. Eine neue Repräsentationsstruktur ist damit erreicht: die Fähigkeit, über die eigenen mentalen Prozesse nachzudenken und diese zu reflektieren. Das Denken wird hypothetisch-deduktiv. Mentales Testen von Hypothesen wird möglich, und damit verliert die konkrete Beobachtung von äußeren Objekten an Bedeutung.

Stufe 6: Psychoanalytischer Prozess

Den psychoanalytischen Prozess betrachtet Aragno als höchste Form der Symbolisierung. Stufe 6 kann als übergeordnete Ebene angesehen werden, die für alle vorangehenden Stufen Bedeutung hat, weil mit ihr eine bestimmte Form des Umgangs mit psychischen Phänomenen definiert wird. Der gemeinsame, dialogische Reflexionsprozess von PatientIn und TherapeutIn wird als Ort des therapeutischen Heilens und der Wissensgenerierung bestimmt. In diesem Sinne ist der psychoanalytische Prozess immer Selbstreflexion mit dem Ziel der Symbolisierung von Erfahrung.

3.2 Symbolisierungsstufen im Integrationsprozess traumatischer Erfahrungen

Im Folgenden soll der Versuch unternommen werden, Anna Aragnos Ebenen der symbolischen Organisation mit den im vorangehenden Kapitel ausgearbeiteten Stufen zu verknüpfen. Ich ordne den von Aragno beschriebenen Ebenen der symbolischen Organisation Ausdrucksformen traumatischer Erfahrungen und deren Mitteilung zu. Dabei unterscheide ich, wie Aragno, zwischen sechs Stufen, die im Verlauf einer Traumaverarbeitung durchlaufen und integriert werden müssen.

Stufe 1: Körpersymptome

Auf der Ebene der protosensorischen Anlage zeigen sich Erinnerungsspuren traumatischer Erfahrungen als Körpersymptome.

Beispielsweise hatte eine Patientin Unterleibsschmerzen, als in der Therapie ihre schweren sexuellen Missbrauchserlebnisse zum Thema wurden. Ihre Schmerzen entsprachen, wie im Gespräch deutlich wurde, den Körperempfindungen, die sie während sexueller Übergriffe empfunden hatte.[13]

Stufe 2: Traumaschema

Auf Stufe 2 sind »Zeichen« (nach der Definition von Anna Aragno) einfache Aspekte des Gegenstands oder des Handlungsschemas. Die sensomotorische Organisation bzw. der Übergang von der sensomotorischen Intelligenz zum vorbegrifflichen Denken nach Piaget entspricht dieser Regulationsebene. Weitere Merkmale sind: Zeitlosigkeit, Dominanz von Mustern, Raumwahrnehmung, Ortsbestimmung sowie Gestaltwahrnehmung.

Auf den Trauma-Integrationsprozess übertragen, können Reaktivierungen von Reaktionen, die Opfer in traumatischen Situationen zeigten, sowie Flashbacks – das Traumaschema – dieser Stufe zugeordnet werden. Stufe 2 zeichnet sich dadurch aus, dass zwar ein Wissen über den Ort und die Handlung vorhanden ist, aber eine zeitliche Einordnung nicht möglich ist. Der Gesamtzusammenhang – der Ablauf des Geschehens in traumatischen Situationen – ist nicht repräsentiert. Flashbacks und Affektzustände sind einfache Aspekte des Handlungsschemas, jedoch noch keine Mitteilungen. Dem Traumaschema kann dementsprechend der zielgerichtete Modus zugeordnet werden. Die Bedeutungszuschreibung ist individuell, und das Selbstgefühl ist hier über die Handlung mit dem Gegenüber verknüpft.

Ein Beispiel für diese Stufe ist die bereits mehrfach erwähnte Patientin, die unter den Tisch *flüchtete*, nachdem der diensthabende Arzt auf einer Traumastation die Tür geschlossen hatte. Das Schließen der Tür war ein Trigger, der zur Reaktivierung traumatischer Erfahrungen führte – hier zur Wiederholung des Verhaltens, wie sie sich in traumatischen Situationen zu schützen versucht hatte. Der Patientin war der Grund für ihr Verhalten nicht bewusst.

13 Diese Beobachtung steht im Einklang mit Ergebnissen der Embodied Cognitive Science (vgl. Leuziger-Bohleber et al., 2013), in der Gedächtnis verstanden wird als eine Funktion des gesamten Organismus, als Produkt komplexer, dynamischer, rekategorisierender und interaktiver Prozesse, die immer »embodied« sind (vgl. Kap. 1).

Stufe 3: Inszenierungen, die im Gegenüber unintegrierte Affekte auslösen: Bilder und/oder Gefühle sind Hinweise auf Ereignisse

Stufe 3 zeichnet sich durch den Erwerb der Symbolfunktion aus. Bilder und Handlungen werden zu Mitteilungen und sind – im Gegensatz zur vorangehenden Stufe – nicht nur Aspekte des Handlungsschemas. Piagets vorbegriffliches Denken entspricht weitgehend diesem Regulationsniveau. Erinnerungen an traumatische Erfahrungen sind möglich und vorhanden und können häufig auch mitgeteilt werden, aber die damit einhergehenden Affekte bleiben abgespalten. Ein sprachlicher Ausdruck hat auf dieser Stufe nicht in erster Linie sprachsymbolische Bedeutung, sondern wird durch die diese Stufe charakterisierende präsentative Symbolik bestimmt. Ich möchte ein Beispiel nennen, das diese Schwierigkeit eindrücklich verdeutlicht:

> Ein 40-jähriger Patient konnte bereits zu Beginn der Behandlung über seine traumatischen Erlebnisse in seiner Kindheit sprechen. Seine Mutter hatte schwere psychische Probleme und hatte ihm immer wieder mit Suizid gedroht. Eines Morgens rief er seinen Therapeuten an und berichtete von einem heftigen Impuls, sich vom Balkon seiner Wohnung stürzen zu wollen. Der Therapeut konnte ihn davon überzeugen, in seine Praxis zu kommen. Als er in seine Praxis kam und den Patienten nicht, wie üblich, im Wartezimmer vorfand, bemerkte er bei sich die große Angst, der Patient könnte sich in seinen Räumlichkeiten suizidiert haben. Er entdeckte den Patienten schließlich rauchend in seiner Küche.
> Als der Patient berichtete, dass er in seiner Kindheit oft mit der panischen Angst von der Schule nach Hause gekommen war, im stillen Haus könnte irgendwo der tote Körper der Mutter liegen, wurde dem Therapeuten bewusst, dass er in die Rolle des Patienten geraten war, die dieser einst gegenüber seiner Mutter hatte. Sein Erinnern an traumatische Erlebnisse seiner Kindheit zeigte sich in Form der beschriebenen Inszenierung.

Der beunruhigenden Szene lag vermutlich das unbewusste Motiv zugrunde, den Therapeuten in eine Situation zu versetzen, die für den Patienten als Kind nur schwer zu ertragen gewesen war. Er demonstrierte dem Therapeuten also, ohne davon ein Bewusstsein zu haben, wie beängstigend die psychisch kranke Mutter für ihn gewesen war. Die Verarbeitung des kindlichen Schocks wurde in einem ersten Schritt dem Therapeuten zugewiesen, er musste »eine Art von Feuerprobe bestehen, damit der Patient die Wiederholung der höchst dramatischen Situation überleben, erkennen und allmählich selbst integrieren konnte« (Holderegger, 2012, S. 42–43). Es ging, wie die Vignette eindrücklich verdeutlicht, in erster Linie also für beide, den Patienten und den Therapeuten, um eine affektive Erfahrung und damit um eine affektive Kommunikation, erst in zweiter Linie um eine kognitive Verarbeitung, um das Verstehen dessen, was sich in seinem Elternhaus abgespielt hatte. Der Therapeut musste zuerst selbst die traumatischen Affekte regulieren und verstehen, die durch die Vorstellung, den Patienten tot in seiner Praxis aufzufinden, für ihn in der Gegenübertragung spürbar wurden. Erst über das Verständnis der »traumatisierenden Übertragung« (Holderegger, 1993; Holderegger, 2012) wurde dem Patienten die eigene Verarbeitung dieser überwältigenden Erfahrung zugänglich gemacht.

Stufe 4: Darstellung von gespaltenen Repräsentanzen

Auf Stufe 4 haben Symbolisierung und Sprache die Flexibilität des Denkens erhöht. Piagets anschauliches Denken kann weitgehend dieser Stufe zugeordnet werden. Zentral ist auf dieser Stufe der Übergang zur symbolischen Repräsentation. Begriffe sind jedoch weder allgemein noch individuell, weshalb die Bildung von Klassen Schwierigkeiten bereitet. Der Als-ob-Modus kann diesem Niveau zugeordnet werden. Dominierende Abwehr ist hier die Spaltung in »nur gut« und »nur böse«.[14]

> Als Beispiel kann Frau A. genannt werden, die Patientin, die ihren Vater idealisierte, obwohl sie sich an dessen Gewalt ihr, ihrer Mutter und ihren Geschwistern gegenüber erinnern konnte. Sie lebte gewissermaßen in zwei »Welten«: Einerseits war für sie ihr Vater nach wie vor ein guter Vater, der durch das Fehlverhalten anderer zu kriminellen Akten getrieben worden war. Andererseits konnte sie sich an seine Gewalt und Demütigungen erinnern und spürte in diesen Momenten auch Wut und Hass ihm gegenüber, die aber sehr schnell gegen die eigene Person gerichtet wurden, um die Vorstellung des »guten Vaters« aufrechterhalten zu können.

14 »Vor allem bei schweren Traumatisierungen ist das Gefühl absoluter Hilflosigkeit mit einem Zusammenbruch eines inneren Dialogs mit den Sicherheit gebenden inneren Objekten verbunden. Das Schlimme daran ist auch, dass dann der Täter, der traumatisierende Andere das einzige Objekt ist, an das sich das Selbst in der Hoffnung auf Hilfe wenden kann. Unbewusst rückt dieser in die Position eines Primärobjektes« (Bohleber, 2018, S. 47). Es kommt zu einer Selbst-Objekt-Verschmelzung, die schwer wieder aufzulösen ist und das individuelle Identitätsgefühl nachhaltig beeinträchtigt (Amati-Sass, 1977).

Stufe 5: Darstellung von intrapsychischen Konflikten

Auf Stufe 5, die Eigenschaften der sekundären Symbolisierung aufweist, ist die Inklusion eines Objekts in eine Klasse möglich geworden und damit auch die Fähigkeit gefestigt, reversible geistige Handlungen zu vollziehen. Die Trennung unterschiedlicher Gesichtspunkte ist vorhanden, wie sie im Mentalisierungskonzept beschrieben wird. Verschiedene Sichtweisen oder Haltungen können sowohl innerlich eingenommen als auch nach außen vertreten werden, was letztlich Intersubjektivität auszeichnet. Eine neue Repräsentationsstruktur ist damit erreicht: die Fähigkeit, über die eigenen mentalen Prozesse nachzudenken, das heißt diese zu reflektieren. Im Verlauf der Traumabearbeitung sind Erinnerung auf dieser Stufe nicht bloße Reproduktionen der Vergangenheit, sondern Narrative, die überarbeitet wurden und nicht mehr der traumatischen Situation in allen Aspekten entsprechen müssen (vgl. Kap. 1). Traumatische Affekte werden mit Konflikten verknüpft, die mit Abwehrprozessen einhergehen. Und diese können wiederum zu Wahrnehmungsverzerrungen in dem Sinne führen, dass bestimmte Realitätsaspekte nicht realisiert werden dürfen (Barwinski, 2009). Inszenierungen stellen auf dieser Stufe aufgrund von Traumata entstandene oder verstärkte intrapsychische Konflikte dar. Im Gegensatz zur vorangehenden Stufe bleibt die Kohärenz des Selbst erhalten, aber der Selbstbezug zu bestimmten Gefühlen und Erinnerungsbildern ist aufgrund von Abwehrprozessen nicht vorhanden. Als Beispiel möchte ich eine Sequenz anführen, die sich kurz vor Abschluss der Behandlung einer Patientin ereignete, die in ihrer Kindheit schweren sexuellen Missbrauch durch ihren Großvater erfahren hatte, der gleichzeitig ihre wichtigste Bezugsperson war.

> Ich musste eine Sitzung mit Frau M. verschieben, da ich in einen Verkehrsstau geraten war. Die Patientin berichtete in der folgenden Sitzung, dass sie sich schlecht, störend und überflüssig fühle. Am Arbeitsplatz mache ihre Vorgesetzte ihr gegenüber jeden Tag spitze Bemerkungen, mit denen sie ihr zu verstehen gebe, dass sie inkompetent und hier am falschen Platz sei. Sie sei wütend auf sie, könne sich aber nicht wehren. Ich fragte sie, ob sie die Verschiebung der Sitzung auch als Beweis dafür erlebt habe, dass ich sie ablehne und loswerden wolle. Sie bestätigte die Vermutung: »Ich bin mir total störend vorgekommen und hatte das Gefühl, dass ich Ihnen lästig sei.« Ich sagte ihr: »Ich frage mich, ob die Angst, dass ich Sie ablehnen könnte, damit zu tun hat, dass Sie zu erkennen beginnen, dass Sie sich vom Großvater nicht geliebt fühlten.«

Sie dachte einen Moment nach und entgegnete: »Das beruhigt mich, weil ich merke, dass zwischen uns wirklich alles in Ordnung ist. Aber es tut auch weh, weil es wirklich so war.« Das Verstehen der Übertragung machte es der Patientin möglich, sich ihre Wünsche nach Liebe und Fürsorge, die sie gegenüber ihrem Großvater hatte, einzugestehen. Ihre Wünsche nach Beziehung und Liebe waren aufgrund ihrer Erwartungen gefährlich: diese Wünsche zu spüren, bedeutete, dass sie misshandelt, missachtet und verlassen würde.

Stufe 6: Narrativ der eigenen Traumageschichte

Stufe 6 entspricht nach Anna Aragno der Reflexionsstufe, die den psychoanalytischen Prozess auszeichnet. Auf dieser Stufe ist ein vollständiges Narrativ der eigenen Traumageschichte möglich geworden. Spaltungen und Konflikte, die aufgrund traumatischer Erfahrungen entstanden oder verschärft wurden, sind aufgelöst. Es ist möglich geworden, das eigene Erleben auf dem Hintergrund der eigenen Geschichte zu verstehen. Zur Illustration möchte auf den Behandlungsverlauf von Frau M. zurückkommen – die Patientin, die ich bei der vorangehenden Stufe als Beispiel genannt habe.

Sie erinnerte sich im ersten Drittel der Behandlung nur an gute Momente mit dem Großvater. Zum Beispiel beschrieb sie mir ausführlich, wie der Großvater mit ihr »Eile mit Weile« gespielt habe oder am Fenster gestanden sei und auf sie gewartet habe, wenn sie nach den Ferien zu ihm nach Hause kam. Dass sie als einziges Kind nicht vom Bahnhof abgeholt wurde und den schweren Koffer alleine tragen musste, hatte sie »vergessen«. Erst als ihre Aggressionskonflikte soweit bearbeitet waren, dass die Wahrnehmung der eigenen Wut und Enttäuschung nicht mehr zu tiefen Verlassenheitsängsten führte, konnte sie sich an Erniedrigungen und Quälereien durch den Großvater erinnern (Barwinski Fäh, 2005, S. 244).

Mit der Auflösung der Abwehr gegen die Wahrnehmung der subjektiven Bedeutung der traumatischen Situation verändert sich die Erinnerung in dem Sinne, dass Erinnerungen weniger selektiv sind und damit vollständiger bezüglich der Realitätswahrnehmung werden.

Im Folgenden fasse ich die wichtigsten Eigenschaften der sechs Stufen in einer Tabelle zusammen. Als Grundlage dient mir die Tabelle am Ende des vorangehenden Kapitels, die aufgrund der obigen Ausführungen wie folgt ergänzt werden kann:

Tabelle 3: Ebenen der symbolischen Organisation nach Aragno (1997)

Ebenen der symbolischen Organisation nach Aragno (1997)	Ausdrucksform traumatischer Erfahrungen und deren Mitteilung	Funktionsmodi	Ich-Bewusstsein
PRÄREPRÄSENTATIV			
PRÄREPRÄSENTATIV, ENAKTIV			
Ebene 1: Die protosensorische Anlage	**Stufe 1: Körpersymptome**	somatopsychischer Modus	Selbstempfindungen
FIGURATIV			
PRÄSENTATIV, FIGURATIV			
Ebene 2: Primäre oder archetypische Zeichen und Signale ■ **sensomotorische Intelligenz** ■ Motorik, Gebrauch der Sinne	**Stufe 2: Traumaschema** **Abwehr:** traumatische Erfahrung abgespalten	zielgerichteter Modus	Subjektivität
KONZEPTIONELL/BEGRIFFLICH			
KONZEPTIONELL REPRÄSENTATIV			
Ebene 3: Symbolische Funktion ■ **vorbegriffliches Denken** (1,5 bis 4 Jahre) ■ primärer Spracherwerb ■ Symbolfunktion	**Stufe 3: Bilder/Gefühle sind Hinweise auf Ereignisse** **Abwehr:** traumatische Affekte abgespalten	Äquivalenzmodus	
SYMBOLISCH REPRÄSENTATIV			
Ebene 4: Sprache ■ **anschauliches Denken** (ab 4 Jahren) ■ das Wort wird zunehmend zum Zeichen (Begriffe weder allgemein noch individuell)	**Stufe 4: Darstellung von gespaltenen Repräsentanzen** **Abwehr:** Spaltung in »nur gut« und »nur böse«	Als-ob-Modus	Objektivität
DISKURSIV			
Ebene 5: Sekundäre Symbolisierung ■ **Denken in Operationen** (ca. 6–8 bis 11–12 Jahren) ■ Bildung von Klassen ■ reversible geistige Handlungen	**Stufe 5: Darstellung von intrapsychischen Konflikten** **Abwehr:** Verdrängung, Verschiebung u. a.	nicht-mentalisierte Bereiche	
DISKURSIV			
Ebene 6: Psychoanalytischer Prozess	**Stufe 6: Narrativ der Traumageschichte** (Einbezug des sozialen Kontexts)	Mentalisieren (reflexiver Modus)	Intersubjektivität

Ausführungen zur Tabelle

In der ersten Spalte sind die von Anna Aragno ausgearbeiteten Ebenen der symbolischen Organisation aufgeführt und das beobachtbare Ausdrucksgeschehen dieser Entwicklung entsprechend von prärepräsentativ, enaktiv (Ebene 1) zu präsentativ, figurativ (Ebene 2, wenn die bildliche Darstellung das Denken bestimmt) und schließlich zu konzeptuell repräsentativ (Ebene 3), symbolisch (Ebene 4) zu diskursiv (was das Denken auf Ebene 5 und 6 auszeichnet). Die Grenze zwischen figurativ und konzeptionell/begrifflich legt Aragno auf den Übergang von Ebene 2 zu 3. Den sechs Ebenen können Stufen bzw. Zwischenstufen der Intelligenz, wie sie von Piaget beschrieben werden, zugeordnet werden. Die kognitiven Fähigkeiten sowie die besonderen Schwierigkeiten, die in den aufgeführten Entwicklungsstufen im Hinblick auf Prozesse der Symbolisierung bestehen, sind ebenfalls in der ersten Spalte zusammengefasst.

Spalte 2 beinhaltet Stufen der Ausdrucksform traumatischer Erfahrungen und deren Mitteilung, wie sie im eigenen Modell dargestellt werden, sowie die in der jeweiligen Stufe dominierende Abwehr. In Spalte 3 sind diesen Stufen die Funktionsmodi zugeordnet, wie sie im Mentalisierungskonzept unterschieden werden, und in Spalte 4 wird das Ich-Bewusstsein genannt, das in der entsprechenden Stufe das Erleben bestimmt.

3.3 Das vierdimensionale Symbolisierungsschema von Heinrich Deserno

Heinrich Deserno legt ein Modell vor, das vier Systeme der Repräsentation umfasst (Deserno, 2006; Deserno, 2018). Er geht vom Situationskreismodell (von Uexküll & Wesiack, 1991) aus. Es beinhaltet den in sich geschlossenen Zusammenhang von Umwelteigenschaften (»Merkmalen«) und Reaktionsauslösung (spezifischem Verhalten oder »Wirkmalen«) und schließt damit an Freuds psychischen Apparat an, der den Wahrnehmungs- und Motorikpol verbindet. Beim geschlossenen Situationskreis ist eine instinktregulierte, festgelegte Relation zwischen der »Merkwelt« (Wahrnehmungsorganisation) des Organismus und seiner »Wirkwelt« (Handlungsrepertoire) gegeben. Der menschliche Situationskreis ist dagegen geöffnet, zwischen Wahrnehmung und Handlung vermitteln die Symbolsysteme. »Was immer wir wahrnehmen, und wie immer wir handeln, es ist immer schon symbolvermittelt bzw. durch Desymbolisierung, d.h. den Rückgriff auf ›frühere‹ Modi der Symbolisierung bzw. auf präsymbolische Repräsentation beeinflusst« (Deserno, 2006, S. 352). In den Systemen liegen symbolische Funktionen gebündelt vor, deshalb spricht Deserno auch von symbolischen Modi (Chinen, 1987).

Wahrnehmung ... Symbolsysteme ... Handlung

In das Organismus-Umwelt-Verschränkungsmodell fügt er sein vierdimensionales Symbolisierungsschema ein, bestehend aus

I: sensomotorisch-interaktivem, prä- oder protosymbolischem System
II: expressiv-präsentativem bzw. figurativem (bildhaftem) Symbolsystem
III: sprachlich-diskursivem Symbolsystem
IV: Diskursformation

Ich wähle aus seinen Ausführungen nur die Hinweise aus, die für unser Thema relevant sind.

I. Sensomotorisch-interaktives, prä- oder protosymbolisches System

In diesem System herrscht ein relativ geschlossener Situationskreis vor, wo eine physiologische Regulation durch das Prinzip der Vermeidung von Unlust (Freud) dominiert. Bucci spricht von einem subsymbolischen System (Bucci, 1997), Lorenzer von vorsymbolischen Interaktionsformen (Lorenzer, 1974). Auch die sensomotorische Organisation nach Piaget wird von Deserno in dieses System eingegliedert. Weitere Merkmale sind reziproke, gestische Beeinflussung sowie die fehlende Objektdifferenzierung.

II. Expressiv-präsentatives Symbolsystem

Das expressiv-präsentative Symbolsystem zeichnet sich durch sinnlich-symbolische Interaktionsformen (Lorenzer, 1974) aus. Eine sprachlich-symbolische Kodierung ist nicht vorhanden. Von Uexküll spricht von einem geöffneten, szenischen Funktionskreis. Weitere Merkmale sind: Zeitlosigkeit, Dominanz von Mustern, Raumwahrnehmung, Ortsbestimmung sowie Gestaltwahrnehmung. Die symbolische Gleichsetzung (Symbol und Symbolisiertes sind nicht getrennt; vgl. Segal, 1957) ordnet Deserno diesem System zu.

III. Sprachlich-diskursives Symbolsystem

Im sprachlich-diskursiven Symbolsystem sind repräsentational-sprachsymbolische Interaktionsformen (Lorenzer, 1974) vorhanden; die zeitliche Verknüpfung von Vergangenheit, Gegenwart und Zukunft sowie das Überprüfen von Modellen sind möglich. Die Logik ist formal-begrifflich. Die Unterscheidung von Interpretation, Interpretiertem und Mitteln bzw. Trägern der Interpretation sowie das Abschätzen von Konsequenzen und Wahlmöglichkeiten sind gegeben. Deserno spricht von einer Selbst-Andere-Konfiguration.

IV. Diskursformation

Die Diskursformation ist die Grundebene intersubjektiv-symbolischer Verständigung, die auch die Übersetzungsleistung zwischen den Systemen erbringt (z. B. Integration verschiedener Zeiten, wechselseitige und intentionale Relationen). Von Uexküll und Wesiack sprechen vom kommunikativen Realitätsprinzip. Die Diskursformation ist also eine höhere Organisationsebene, auf der festgelegt wird, wie die verschiedenen Symbolsysteme anzuwenden sind, zum Beispiel bezogen auf den Traumadiskurs, Genderdiskurs u. a.[15]

Auch Heinrich Deserno hebt hervor, dass die genannten Symbolsysteme nebeneinander aktiv sein können. Mehr noch: »Die alltägliche Verständigung ist von einem hochkomplexen Ineinandergreifen verschiedener symbolischer Modi abhängig. Die Lebendigkeit eines Dialogs beruht auf dem situativ-flexiblen Gebrauch der symbolischen Modi: sie liegt im Freiheitsgrad des symbolischen Ausdrucks« (Deserno, 2006, S. 356).

Die Bedeutung, die Symbolisieren beim Verständnis von Veränderungsprozessen in der Psychotherapie zukommt, beschreibt er als dialektisches Geschehen: Symbolisieren erzeugt Widersprüche, die aufgehoben werden müssen bis neue entstanden sind und wieder aufgehoben werden müssen (vgl. Deserno, 2006). Wie können wir uns solche, auf Symbolisierungsprozesse zurückzuführende Widersprüche vorstellen? Auf den Trauma-Integrationsprozess übertragen, können sich solche Widersprüche zwischen allen ausgearbeiteten Stufen zeigen. Als Beispiel möchte ich eine bereits erwähnte Behandlungssequenz von Frau A.

---

15 Die von Anna Aragno ausgearbeiteten Ebenen der symbolischen Organisation können den Symbolsystemen von Deserno zugeordnet werden (Ebene 1 und 2 entsprechen weitgehend dem sensomotorisch-interaktiven, prä- oder protosymbolischen System; Ebene 3 kann dem expressiv-präsentativen Symbolsystem zugerechnet werden und Ebene 4, 5 und 6 dem sprachlich-diskursiven Symbolsystem).

anführen – die Patientin, die ihren Vater idealisierte, obwohl sie sich an dessen Gewalt und sadistische Quälereien erinnern konnte.

> Als Frau A. bewusst zu realisieren begann, was der Vater ihr angetan hatte, erlebte sie einen – wie sie beschrieb – »mörderischen Hass auf den Vater«. Diese Wut konnte sie nicht integrieren. In unseren Gesprächen zeigte sich eine oszillierende Bewegung. Sie schwankte zwischen Hass und auf Idealisierung beruhender Liebe gegenüber dem Vater, zwischen zwei für sie nicht haltbaren Polen.

Die Repräsentation des traumatischen Geschehens – emotional und kognitiv zu realisieren, was der Vater ihr angetan hatte – stand im Widerspruch zu ihrer Vorstellung, was einen Vater auszeichnet. Das heißt, dass sie zwischen dem Allgemeinbegriff »Vater« bzw. der Repräsentanz des Vaters und ihren Erfahrungen mit ihrem Vater nicht unterscheiden konnte. Erinnerte sie sich an das, was der Vater ihr angetan hatte, erlebte sie einen »mörderischen Hass« auf ihren Vater. Spürte sie nur Hass und erlebte sie ihn als nur böse, geriet sie in eine »objektlose« Einsamkeit. Die Wut versuchte sie dann, mittels Umkehrung und Idealisierung des Vaters abzuwehren. Doch damit war sie im entgegengesetzten Pol:

Idealisierte sie den Vater (er war in ihrem Erleben »nur gut«), dann fühlte sie sich ihm zwar nahe und erlebte nicht mehr das Gefühl der Verlassenheit, aber fühlte sich schlecht und böse. Sie war in ihrem Erleben das schlechte Kind, das den »guten Vater« zu Gewalt getrieben hatte.

Es zeigte sich also ein Widerspruch zwischen erstens der Repräsentation des traumatischen Geschehens und zweitens der Repräsentanz des »guten« Vaters.

Folge dieses Widerspruchs, dem letztlich eine fehlende Differenzierung zwischen zwei Symbolisierungsstufen zugrunde liegt (Stufe 4, die Stufe der Repräsentanzen, und die vorangehende Stufe 3, wenn eine erste Symbolisierung der traumatischen Erfahrung möglich wird, werden nicht getrennt), war eine Spaltung im Selbst. In dieser Behandlungsphase ging es dementsprechend darum, den Widerspruch zwischen den genannten Stufen zu erkennen, um die Spaltung im Selbst aufzulösen.

Während einerseits die Lebendigkeit eines Dialogs auf dem situativ-flexiblen Gebrauch der symbolischen Modi beruht, können andererseits – wie das vorangehende Beispiel deutlich zeigt – in Widerspruch stehende Symbolisierungsstufen zur Stagnation von Entwicklungsprozessen führen. Dieser zentrale Hinweis soll an späterer Stelle differenziert und ausführlich erörtert werden, wenn es um die Frage geht, wie Veränderung in der Psychotherapie möglich wird und vonstattengeht. Zuvor soll jedoch die Funktion des Therapeuten bzw. der Therapeutin für den Prozess der Symbolisierung von Erfahrung aufgezeigt und verständlich gemacht werden.

Zusammenfassung

Die in den vorangehenden Kapiteln ausgearbeiteten Stufen des Ausdrucks traumatischer Erfahrungen wurden mit Hilfe von Anna Aragnos Ebenen der symbolischen Organisation weiter differenziert und ergänzt. In Anlehnung an Aragno wird auch im eigenen Modell zwischen sechs Stufen unterschieden, die im Verlauf einer Traumaverarbeitung durchlaufen und integriert werden müssen. Auf Stufe 1 zeigen sich Erinnerungsspuren traumatischer Erfahrungen in Form von Körpersymptomen. Stufe 2 ist durch das Traumaschema gekennzeichnet. Stufe 3, wenn die Symbolfunktion erworben ist, beschreibt die Mitteilung traumatischer Affekte, die nur über ein Gegenüber benannt werden können. Auf Stufe 4 zeigen sich Erinnerungen an traumatische Erfahrungen in unterschiedlichen Persönlichkeitsanteilen, bedingt durch Spaltungen im Selbst. Auf Stufe 5 werden Erinnerungen durch intrapsychische Konflikte selektioniert. Auf Stufe 6 schließlich ist ein vollständiges Narrativ der eigenen Traumageschichte möglich geworden. Mit jeder Stufe sind unterschiedliche Abwehrmechanismen und andere Funktionsmodi verknüpft. Und mit jeder Stufe geht eine andere Form des Selbstbewusstseins bzw. der Selbstreflexion einher.

Anders als Aragno, die von einer hierarchischen Struktur von Ebenen der symbolischen Organisation ausgeht, lässt das vierdimensionale Symbolisierungsschema von Heinrich Deserno Differenzen und Einheit zu. Er geht von der Prämisse aus, dass allgemein Symbolisieren Widersprüche aufhebt, bis neue entstanden sind und wieder aufgehoben werden müssen. Mit dieser dialektischen Sichtweise zeigt sein Modell auf, welche Bedeutung Symbolisieren beim Verständnis von Veränderungsprozessen in der Psychotherapie zukommt.

Im Folgenden Kapitel soll – was Anna Aragno mit Ebene 6 beschreibt – der psychoanalytische Prozess im Vordergrund stehen. Es geht um die Frage, welche Rolle dem Psychotherapeuten bzw. der Psychotherapeutin zukommt, um Symbolisierung zu ermöglichen. Psychotherapie – wie ich betonen möchte, insbesondere die Behandlung von Patienten mit Trauma-Folgestörungen – basiert »auf einem intersubjektiven Geschehen« (Dennett, 1991). Intersubjektivität – verstanden als Fähigkeit zur empathischen Perspektivenübernahme und sozialen Kognition als Grundmodell der sozialen Interaktion – setzt eine spezifische Form des selbstreflexiven Selbstbewusstseins voraus. Wie dieses selbstreflexive Selbstbewusstsein gefördert werden kann und welche Rolle dem Therapeuten bzw. der Therapeutin in diesem Prozess zukommt, um die Repräsentation von Erfahrung in der Psychotherapie zu unterstützen, wird im Folgenden Thema sein.

KAPITEL 4

Was braucht Traumaverarbeitung?

Einleitung und Verstehensziele in diesem Kapitel

In der Therapie arbeiten PatientInnen mit ihren TherapeutInnen an den Gedanken, Gefühlen und Wahrnehmungen, die sie in die Therapiestunde mitbringen oder die im Verlauf der Sitzung zwischen PatientIn und TherapeutIn auftauchen. Heinrich Deserno hat die Rolle des Therapeuten bzw. der Therapeutin in diesem Prozess in seinem Artikel »Die gegenwärtige Bedeutung von Symbolisierungstheorien für die psychoanalytische Praxis und Forschung« (Deserno, 2006) im Hinblick auf Symbolisierungsprozesse wie folgt beschrieben. Er geht vom Übertragungsbegriff[16] aus und macht auf folgendes Problem aufmerksam: »Zunächst liegt es nahe zu denken, dass durch die Übertragung und ihre Deutung unbewusste Wünsche, Ängste, Gedanken und Erinnerungen im Sinne einer Aufhebung von Desymbolisierungen bewusst werden könnten, und dass es die bewusst gewordenen, resymbolisierten Aspekte der psychischen Realität seien, die mehr Reflexion über die Realität, auch über die eigene (Selbstreflexion) ermöglichen. In dieser verbreiteten Ansicht steckt eine normative Logik, die das Geschehen vereinfacht und unzutreffend konzeptualisiert. Was unter Desymbolisierung, und damit auch unter Symptombildung zu verstehen ist, liegt eher auf einer anderen Ebene von Symbolisierung« (Deserno, 2006, S. 354). Wenn von der Annahme ausgegangen wird, dass »es die bewusst gewordenen, resymbolisierten Aspekte der psychischen Realität seien, die mehr Reflexion über die Realität, auch über die eigene (Selbstreflexion) ermöglichen«, wird meiner Meinung nach der Begriff »Symbol« mit der Fähigkeit zu symbolisieren verwechselt. Die Begründung bleibt

16 »Unter Übertragung verstehen wir seit Freud (1900) im weitesten Sinne alle Phänomene der subjektiven Bedeutungszuschreibung innerhalb einer Begegnung mindestens zweier Personen (Übertragung als ›signifikante Beziehung‹, vgl. Weiß, 1988)« (Herold & Weiß, 2002, S. 758–759). Im engeren Sinne kann Übertragung definiert werden als Aktualisierung der unbewussten Aspekte subjektiven Erlebens in der psychoanalytischen Situation und ihre Verschiebung auf den/die AnalytikerIn.

gewissermaßen auf der inhaltlichen Ebene stecken und der Vorgang, der zum Inhalt führt, wird diesem gleichgesetzt. Deserno zitiert dementsprechend Freedman und Russel, die »in der Symbolisierung einen relativ unabhängigen Prozess [sehen], der über eine bestimmte Kompetenz oder ein Entwicklungsniveau hinausreicht, und deshalb von besonderer Relevanz für die Konstruktion von Bedeutung und ihre Rekonstruktion […] innerhalb der psychoanalytischen Situation ist« (Deserno, 2006, S. 354; Freedman & Russel, 2003). Folgend versuche ich, diesen Vorgang genauer zu beschreiben, um an späterer Stelle Rückschlüsse auf den therapeutisch begleiteten Prozess der Traumaintegration ziehen zu können.

Verstehensziele in diesem Kapitel sind:

- Neben der angewendeten Behandlungstechnik ist es die/der TherapeutIn als emotional resonantes Subjekt, durch das Veränderungen beim Patienten gefördert werden. Zentral ist dabei die Reflexionsfähigkeit des Therapeuten bzw. der Therapeutin, die das Denken über die Übertragung und Gegenübertragung möglich macht.
- Wie die Übertragung zeigt auch die Gegenübertragung unterschiedliche Ausprägungen entsprechend der Symbolisierungsstufe, die im Prozess der Traumaintegration dominiert.
- Über die Gegenübertragung wird es möglich, die Symbolstufe zu erkennen, die die Traumaverarbeitung aufweist. Die Gegenübertragung hat damit Indikatorfunktion für den Stand im Trauma-Verarbeitungsprozess.
- Die Gegenübertragung ist Mittel des Erkennens unbewusster Vorgänge des Patienten. Sie kann aber gerade bei traumatisierten Patienten auch zur Hemmnis für einfühlendes Verstehen werden.

4.1 Die Therapie als »Drittes«

Auf den ersten Blick betrachtet, sind sich PatientIn und TherapeutIn darüber einig, dass der/die TherapeutIn dem/der PatientIn hilft, Probleme besser zu verstehen und einer Lösung zugänglich zu machen. Gemäß dieser Betrachtungsweise ist der/die TherapeutIn »Interpretant« (in der Terminologie von Charles S. Peirce), der/die das Problem des/der PatientIn (Objekt) zu repräsentieren (Sign) versucht. Wie Jürgen Grieser feststellt, kommt jedoch noch eine weitere Triade hinzu: »Der Patient spricht von ›meiner Therapie‹, die er ›hat‹ und ›macht‹ und unterscheidet damit die Therapie vom Therapeuten. Der Therapeut stellt zwar die Therapie zur Verfügung und ist Teil der Therapie, wird aber im Erleben der Patienten von der Therapie unterschieden. ›Die Therapie‹ kann der Patient mitnehmen, den Therapeuten lässt er im Behandlungszimmer zurück« (Grieser, 2015, S. 102). Aber wie nimmt der/die PatientIn die Therapie mit? Mitnehmen kann er bzw. sie, was sich in der Behandlung in seinem oder ihrem Erleben und Empfinden verändert hat, aber vor allem die Art, wie Probleme angegangen und gelöst werden können. Es ist also die besondere Form der Reflexion, die der/die PatientIn mit dem Therapeuten bzw. der Therapeutin gemeinsam erlebte und verinnerlichte, die es einem/einer PatientIn nach Abschluss der Therapie ermöglicht, die Behandlung selbst fortzusetzen. Diese besondere Form der Reflexion wird zuerst an der Person des Psychotherapeuten festgemacht, bevor sie zur eigenen Fähigkeit des Patienten bzw. der Patientin wird – ähnlich den Verinnerlichungsprozessen in der kindlichen Entwicklung, wo zum Beispiel die Mutter bestimmte Aufgaben übernehmen muss, wie beispielsweise das Kind zu beruhigen, bevor diese Aufgabe vom Kind selbst übernommen, internalisiert, werden kann.

4.2 Die Funktion des Therapeuten bzw. der Therapeutin im Prozess der Repräsentation von Erfahrung

In einer psychodynamischen Psychotherapie geht es also um die Ausbildung der Fähigkeit zur Selbstreflexion, die in der Beziehung mit einem Anderen, dem Psychotherapeuten, entwickelt werden muss. In diesem Sinne kann auch das im zweiten Kapitel vorgestellte, von Charles S. Peirce vorgeschlagene Schema für die PatientIn-TherapeutIn-Beziehung erweitert werden: PatientIn und TherapeutIn gemeinsam sind »Interpretanten«, die das Problem des Patienten/der Patientin (Objekt) zu repräsentieren (Sign) versuchen, wie es sich in der therapeutischen Beziehung manifestiert. Damit rückt die Bedeutung der Beziehung zwischen PatientIn und TherapeutIn in den Vordergrund.

Kompliziert wird die geschilderte Ausgangssituation zusätzlich dadurch, dass der/die TherapeutIn mit der Entwicklung der Übertragung nicht mehr Mit-Interpretant ist, sondern für den Patienten zum Problem wird: Der Patient ist »Interpretant«, der die Beziehung zum Therapeuten/zur Therapeutin (Objekt) repräsentiert (Sign), entsprechend seinen Übertragungsmustern.

Um dieses Dilemma zu lösen, wird auf Seiten des Patienten wie der Therapeutin auf die Fähigkeit zur therapeutischen Ich-Spaltung (Sterba, 1934) verwiesen: Beide am Prozess Beteiligten müssen in der Lage sein, einerseits regressives Erleben zuzulassen und andererseits auch einen beobachtenden Standpunkt einzunehmen. Die Fähigkeit zur therapeutischen Ich-Spaltung ermöglicht es Patienten, frühere wie auch aktuelle Gefühle in der Therapie intensiv zu erleben und diese in anderen Phasen der Behandlung mit einer größeren Distanz zu betrachten und zu verstehen. Die Ich-Spaltung der Therapeutin befähigt einerseits, die Empfindungen des Patienten empathisch mitzuerleben und ihm durch Deutungen, die in diesem Erleben gründen, einen Zugang zum Verstehen des Erlebten zu ermöglichen und andererseits die notwendige therapeutische Abstinenz zu wahren.[17] TherapeutInnen helfen dabei, sich auf Hintergrundtheorien und das eigene Fachwissen beziehen zu können, um die eigene Rolle in der Beziehung zu ihren Patienten zu verstehen und entsprechende Interventionen abzuleiten.

Mit dem Wiedergewinn der Reflexionsfähigkeit (durch die therapeutische Ich-Spaltung) ist jedoch noch nicht erklärt, wie Symbolisierung mit und in der therapeutischen Beziehung überhaupt möglich wird. Um diesen Vorgang besser zu verstehen, beziehe ich mich wiederum auf Heinrich Deserno. Er geht, wie erwähnt, vom Situationskreismodell von Thure von Uexküll und Wolfgang Wesiack aus (Deserno, 2002; Deserno, 2006; von Uexküll & Wesiack, 1991). Beim geschlossenen Situationskreis liegt eine instinktregulierende, festgelegte Relation zwischen der »Merkwelt« (Wahrnehmungsorganisation) des Organismus und seiner »Wirkwelt« (Handlungsrepertoire) vor.

Wahrnehmung … Handlung
»Merkwelt« … »Wirkwelt«

Der menschliche Situationskreis ist geöffnet: zwischen Wahrnehmung und Handlung vermitteln die Symbolsysteme. »Was immer wir wahrnehmen und wie immer wir handeln, es ist immer symbolvermittelt bzw. durch Desymbolisierung, d. h. den Rückgriff auf ›frühere‹ Modi der Symbolisierung bzw. auf präsymbolische Repräsentation beeinflusst« (Deserno, 2006, S. 352). Der von Thure von

17 Der Begriff stammt ursprünglich von Richard Sterba, der den Kern der analytischen Behandlung in einem Bündnis sah, welches auf dieser therapeutischen Ich-Spaltung beruht und zu einem Wir in der Behandlung führt: Therapeut und Patient verbünden sich zu einer gemeinsamen Arbeit gegen die neurotischen Anteile des Patienten. Die therapeutische Ich-Spaltung ermöglicht es, Übertragungsphänomene als solche zu erkennen und zu unterscheiden, welche Gefühle ihre Ursache im aktuellen Geschehen haben und welche aus früheren Beziehungskontexten stammen. Daran knüpft auch die Konzeption des Arbeitsbündnisses in der Psychoanalyse an.

Uexküll und Wolfgang Wesiack beschriebene Situationskreis muss dementsprechend wie folgt erweitert werden (von Uexküll & Wesiack, 1991):

Wahrnehmung … Symbolsysteme … Handlung

Für die therapeutische Situation empfiehlt Heinrich Deserno, im oben beschriebenen Modell des Situationskreises die Übertragung an die Stelle der Symbolisierung zu setzen, um darzustellen, dass die jeweils »aktiven Symbolsysteme bestimmen, wie die Übertragung sich darstellt und wie damit zusammenhängend Erinnerungen, Traum und Handeln symbolisiert sind, wenn sie in der psychoanalytischen Situation erscheinen« (Deserno, 2006, S. 355).[18]

Erinnerung
Wahrnehmung … Übertragung … Handlung
Phantasie

Er schlägt vor, »dass zwei Situationskreise, der des Patienten und der des Therapeuten ineinander zu denken sind.« Dabei nimmt der Analytiker eine andere Position als der Patient ein, die Green treffend als intermediäre Position zwischen Anwesenheit und Abwesenheit bezeichnet (Green, 1975). Obgleich anwesend, handelt er nicht so, wie der Patient im Rückgriff auf seine soziale Erfahrung es von ihm erwartet, denn er übernimmt bestimmte Einstellungen und Handlungen nicht, wie es der Patient sich wünscht, sondern deutet zum Beispiel, dass der Patient Angst hat, das vom Analytiker Erwünschte selbst zu tun. Durch diese intermediäre Position fördert der Analytiker eine Zunahme der Symbolisierung auf Seiten des Patienten, gerade weil er sie nicht für ihn übernimmt. Das lässt sich auch so formulieren: »Der Analytiker bleibt als konkretes Objekt distanziert und kann deshalb zum symbolisierten Objekt werden, weil er als Subjekt hilft, die konkreten Ängste, Wünsche und Abwehrmaßnahmen zu benennen und zu verstehen« (Deserno, 2006, S. 355). Neben der »angewendeten Behandlungstechnik ist es der Analytiker als emotional resonantes Subjekt, durch das Veränderungen beim Patienten ermöglicht werden« (Deserno, 2006, S. 355). Die Verfassung des

---

18 In diesem Modell wird das verbreitete dichotome oder dualistische Denken, das Innen und Außen, subjektiv und objektiv, emotional und kognitiv nicht vermittelt, sondern polarisiert, aufgehoben. Im Mittelpunkt stehen nicht Gegensätze, sondern Vermittlung und Transformation von Gegensätzen oder deren Scheitern.

Therapeuten bzw. der Therapeutin und mithin die Gegenübertragung werden damit zentral, um – wie ich im Folgenden aufzuzeigen versuche – die aktiven Symbolsysteme zu erkennen und die Behandlungstechnik diesem Niveau anzupassen.

4.3 Gegenübertragung aus gedächtnispsychologischer und neurobiologischer Sicht

Gegenübertragung wird von Michael Ermann wie folgt definiert; »Das Konzept ›Gegenübertragung‹ betont den unbewussten Anteil der Interaktionen zwischen dem Analytiker und seinem Analysanden. Als Gegenstück zu den Übertragungen des Analysanden beschreibt es die korrespondierenden Prozesse im Analytiker, mit denen dieser unmittelbar auf die Übertragungen reagiert« (Ermann, 2008, S. 233). In der Gegenübertragung können wir in die Rolle relevanter Bezugspersonen des Patienten geraten oder die Position einnehmen, die der Patient einst gegenüber seinen Bezugspersonen hatte. Heinrich Racker spricht von komplementärer und konkordanter Gegenübertragung (Racker, 2002 [1953]). Komplementär reagiert der Therapeut, wenn er mit den Bezugspersonen des Patienten identifiziert ist, konkordant dann, wenn die Identifizierung mit dem unbewussten Ich-Zustand des Patienten überwiegt. Daraus ergibt sich, dass TherapeutIn und PatientIn über projektive und identifikatorische Prozesse miteinander verbunden sind. Gemäß dieser Sichtweise kann die Gegenübertragung als Manifestation dessen betrachtet werden, was im Patienten bzw. in der Patientin nicht verarbeitet werden kann.

Aus gedächtnispsychologischer Sicht lassen sich die mit der Gegenübertragung einhergehenden Prozesse wie folgt formulieren: Die im prozeduralen Gedächtnissystem verankerte innere Situation des Patienten lässt sich nur über die Gefühle und Phantasien erfassen, die der/die PatientIn unbewusst auf den/die TherapeutIn richtet (Übertragung), der/die darauf zunächst ebenfalls unbewusst mit entsprechenden Gefühlen und Phantasien antwortet (Gegenübertragung des Therapeuten bzw. der Therapeutin). In der psychoanalytischen Behandlung geht es um diese szenische Interaktion zwischen PatientIn und AnalytikerIn, die durch eine sorgfältige Analyse erschlossen werden kann. Das »szenische Verstehen« (Klüwer, 1995; vgl. hierzu auch Argelander, 1970) ermöglicht einen Zugang zum prozeduralen Gedächtnis des Patienten bzw. der Patientin, das mit sprachlichen Mitteln nicht erfasst werden kann.

Aus dem Bereich der kognitiven Neurowissenschaften, konkret der Embodied Cognitive Science, zieht Marianne Leuzinger-Bohleber Studien heran, um Erklärungsmodelle zu entwickeln, wie spontane Einfälle des Analytikers bzw. der Analytikerin – zum Beispiel in einer Initialszene im Erstinterview – entstehen, die einen ersten Schritt zum Verstehen von bisher nicht repräsentiertem seelischen Material besonders bei traumatisierten Patienten darstellen (Leuzinger-Bohleber, 2018). Erste Kategorien bilden sich bei der Interaktion des Subjekts mit der Umwelt immer aufgrund sensomotorischer Koordinationen. Das menschliche Gehirn – und die menschliche Seele – befinden sich in einem ständigen Prozess der Rekategorisierung von Erfahrungen. »Ohne spontan sich bildende (unbewusste) ›Verstehens-Kategorien‹ fehlt in einer neuen Situation jede Orientierung, der Organismus könnte nicht überleben, sich nicht in der Gegenwart zurechtfinden, es gäbe keine adäquaten Reaktionen, keine Problemlösungsprozesse, keine spontan sich einstellenden Erinnerungen, die Gelerntes für die aktuelle Situation fruchtbar machen, kein Lernen. Dies gilt auch für die analytische Beziehung« (Leuzinger-Bohleber, 2018, S. 122). Das Spiegelneuronensystem ermöglicht dem Behandler bzw. der Behandlerin, sich mit aktuell ablaufenden sensomotorischen Koordinationen (den unbewussten Erinnerungsprozessen) des Patienten bzw. der Patientin sogleich zu identifizieren, und diese Identifikationen kommen im Sinne des Embodiments in der eigenen Gegenübertragung – das heißt in seinem/ihrem Körper – zur Wirkung. Dadurch werden in der aktuellen Interaktion im Psychotherapeuten bzw. in der Psychotherapeutin sensomotorische Koordinationen analog zu denen beim Patienten aktiviert. Diese Prozesse bringen automatisch, spontan und unbewusst Kategorien hervor, die dank der Identifikation mit unbewusst ablaufenden Prozessen der Erinnerung des Patienten/der Patientin an frühere, wichtige Beziehungserfahrungen in Zusammenhang stehen. Bei traumatisierten Patienten sind es vor allem Erinnerungen an psychisch unerträgliche Erfahrungen der Überflutung, von extremer Ohnmacht, Verzweiflung, Schmerz, Panik und Todesangst. Der Behandler bzw. die Behandlerin wird – durch die Identifikationsprozesse in den eigenen spontan sich bildenden Kategorien – diese durch traumatische Erfahrungen bedingten Reaktionen rekategorisieren, das heißt unbewusst »verstehen«. Allerdings wird die extreme Qualität der traumatischen Erfahrung auch bei ihm/ihr zu einer spontanen Abwehr führen und ein Bewusstwerden zunächst erschweren. Bewusst registriert er bzw. sie daher im ersten Kontakt meist mit einer Mischung aus unmittelbar sensomotorisch kategorisierten Wahrnehmungen und eigenen Abwehrprozessen. Auf diesen zentralen Punkt werde ich im Folgenden ausführlich eingehen.

4.4 Gegenübertragung und Symbolisierungsstufen im Integrationsprozess traumatischer Erfahrungen

Die Integration traumatischer Erfahrungen kann als Prozess verstanden werden, in dem Reaktivierungen und Erinnerungen an traumatische Geschehnisse über präsymbolische Ebenen der Repräsentation – in Form von Körpersymptomen und Handlungen – allmählich in Worten beschreibbar werden, ohne dass die in der Situation erlebten heftigen Gefühle mit der Erinnerung reaktiviert werden. Im Folgenden versuche ich, Gegenübertragungsphänomene den im vorangehenden Kapitel ausgearbeiteten Symbolisierungsstufen zuzuordnen. Diesem Vorgehen liegt die Annahme zugrunde, dass die jeweils aktiven Symbolsysteme nicht nur bestimmen, wie sich die Übertragung darstellt und wie damit zusammenhängend Erinnerungen und Handeln symbolisiert sind, sondern auch die Gegenübertragung des Therapeuten oder der Therapeutin durch das aktive Symbolisierungssystem geprägt wird. Diese ist letztlich ausschlaggebend dafür, ob – wie Heinrich Deserno es formuliert – »der Analytiker als konkretes Objekt distanziert und deshalb zum symbolisierten Objekt werden kann und damit dem Patienten hilft, die konkreten Ängste, Wünsche und Abwehrmaßnahmen zu benennen und zu verstehen« (Deserno, 2006, S. 355).

Im vorangehenden Kapitel habe ich zwischen sechs Symbolisierungsstufen unterschieden. Jede Stufe wird durch eine andere Ausdrucksform traumatischer Erfahrungen und deren Mitteilung bestimmt: Auf **Stufe 1** zeigen sich Erinnerungsspuren traumatischer Erfahrungen in Form von Körpersymptomen. **Stufe 2** ist durch das Traumaschema gekennzeichnet, das heißt durch die Gefühle und ersten Reaktionstendenzen, die Traumatisierte in traumatischen Situationen zeigen, um sich in Sicherheit zu bringen. Auf **Stufe 3** zeigen Traumabetroffene Inszenierungen, die in der Gegenübertragung unintegrierte Affekte spürbar werden lassen. **Stufe 4** zeichnet sich durch die Darstellung von gespaltenen Repräsentanzen, das heißt durch unterschiedliche Persönlichkeitsanteile aus. Auf **Stufe 5** werden abgewehrte Wünsche zum Ausdruck gebracht. Auf **Stufe 6** schließlich ist ein vollständiges Narrativ der eigenen Traumageschichte möglich geworden. Im Folgenden ordne ich den aufgeführten Stufen Gegenübertragungsphänomene zu.

Stufe 1: Körperebene und Gegenübertragung

Vor allem im Bereich der pränatalen und präverbalen Traumatisierung kann das Geschehene nur mittels körperlicher Symptome zum Ausdruck gebracht werden (vgl. Unfried, 2008; Unfried, 2009). Entsprechend zeigt sich auch die Gegenübertragung in Form von physischen Symptomen.[19] Ist ein Kind zum Beispiel bei der Geburt beinahe erstickt, weil die Nabelschnur um den Hals geschlungen war, kann die/der TherapeutIn bei der Reaktivierung dieser Erfahrung selbst Schwindel und Atemnot erleben. Aber auch bei späteren, nicht in der frühen Kindheit erlebten schweren, unverarbeiteten Traumata wird der erste Zugang zu diesen Erfahrungen häufig über Körpersymptome in der Gegenübertragung möglich.[20] Beispielsweise spürte eine Therapeutin in der Behandlung einer Frau, die von ihrem Partner schwerst misshandelt worden war, heftige Schmerzen im Bauch. Wie im weiteren Gespräch deutlich wurde, hatte der Mann die Frau in den Bauch getreten. Vor dieser Therapiestunde wusste die Therapeutin nichts über die Form der körperlichen Gewalt, die die Frau durch ihren ehemaligen Partner erfahren hatte.

Stufe 2: Traumaschema und Gegenübertragung

Auch das Traumaschema (Reaktionen, die Traumabetroffene in traumatischen Situationen zeigten; häufig einhergehend mit Flashbacks, die einzelnen Bildern traumatischer Ereignisse entsprechen) findet in der Gegenübertragung Ausdruck mittels körperlicher Symptome. Hinzu kommen sehr heftige Affekte. Die Gegenübertragung ist für den Psychotherapeuten bzw. die Psychotherapeutin auch auf dieser Stufe sehr belastend. Zum Beispiel versetzt der Traumabericht des Patienten die Therapeutin in ähnliche Gefühle, wie sie der Patient in der traumatischen Situation erlebte. Miller et al. sprechen von »emotionaler Ansteckung«, um diesen Vorgang zu erfassen (Miller et al., 1988). Die Differenzierung zwischen Selbst und Anderen geht in der therapeutischen Beziehung verloren: Der/die

---

19 Vgl. hierzu auch Tilmann Moser, der auf die »Sprachgrenze« in der Psychotherapie hinweist und dafür plädiert, dass es für das klinische Verständnis unabdingbar ist, die emotionalen, körperlichen Reaktionen und Zeichen im Psychotherapeuten miteinzubeziehen (Moser, 2018).

20 Ergänzend möchte ich jedoch hinzufügen, dass Körpersymptome in der Gegenübertragung nicht zwangsläufig ein Indiz dafür sind, dass es sich um unverarbeitete traumatische Erfahrungen handeln muss. Zeigt sich zum Beispiel die Gegenübertragung in Form von Druck auf der Brust, Schultern hochziehen und Atemproblemen, können die Gegenübertragungsmanifestationen auf der Körperebene als Affektäquivalente für Angst verstanden werden, die der Patient selbst noch nicht wahrnehmen kann. Hier sind die Körpersymptome Resultat der Abwehr (Somatisierung) und nicht Ausdruck fehlender Symbolisierung. Eine Hilfe bei der Klärung der Frage, ob die Gegenübertragung in Form von Körpersymptomen Ausdruck fehlender Symbolisierung oder einer Regression im Dienste der Abwehr ist, kann die Selbstbeobachtung sein, ob der/die PatientIn Phantasien auslöst oder sich ein Gefühl der Leere ausbreitet. Ersteres spricht eher für ein höheres Symbolisierungsniveau, während Letzteres als Hinweis auf eine fehlende Symbolisierung gedeutet werden kann.

TherapeutIn identifiziert sich in einer sehr globalen Weise mit dem Patienten bzw. der Patientin. In der Gegenübertragung werden ähnliche Gefühle spürbar, wie Patienten sie in traumatischen Situationen erlebten. Ich möchte ein Beispiel anführen, um diese Form der Gegenübertragung zu veranschaulichen.

> Frau M. hatte schwere sexuelle Übergriffe in ihrer Kindheit erlebt, konnte sich aber zu Beginn der Behandlung nicht mehr an ihre traumatischen Erfahrungen erinnern. Sie kam wegen Alkoholproblemen und Tablettenabusus. Sie zeigte eine dissoziative Amnesie. Ein erster Zugang zu diesen Erfahrungen wurde über die Gegenübertragung der Therapeutin möglich. Frau M. berichtete zu Stundenbeginn, dass sich ihre Panikattacken verstärkt hätten. Morgens würde sie vor der Türschwelle erstarren, sie könne dann nicht aus der Wohnung gehen und »spüre sich nicht mehr.« Ich hatte in der Gegenübertragung mit Müdigkeit und Übelkeit zu kämpfen. Mir wurde schlecht und ich hatte das Gefühl, den Raum verlassen zu müssen. Ich fühlte mich einerseits in einer unerträglichen Spannung, andererseits wie weggetreten. Ich ertrug es kaum, mit der Patientin in einem Raum zu sitzen.

Über Körpersymptome und heftige Spannungszustände vermittelte mir Frau M. einen Eindruck von ihrem Zustand, den sie vermutlich in traumatischen Situationen erlebt hatte: *Übelkeit, Dissoziieren und der Impuls, aus dem Raum flüchten zu wollen.* (Meiner Müdigkeit lag vermutlich der Wunsch zugrunde, mich durch Einschlafen von den traumatischen Gefühlen zu befreien).

Stufe 3: Inszenierungen, die im Gegenüber unintegrierte Affekte auslösen: Gefühle/Bilder sind Hinweise auf Ereignisse

Auf Stufe 3 ist Erinnerung möglich geworden. Erinnert wird aber vor allem in Form von Inszenierungen, die einzelne Aspekte traumatischer Geschehnisse zum Ausdruck bringen. Im Gegensatz zur vorangehenden Stufe sind diese Inszenierungen nicht Aspekte des Handlungsschemas, sondern sind zur Mitteilung geworden. Ich möchte wiederum ein Beispiel dafür nennen.

> Eine Pflegefachkraft berichtete in der Teamsupervision in einer psychiatrischen Abteilung folgende Episode: »Frau S. [eine Patientin] hat mich angeschaut – ich bin innerlich erstarrt. Ich konnte nicht mehr reagieren. Sogar beim Einschlafen sah ich ihren Blick, ich konnte mich nicht distanzieren. Ich hatte heute Morgen richtige Angst, zur Arbeit zu kommen.«

Wie sich im folgenden klärenden Gespräch zeigte, war die Pflegerin zur Patientin geworden, die die Angst der Patientin vor dem gewalttätigen Vater in sich spürte. Diese hatte die Pflegerin mit demselben Blick fixiert, mit dem der Vater sie vor körperlichen Misshandlungen angeschaut hatte. Dieses Verhalten war der Patientin nicht bewusst. Diese konnte sich zwar an traumatische Erfahrungen erinnern, aber ihre Angst selbst nicht wahrnehmen und in Worte fassen. Ihre Angst wurde über das Erleben der Pflegerin fassbar, aber erst dann, als die Pflegerin darüber zu sprechen begann. Die Pflegefachkraft brauchte ein Gegenüber, um ihre Gefühle zu reflektieren und in Worten auszudrücken. Erst dann wurde es ihr möglich, sich innerlich von der Angst abzugrenzen, die sie – aber noch nicht die Patientin – zu diesem Zeitpunkt spüren konnte.

Im Beispiel zeigte die Patientin eine Verschmelzung mit Täteranteilen. Sie hatte die Pflegefachkraft mit einem Blick fixiert, der dem Blick des Vaters vor körperlichen Misshandlungen entsprach. Die Patientin war damit unbewusst zur Täterin geworden, die die Pflegefachkraft mit Gefühlen konfrontierte, die sie in traumatischen Situationen erlebt hatte. Diese Form der Gegenübertragung kann zur sekundären Traumatisierung werden. Das Wissen um die traumatisierende Übertragung, wie Hans Holderegger (2012) dieses Phänomen nennt, ist nicht nur wichtig, um Patienten den Zugang zu ihrem emotionalen Erleben zu ermöglichen, sondern auch, um als TherapeutIn selbst in der Arbeit mit schwerst traumatisierten Patienten gesund zu bleiben.

Eine weitere Form der Gegenübertragung, die Stufe 3 zugeordnet werden kann, ist die »projektive Identifikation«. Der Begriff der projektiven Identifikation (oder auch projektiven Identifizierung) stammt ursprünglich von Melanie Klein. Es handelt sich hierbei um einen Abwehrmechanismus, bei dem Teile des Selbst abgespalten und auf eine Art und Weise auf eine andere Person projiziert werden, dass diese andere Person die Projektion annimmt und in der Folge entsprechende Verhaltensweisen zeigt. Dadurch werden eigene Gefühle nicht nur wie bei der Projektion als die der anderen Person wahrgenommen, sondern dort tatsächlich hervorgerufen. Dies geschieht in der Regel, ohne dass sich die beteiligten Personen dieses Mechanismus bewusst sind. Ich möchte auch hierzu ein Beispiel anführen:

Ein Kollege berichtete mir von einer jungen Frau, die bei ihm Hilfe suchte, weil sie eine wenige Wochen zuvor vorgenommene Abtreibung nicht verkraften konnte. Am Ende des Erstgesprächs teilte sie ihm mit, dass sie die Behandlung nach dieser einen Stunde abbrechen wolle. Der Therapeut hatte jedoch während des Gesprächs guten Kontakt zu der Patientin gefunden, ihre Problematik erfasst und hatte sich auf die bevorstehende Arbeit mit dieser Patientin gefreut. Er empfand tiefe Trauer, fast Verzweiflung, als die Patientin ihm mitteilte, die Therapie beenden zu wollen. Die Heftigkeit seiner Gegenübertagung und die Redewendung, die Behandlung abbrechen zu wollen – also bevor sie eigentlich begonnen hatte – sowie der Grund, warum sie den Therapeuten aufgesucht hatte, ließen ihn erkennen, was zwischen ihnen inszeniert wurde: Die Patientin trieb die Therapie vor der Geburt ab! Die Deutung der Inszenierung machte es der jungen Frau dann möglich, die dringend nötige Therapie zu beginnen und ihre traumatische Erfahrung zu bearbeiten, anstatt sie in ihren zwischenmenschlichen Beziehungen zu agieren. Die Gegenübertragung des Therapeuten (Freude, die in Trauer und Verzweiflung umschlug) entsprach den abgewehrten Gefühlen der Patientin gegenüber dem abgetriebenen Fötus, die sie zu diesem Zeitpunkt selbst noch nicht spüren konnte.

Mittels projektiver Identifikation war der Therapeut zum Teilobjekt der Patientin geworden, der die Gefühle der Patientin in sich wahrnahm und ihr in »verdauter« Form zurückgeben musste. Die Deutung der Inszenierung, anstatt sie unverstanden zu wiederholen, war Voraussetzung für die Einsicht der Patientin und damit für die Beendigung des Agierens auf Seiten der Patientin.

Gemeinsam haben traumatisierende Übertragung und projektive Identifikation, dass es bei beiden Begriffen um den Umgang mit abgespaltenen Affekten geht. Während es sich bei der traumatisierenden Übertragung, wie der Begriff ja bereits sagt, um eine besondere Form der Übertragung handelt, bei der der/die PatientIn unbewusst mit Täteranteilen verschmolzen zu sein scheint, wird mit dem Begriff der projektiven Identifikation eine besondere Form der Abwehr bezeichnet. Man könnte den Unterschied zwischen den beiden Mechanismen wie folgt verdeutlichen: Abgespaltene Affekte werden über die traumatisierende Übertragung mitgeteilt und dann über die projektive Identifikation zu integrieren versucht.

Stufe 4: Darstellung von gespaltenen Repräsentanzen und Gegenübertragung

In Bezug auf den Trauma-Integrationsprozess ist diese Stufe erreicht, wenn nicht nur traumatische Erfahrungen als der Vergangenheit zugehörig erlebt werden, sondern zusätzlich auch die Erinnerung an den Gesamtzusammenhang des vergangenen Geschehens möglich ist. Anders als auf Stufe 3 werden auf Stufe 4 via

Inszenierungen nicht unintegrierte Erlebniszustände vermittelt, sondern stellen aufgrund der erlittenen Traumata entstandene Verschmelzungen mit Täteranteilen dar. Folgendes Beispiel illustriert diese Abwehr sehr deutlich.

> Frau A. – die wegen Depressionen zur Behandlung überwiesen worden war und schwere Gewalt in ihrer Kindheit von ihrem Vater erleiden musste – schilderte ihrem Therapeuten, wie ihr zwei Jahre jüngerer Bruder sich eine schwere Kopfverletzung zugezogen hatte. Sie hatte mit ihm in einer Scheune gespielt und er war von einem Zwischenstock auf den harten Betonboden gefallen. Er musste dann wegen einer schweren Gehirnerschütterung ins Krankenhaus gebracht werden und behielt bleibende Schäden von diesem Sturz.
> Der Therapeut spürte in sich den Impuls, ihr Vorwürfe zu machen. Er wollte sie fragen, warum sie nicht aufgepasst habe, und ärgerte sich über ihre Verantwortungslosigkeit. Doch es gelang ihm, einen Moment innezuhalten und nachzufragen, wie alt sie zum Zeitpunkt des Unfalls gewesen sei. Sie sagte, dass sie fünf Jahre alt gewesen sei.

In der Gegenübertragung übernahm der Therapeut die Rolle des Vaters der Patientin, der seine Kinder für eigene Versäumnisse verantwortlich gemacht hatte und sie für eigene Fehler bestraft und schwer körperlich misshandelt hatte. Dadurch, dass der Therapeut seine Gegenübertragung reflektieren konnte, anstatt sie zu agieren, konnte er die Selbstverurteilung der Patientin (der die Verschmelzung mit dem strafenden Vater zugrunde lag) in Frage stellen.

Stufe 5: Darstellung von intrapsychischen Konflikten und Gegenübertragung

Auf Stufe 5 ist es möglich geworden, verschiedene Sichtweisen oder Haltungen sowohl innerlich einzunehmen als auch nach außen vertreten zu können, was letztlich Intersubjektivität auszeichnet. Die Einordnung traumatischer Erfahrungen in die eigene Biographie und damit ins autobiographische Gedächtnis ist möglich geworden. Erinnerungen gehen vielleicht mit heftigen, aber nicht mehr mit überwältigenden Affekten einher. Im Vordergrund steht die Lösung von Konflikten, die die Bedeutungszuschreibung traumatischer Geschehnisse prägen können. Mit dem fortschreitenden Übergang in eine Konfliktdynamik verändert sich die Übertragung und damit auch die Gegenübertragung. Hier zeigen sich Übertragungs- und Gegenübertragungsmanifestationen, wie sie im klassischen Übertragungsverständnis beschrieben werden (Racker, 2002 [1953]). Auch hierzu ein Beispiel:

In einer therapeutischen Gruppe hatte der Gruppenleiter gerade die Gruppensitzung beendet und wollte den Raum verlassen, als eine Patientin mit einer Bonbontüte auf ihn zukam und ihn fragte, ob er nach dieser anstrengenden Gruppenstunde eines möchte. Er bedankte sich und wollte gerade zugreifen, als er hinter sich ein Poltern hörte und dann sah, dass eine andere Patientin zu Boden gestürzt war. Er wandte sich um und half ihr auf die Beine. Einen Tag später bat diese Frau ihn ganz dringlich um einen Gesprächstermin. Im Gespräch empörte sie sich über diese Situation. In der Gruppe war der Leiter von ihr und einigen anderen Gruppenteilnehmern dafür kritisiert worden, dass er sich nicht genug um die Wünsche und Bedürfnisse der Patienten kümmere. Sie empfand es als empörend und ungeheuerlich, dass die andere Frau ihm dann noch ein Bonbon geben wollte und ihn dabei auch noch so freundlich angelächelt habe. Das hätte den gesamten Verlauf der Gruppe und alles, was von ihr gesagt wurde, auf den Kopf gestellt und wertlos gemacht. Am schlimmsten sei es aber für sie gewesen, dass sie vor ihm »auf die Knie gefallen sei«, und er habe ihr auch noch aufhelfen müssen. Das sei überhaupt die größte Kränkung und Demütigung gewesen. Für sie sei sein Verhalten nur ein neuerlicher Beweis, wie missachtend und abfällig er auf ihre Bedürfnisse reagiere. Der Leiter fühlte sich gekränkt, dass die Patientin seine guten Absichten so missverstanden hatte. Er spürte den Impuls, seinen Ärger über die Patientin deutlich zu zeigen und sie wegen ihrer »abwegigen Erklärung« lächerlich zu machen.

Zum besseren Verständnis muss man wissen, dass diese Patientin noch drei ältere Geschwister hat. Sie hatte den Eindruck, dass insbesondere eine Schwester beim Vater viel beliebter war, weil sie besser aussah. Sie bemühte sich, durch gute Schulleistungen die Anerkennung des Vaters zu erringen, was ihr aber kaum gelang. Vielmehr musste vor allem sie besonders unter den jähzornigen Ausbrüchen des Vaters leiden, der sie dann auch körperlich misshandelte, erniedrigte und massiv entwertete.

Hätte der Leiter seine Gegenübertragung unreflektiert zum Ausdruck gebracht – seine Gekränktheit darüber, dass sein Verhalten von ihr so missverstanden wurde, seinen Ärger über sie und seinen Impuls, sie lächerlich zu machen –, hätte er ein die Patientin schädigendes Beziehungsmuster wiederholt. Stattdessen gelang es ihm, innezuhalten und die Enttäuschung der Patientin über ihn anzusprechen. Im Gespräch wurde es der Patientin dann möglich, ihren abgewehrten Wunsch nach Fürsorge und Liebe zu erkennen, der hinter ihrem vordergründigen aggressiven Verhalten verborgen war.

Auf Stufe 5 geht es um abgewehrte Wünsche. Unbewusste intrapsychische Konflikte verhindern, dass der Selbstbezug zu bestimmten Gefühlen und Wünschen möglich wird, wie im Beispiel sich Wünsche nach Liebe und Fürsorge einzugestehen.

Stufe 6: Narrativ der eigenen Traumageschichte

Auf Stufe 6 ist ein vollständiges Narrativ der eigenen Traumageschichte möglich geworden. Es gelingt, zunehmend eigene schädigende Beziehungsmuster selbst mit Abstand zu reflektieren, anstatt sie in zwischenmenschlichen Beziehungen immer wieder zu wiederholen. Patienten können eine übergeordnete Perspektive einnehmen, über eigene Gefühle nachdenken, sich selbst und andere beobachten und dem eigenen Verhalten und dem der Anderen einen Sinn geben. Gefühle von Anderen und die wechselseitige Beeinflussung im Gefühlsausdruck können wahrgenommen und verstanden werden.

Für die Gegenübertragung gilt, dass mit der größeren Fähigkeit zur Reflexion die Gegenübertragung als Antwort auf das Übertragungsangebot des Patienten ihren drängenden Charakter verliert. Es wird ein gemeinsames Verständnis der Übertragungsmuster möglich, die gemeinsam nicht nur beobachtet, sondern auch interpretiert und verändert werden können. Zentral bleibt die Reflexionsfähigkeit des Therapeuten bzw. der Therapeutin, die das Denken über die Gegenübertragung möglich macht. Diese Reflexionsfähigkeit muss immer wieder in der Arbeit mit unseren Patienten wiedergefunden oder entwickelt werden.

Exkurs: Einfühlung und Empathie

Um über die Gegenübertragung reflektieren zu können, braucht es nicht nur Einfühlung, sondern auch Empathie. Was ich damit meine, möchte ich kurz ausführen, indem ich die Unterscheidung zwischen Einfühlung und Empathie erläutere.
Einfühlung gilt als Möglichkeit einer vorbewussten, emotionalen Wahrnehmung. Empathie setzt dagegen wesentliche Entwicklungsschritte voraus:

- eine Beziehung zwischen zwei Personen
- ein Aufrechterhalten der Grenzen zwischen Selbst und Anderen
- eine intrapsychische Erfahrung
- das Verstehen und Wahrnehmen des Erlebens einer anderen Person (mentalisieren)

Diese Fähigkeiten können dem Therapeuten bzw. der Therapeutin verloren gehen, besonders dann, wenn es sich um Gegenübertragungsmanifestationen handelt, die den drei erstgenannten Stufen zugeordnet werden müssen. Aber auch auf Stufe 4 und 5 muss die Fähigkeit zur Empathie immer wieder über die Reflexion der Gegenübertragung aktiv geschaffen werden.

Hilfreich ist dabei die Verknüpfung mit theoretischen Konzepten und persönlichem Erfahrungswissen. Aus meiner Erfahrung kann die Entwicklung von Empathie auch dadurch gefördert werden, dass man sich in die Rolle und das Erleben versetzt, die der/die PatientIn gegenüber zentralen Bezugspersonen oder dem/der TäterIn als Kind hatte. Vermittelt zum Beispiel eine Patientin in der Gegenübertragung dem Therapeuten das Gefühl der Angst, kann der Gedanke hilfreich sein, dass die Patientin sich gegenüber ihren Bezugspersonen so gefühlt haben könnte. Die Einnahme der kindlichen Perspektive erleichtert den Zugang zur Empathie, weil eine dritte Position, die Distanz erlaubt, damit eingeführt wird. Erst dann werden über Einfühlung und Empathie die Voraussetzungen geschaffen, um die Gegenübertragung zu verstehen und konstruktiv zu verwenden.

Abschließend bleibt zu erwähnen, dass sich die Gegenübertragung nicht immer entsprechend der beschriebenen Stufenfolge im therapeutischen Setting zeigt. Stand zum Beispiel bei der Behandlung einer Patientin mit einer Borderlinestörung die Spaltung in »nur gut« und »nur böse« (Stufe 4) lange Zeit im Vordergrund, kann das Auftauchen von Körpersymptomen in der Gegenübertragung (Stufe 1) ein Hinweis dafür sein, dass zusätzlich zu den bearbeiteten Traumata sehr frühe Traumatisierungen aus einer präverbalen Phase reaktiviert wurden. Die Gegenübertragung wird auch hier durch die Symbolisierungsstufe bestimmt, doch kann sie in der gleichen Therapiestunde von einer zur anderen Symbolisierungsstufe wechseln entsprechend der Traumata, die gerade die Patientin/den Patienten beschäftigen.

Aufgabe des/der PsychotherapeutIn ist, sich die eigenen Gefühle bewusst zu machen und in Worte zu fassen. Hier sind folgende Fragen zentral (vgl. Barwinski, 2014): In welcher Form zeigen sich Gegenübertragungsgefühle? Als Körpersymptome, Gefühle oder Handlungsimpulse? Die Zuordnung der Gegenübertragung zu den genannten Kategorien gibt einen ersten Hinweis auf die Symbolisierungsstufe traumatischer Geschehnisse. Gegenübertragungsmanifestationen in Form von Flashbacks oder sehr heftigen Gefühlen, von denen sich der Therapeut kaum distanzieren kann, lassen den Schluss zu, dass es sich um unverarbeitete traumatische Erfahrungen handeln muss. Gefühle wie Scham und Schuld, die mit Phantasien einhergehen, lassen dagegen darauf schließen, dass eine Konfliktdynamik dominiert.

Zentral scheint mir auch, ob wir in der Gegenübertragung die Gefühle des Patienten übernehmen oder ob Empathie für den Patienten möglich wird. Fühlt der/die TherapeutIn wie der/die PatientIn und kann eigene Gefühle nicht reflektieren, ist in der Gegenübertragung die Differenzierung zwischen TherapeutIn und PatientIn verloren gegangen. Hier haben wir es mit Prozessen zu tun, die für Stufe 1, 2 und 3 spezifisch zu sein scheinen. Die Fallvignette mit der Pflegefachkraft, die die Angst der Patientin vor dem gewalttätigen Vater in sich spürte, ist hierzu ein Beispiel. Fühlt der/die TherapeutIn dagegen Empathie für den/die PatientIn, ohne selbst von Gefühlen überflutet zu werden, ist die Differenzierung zwischen Selbst und Anderen in der Gegenübertragung möglich. Der/die TherapeutIn nimmt sich als Andere bzw. Anderer in der Beziehung zum Patienten bzw. zur Patientin wahr.

4.5 Gegenübertragungswiderstände in der Arbeit mit traumatisierten Patienten

Ein wesentliches Problem in der Behandlung von Patienten mit unverarbeiteten, psychisch nicht integrierten Traumata ist, dass der/die BehandlerIn aufgrund der heftigen Gegenübertragung sekundär traumatisiert wird, weil – wie zuvor ausgeführt – die Differenzierung zwischen TherapeutIn und PatientIn verloren geht. Der Patient versetzt den Therapeuten zum Beispiel in ähnliche Gefühle, wie sie der Patient in der traumatischen Situation erlebt hatte. Die von Hans Holderegger beschriebene traumatisierende Übertragung ist hierzu ein Beispiel. Eine weitere Schwierigkeit im Hinblick auf den Umgang mit der Gegenübertragung stellt sich – man könnte sagen – in umgekehrter Richtung: Therapeuten wehren ihre Gefühle und damit die Wahrnehmung der Gegenübertragung ab, um eben nicht von traumatischen Affekten überflutet zu werden. Dazwischen gibt es eine ganze Reihe von Abwehrmechanismen beim Therapeuten/bei der Therapeutin, die den Trauma-Integrationsprozess der Patientin/des Patienten stören oder sogar blockieren können. Welche stufenspezifischen Gegenübertragungswiderstände beachtet werden sollten, soll im Folgenden anhand einiger Beispiele exemplarisch aufgezeigt werden. Ich gehe dabei von den Affekten aus, die traumatische Ereignisse auszeichnen, sowie den spezifischen Ängsten, die durch diese Affekte aktiviert werden.

Hilflosigkeit und fehlende Handlungskontrolle

Traumatische Erlebnisse gehen einher mit Hilflosigkeit und fehlender Handlungskontrolle. Diese heftigen Affekte bestimmen – wie zuvor ausgeführt – bei unintegrierten traumatischen Erfahrungen die Gegenübertragung. Die Angst vor überwältigenden Affekten kann beim Therapeuten dazu führen, dass die Hilflosigkeit mit sogenannten traumafokussierten Techniken abzuwehren versucht wird. Es wird so getan, als sei ein Trauma handhabbar. Mittels eines ganzen Technikarsenals bekommt man die Affekte »in den Griff«, ohne selbst mit diesen Gefühlen konfrontiert zu werden. Natürlich sind Techniken sinnvoll und notwendig, aber sie können auch zur Abwehr benutzt werden. Bereits Georges Devereux bemerkte hierzu: »Jeder Verhaltenswissenschaftler hat bestimmte Bezugsrahmen, Methoden und Verfahrensweisen zu seiner Verfügung, die – nebenbei – auch die Angst abbauen, die seine Daten erregen, und es ihm folglich ermöglichen, seine Funktion zu erfüllen. Gerade weil sie die Angst abbauen, verwandeln sich diese Manöver jedoch oft systematisch in wahrhafte Gegenübertragungs-Reaktionen, die zu einem zwanghaften Ausagieren führen, das sich als Wissenschaft maskiert« (Devereux, 1967, S. 109).

Es ist belegt, dass sich vor allem bei komplexen posttraumatischen Folgestörungen traumafokussierende Techniken allein als nicht effektiv erwiesen haben (Ford & Kidd, 1998; Spinazolla et al., 2005). Einiges spricht sogar dafür, dass die Beschränkung auf spezifische traumabearbeitende Techniken für dieses Klientel schädlich ist. Diese Patientengruppe benötigt ein Behandlungsangebot, das sich auch an ihre spezifischen Schwierigkeiten richtet, die aus ihrer Bindungs- und Entwicklungspathologie resultieren. Trotz dieser Forschungsresultate wird häufig die unreflektierte Anwendung von Techniken nicht in Frage gestellt – im Gegenteil: Traumatherapie wird allzu oft mit der Anwendung von Techniken gleichgesetzt. Ein Vorgehen, das meiner Meinung nach weniger dem Patienten nutzt, als primär der Abwehr des/der TherapeutIn dient – wenn unreflektiert, aus Abwehrgründen, Techniken zur Abwehr von Ohnmacht und Hilflosigkeit eingesetzt werden.

Angst vor Verschmelzung

Die Angst vor Verschmelzung kann bei TherapeutInnen dazu führen, dass keine emotionale Beziehung zum Patienten aufgenommen wird. Der Patient wird als Objekt behandelt, an dem ein Verfahren angewendet wird. Hierzu wiederum ein Zitat von Georges Devereux: »Die Kulturologie geht oft so vor, als existierten die Menschen in Wirklichkeit gar nicht. Natürlich ist es ein logisch legitimes Vorverfahren, die Kultur in der Isolation zu untersuchen – sei es im Glaskasten oder als analytische Variable – vorausgesetzt, daß die Resultate dieses segmentären Studiums des menschlichen Verhaltens dann schließlich mit psychologischen

Feststellungen und Formulierungen verbunden werden. [...] Atomistische Verhaltensforschung stellt nur dann eine Abwehrstrategie gegen die Angst dar, wenn sie es unterläßt, ein Merkmal, das sie aus seinem Kontext gerissen hat, am Ende wieder in seine psychokulturelle Matrix zu integrieren« (Devereux, 1967, S. 116).

Bezogen auf den Prozess der Traumabearbeitung heißt dies, dass ein innerer oder äußerer Beziehungsabbruch, auch wenn er kurzfristig ist, auf dem Hintergrund der aktuellen Übertragungsprozesse gedeutet werden muss. Bleibt dies aus, haben wir es häufig mit Abwehrmaßnahmen des Therapeuten bzw. der Therapeutin zu tun und nicht mit maladaptiven Beziehungsmustern des Patienten. In der Gegenübertragung wird diese Haltung offensichtlich, indem Mitgefühl für den Patienten bzw. die Patientin fehlt. Therapeuten berichten zum Beispiel sachlich, beschreibend von ihren Patienten, aber verweigern unbewusst die Einfühlung in deren Erleben, um selbst nicht die Gefühle zu spüren, die der/die PatientIn nicht bewältigen kann.

Abwehr zur Aufrechterhaltung eines illusorischen Sicherheitsgefühls

Ein bekannter Mechanismus, um die Bedrohung des eigenen Sicherheitsgefühls abzuwehren, ist die Opferbeschuldigung: Traumabetroffenen wird mehr Macht, die Möglichkeit der Einflussnahme, zugeschrieben, als tatsächlich in der traumatischen Situation vorhanden war. Ein ähnlicher Abwehrmechanismus liegt vermutlich dem Vorgehen zugrunde, Wunsch-Abwehr-Konflikte zu deuten, auch wenn eine andere Dynamik den Behandlungsprozess bestimmt. Was ich damit meine, möchte ich kurz ausführen.

Das klassische Wunsch-Abwehr-Modell der Psychoanalyse – ein Wunsch wird mittels unterschiedlicher Abwehrmechanismen aufgrund von Ängsten, die dieser Wunsch auslöst, abgewehrt – erfasst nicht die Dynamik, die zu Beginn der Traumabearbeitung dominiert. Die Abwehr richtet sich hier gegen die wahrgenommene bedrohliche Wirklichkeit, wie sie sich in der traumatischen Situation darstellte, und nicht gegen einen unbewussten Wunsch. Sind traumatische Erfahrungen kaum symbolisiert (wie dies für Stufe 1 und 2 beschrieben wird), sind die Voraussetzungen für intrapsychische Konflikte nicht vorhanden. Dies wird erst möglich, wenn Erfahrungen repräsentiert, das heißt zur psychischen Realität geworden sind. Wird bereits zu Beginn der Traumaverarbeitung ein Wunsch-Abwehr-Konflikt gedeutet, drängt sich die Vermutung auf, dass diesem Vorgehen eher die Abwehr des/der TherapeutIn zugrunde liegt als das Wohl des/der PatientIn. Nach dem Motto: Hat man seine Konflikte gelöst, wird man auch nicht traumatisiert. Vehementer Vertreter dieser Position war in der Vergangenheit der Analytiker Karl Abraham: »Ich werde insbesondere den Nachweis führen, daß in einer großen Anzahl von Fällen das Erleben des Traumas vom Unbewussten des Kindes gewollt wird, daß wir darin eine Form infantiler Sexualbetätigung zu erblicken haben« (Abraham, 1907, S.14). Aber auch heute scheint dieses Denken nicht ganz verschwunden zu sein. Michael Good sieht im Konzept der traumatophilen Diathese ein klinisch und sozial-präventiv nützliches Konzept. Er bekräftigt die Hypothese Abrahams, dass manche Kinder aufgrund intrapsychischer Entwicklungskonflikte ein höheres Risiko für Verführung bzw. Entführung, sexuellen Missbrauch und Ermordung haben (Good, 2006, S.8). Ein bewährtes Konzept – das Wunsch-Abwehr-Modell – wird zu Abwehrzwecken benutzt, um meiner Meinung nach ein illusorisches Sicherheitsgefühl aufrechtzuerhalten.

Verleugnung der traumatischen Realität

Ein weiteres Problem in der Gegenübertragung kann zu Beginn der Traumaverarbeitung die Identifikation mit der Verleugnung des Patienten sein: Die Tat wird bezweifelt, dem Traumatisierten wird nicht geglaubt. Wie Traumabetroffene selbst bezweifelt der Therapeut bzw. die Therapeutin, ob die schrecklichen Dinge wirklich geschehen sind. Wie Betroffene selbst die traumatischen Erfahrungen nicht wahrhaben wollen, verleugnet auch der/die TherapeutIn die traumatische Realität.

Abwehr von Scham

In der traumatischen Situation entwertet und gedemütigt zu werden, als Mensch nicht wahrgenommen zu werden, geht mit intensiven Gefühlen der Scham einher (vgl. Wurmser, 1990). Léon Wurmser macht darauf aufmerksam, dass von Scham geleitete Übertragungsphänomene besonders dazu neigen, eine besondere Form der Gegenübertragung hervorzurufen. Der Therapeut »fühlt sich gedrängt, mit theoretischen Erklärungen und Konstruktionen, mit ehrgeizigen Verknüpfungen und versteckt exhibitionistischen Metaphern herbeizueilen. Er sieht sich aufgerufen, zu ›lehren‹ und zu raten. Solche Bemühungen der Exegese, die wirklich eher zur Kanzel oder zum Katheder passen, dienen, in jeder Phase der Behandlung und gleichgültig, mit welcher Rationalisierung, narzißtischen Bedürfnissen des frustrierten Therapeuten« (Wurmser, 1990, S.420). Anstatt das zu behandeln, was im Patienten/in der Patientin das Gefühl der schmerzlichen Bloßstellung ausgelöst hat, vertieft die belehrende Antwort des Therapeuten/der Therapeutin dieses Gefühl noch. Hier sollten sich die taktvollen Kommentare des Therapeuten/der Therapeutin genau damit befassen, dass der Patient sich weiter bloßgestellt und gedemütigt fühlt und was das Gefühl unerträglicher Scham ausgelöst hat.

Eigene Konfliktneigungen können den Umgang mit der Täter-Opfer-Dynamik erschweren

Die eigene Geschichte und daraus resultierende Konfliktneigungen können für den Umgang mit der Gegenübertragung bei einer Täter-Opfer-Dynamik bedeutsam werden. Ein Therapeut kann zum Beispiel aufgrund der Abwehr eigener aggressiver Impulse dazu neigen, zu bereitwillig die Opferrolle zu übernehmen, zu viel auszuhalten. Sich abzugrenzen kann in diesem Fall unbewusst bedeuten, zum Täter zu werden. Umgekehrt kann eine Therapeutin dazu tendieren, die Täterrolle zu übernehmen, um Hilflosigkeit und Ohnmacht abzuwehren. Ein Beispiel ist, wenn in einem Behandlungsteam als Regel gilt, auf jeden Fall Stärke und Konsequenz gegenüber den Patienten zu zeigen, unabhängig von der unbewussten Bedeutung, die einem Regelbruch zugrunde liegt.

Als Beispiel möchte ich eine Patientin nennen, die in einer therapeutischen Wohngruppe lebte. Sie litt unter schweren dissoziativen Zuständen. In diesen Zuständen lief sie aus dem Haus und kam manchmal erst nach Stunden zurück. Sie selbst wusste dann häufig nicht mehr, was sie in den vergangenen Stunden getan hatte und wo sie war. Der Teamleiter drohte ihr an, dass sie aus der Wohngruppe entlassen würde, wenn sie unabgemeldet die Gruppe verlassen würde. Er dulde in seiner Institution nicht, dass Regeln nicht eingehalten würden. Dieser vermeintlichen Stärke lag eher Hilflosigkeit als ein Behandlungskonzept zugrunde. Das ganze Team wusste nicht, wie es mit den dissoziativen Zuständen der Patientin umgehen sollte. Anstatt das Team zu schulen und ihm die entsprechenden Konzepte im Umgang mit dissoziativen Zuständen zu vermitteln, wurden mit einer autoritären Haltung Unsicherheit und Hilflosigkeit maskiert.

Zusammenfassung

Zentral für das Erkennen der Gegenübertragung ist die Reflexionsfähigkeit des Therapeuten/der Therapeutin, die das Denken über die Gegenübertragung möglich macht.

Aus neurobiologischer Sicht ermöglicht das Spiegelneuronensystem dem/der BehandlerIn, sich mit aktuell ablaufenden sensomotorischen Koordinationen (den unbewussten Erinnerungsprozessen) des Patienten sogleich zu identifizieren. Diese Identifikationen kommen im Sinne des Embodiments in der Gegenübertragung – das heißt im Körper – zur Wirkung. Dadurch werden in der aktuellen Interaktion im Psychotherapeuten/in der Psychotherapeutin sensomotorische Koordinationen analog zu denen beim Patienten aktiviert.

Wie die Übertragung zeigt auch die Gegenübertragung unterschiedliche Ausprägungen entsprechend der Symbolisierungsstufe, die im Prozess der Traumaintegration erreicht ist. Für die Traumaverarbeitung gilt: Je stärker der abgespaltene Persönlichkeitsbereich sich Stufe 1, 2 und 3 nähert, desto schwieriger wird es für den Therapeuten bzw. die Therapeutin, sich innerlich von den Gefühlen des/der PatientIn abzugrenzen. Mit zunehmender Symbolisierung einer Erfahrung verändert sich auch die Gegenübertragung (vgl. folgende Tabelle).

Tabelle 4: Ausdrucksform traumatischer Erfahrungen, Abwehr und Gegenübertragung

Ausdrucksform traumatischer Erfahrungen und deren Mitteilung	Abwehr	Gegenübertragung
Stufe 1: Körpersymptome	traumatischer Erlebniskomplex abgespalten	Körpersymptome
Stufe 2: Traumaschema		Körpersymptome und Affektansteckung
Stufe 3: Bilder/Gefühle sind Hinweise auf Ereignisse	Affekte abgespalten	traumatisierende Übertragung; projektive Identifikation
Stufe 4: Darstellung von gespaltenen Repräsentanzen	Spaltung in »nur gut« und »nur böse«	Übertragungsmuster, die Teilselbst des Patienten entsprechen
Stufe 5: Darstellung von intrapsychischen Konflikten	Abwehr von Wünschen	Übertragungsmuster bei getrennten Selbst- und Objektrepräsentanzen

Während Reaktivierungen von Körperempfindungen in traumatischen Situationen (Stufe 1) in der Gegenübertragung Ausdruck mittels physischer Symptome finden, zeigt sich das Traumaschema (Stufe 2) in der Gegenübertragung über überwältigende Affekte. Auf Stufe 3 teilen Traumabetroffene über Inszenierungen mit, wie sie sich in traumatischen Situationen gefühlt haben und was diese Erfahrung für sie bedeutet hat. Auf Stufe 4 werden dagegen, anders als auf Stufe 3 via Inszenierungen, nicht unintegrierte Erlebniszustände vermittelt, sondern Inszenierungen stellen Beziehungsmuster dar, denen Spaltungen zugrunde liegen, insbesondere die Spaltung in »nur gut« und »nur böse«. Bei der Gegenübertragung besteht die Gefahr, dass ein Therapeut unreflektiert mit Täteranteilen verschmolzen bleibt und damit unbewusst Täter-Opfer-Dynamiken wiederholt, anstatt diese zu deuten. Auf Stufe 5 bleibt die Kohärenz des Selbst erhalten. Abgewehrt werden Gefühle und Wünsche, die aufgrund traumatischer Erfahrungen als gefährlich erlebt werden. Mit dem Übergang in eine intrapsychische Konfliktdynamik verändert sich die Übertragung und damit auch die Gegenübertragung. Hier zeigen sich Übertragungsmuster, wie sie im klassischen Übertragungsverständnis beschrieben werden. Auf Stufe 6 ist ein vollständiges Narrativ der eigenen Traumageschichte möglich geworden. Für die Gegenübertragung gilt, dass mit der größeren Fähigkeit zu reflektieren die Gegenübertragung als Antwort auf das Übertragungsangebot des Patienten erkannt und aufgelöst werden kann. Mitgefühl wird immer mehr zur Empathie, weil Perspektivenwechsel und Mentalisierung möglich sind und nicht durch die Gegenübertragung behindert werden.

Die Gegenübertragung ist Mittel des Erkennens unbewusster Vorgänge des Patienten. Sie kann aber auch zur Hemmnis für einfühlendes Verstehen werden. Als Gegenübertragungswiderstände wurden die Abwehr von Hilflosigkeit mittels sogenannter traumafokussierter Techniken sowie die Abwehr der Angst vor Verschmelzung genannt, wenn die Aufnahme einer emotionalen Beziehung zum Patienten vermieden wird. Um ein illusorisches Sicherheitsgefühl aufrechtzuerhalten, können theoretische Konzepte, wie zum Beispiel das Wunsch-Abwehr-Konzept, zu Abwehrzwecken benutzt werden. Ein weiteres Problem im Umgang mit der Gegenübertragung kann die Identifikation mit der Abwehr des Patienten sein, wenn die Wahrnehmungsabwehr des Patienten mit der Verleugnung des Therapeuten ein Bündnis eingeht. Scham geleitete Übertragungsphänomene können in der Gegenübertragung eine belehrende Haltung gegenüber dem Patienten/der Patientin auslösen. Auch eigene Konfliktneigungen können den Umgang mit der Täter-Opfer-Dynamik erschweren.

Zusammenfassung der Überlegungen von Teil I

Ausgehend von Theorien aus der Semiotik und der Entwicklungspsychologie sowie von psychoanalytischen Konzepten wurde ein Stufenmodell entwickelt, um Ausdrucksformen traumatischer Erfahrungen auf unterschiedlichen Symbolisierungsniveaus im Trauma-Verarbeitungsprozess zu differenzieren. In diesem Modell wird zwischen sechs Stufen unterschieden, die im Verlauf einer Traumaverarbeitung durchlaufen und integriert werden müssen. Mit jeder Stufe sind unterschiedliche Abwehrmechanismen und Funktionsmodi verknüpft. Und mit jeder Stufe geht eine andere Form des Selbstbewusstseins bzw. der Selbstreflexion einher. Auf jeder Stufe zeigen sich unterschiedliche Übertragungsformen und Gegenübertragungsphänomene. Im Folgenden fasse ich die wichtigsten Eigenschaften der sechs Stufen in einer Tabelle zusammen. Als Grundlage dient mir die Tabelle am Ende des vorangehenden Kapitels, die zum Teil gekürzt, aber auch aufgrund der weiterführenden Überlegungen ergänzt wurde.

Ausführungen zu nachfolgender Tabelle

Spalte 1 beinhaltet die sechs Stufen der Ausdrucksform traumatischer Erfahrungen und deren Mitteilung, wie sie im eigenen Modell dargestellt werden, sowie die Symbolisierung, wie diese sich auf der jeweiligen Stufe zeigt: prärepräsentativ, enaktiv (Ebene 1) zu präsentativ, figurativ (Ebene 2), konzeptuell repräsentativ (Ebene 3), symbolisch (Ebene 4) zu diskursiv (was Ebene 5 und 6 auszeichnet).

In der zweiten Spalte wird die dominierende Abwehr genannt, die in der entsprechenden Stufe vorherrscht.

In Spalte 3 sind die Funktionsmodi aufgeführt, wie sie in der Mentalisierungstheorie unterschieden werden, und

in Spalte 4 wird das Ich-Bewusstsein genannt, das in der entsprechenden Stufe das Erleben bestimmt.

Mit Spalte 5 kommen die auf jeder Stufe vorherrschenden Übertragungs- und Gegenübertragungsphänomene hinzu.

Auf **Stufe 1** zeigen sich Erinnerungsspuren traumatischer Erfahrungen in Form von Körpersymptomen. Der somatopsychische Modus kann dieser Stufe zugeordnet werden. Auch die Gegenübertragung wird körperlich erlebt.

Stufe 2 ist durch das Traumaschema gekennzeichnet, das heißt durch die Gefühle und ersten Reaktionstendenzen in traumatischen Situationen. Der zielgerichtete

Tabelle 5: Ausdruckformen traumatischer Erfahrungen und deren Mitteilung

Ausdrucksform traumatischer Erfahrungen und deren Mitteilung	Abwehr	Funktionsmodi	Ich-Bewusstsein	Übertragung/ Gegenübertragung
PRÄREPRÄSENTATIV				
PRÄREPRÄSENTATIV, ENAKTIV				
Stufe 1: Körpersymptome	traumatische Erfahrung abgespalten	somatopsychischer Modus	Selbstempfindungen	Körpersymptome
PRÄSENTATIV, FIGURATIV				
Stufe 2: Traumaschema	traumatische Erfahrung reaktiviert	zielgerichteter Modus	Subjektivität	Körpersymptome und Affektansteckung
KONZEPTIONELL REPRÄSENTATIV				
Stufe 3: Bilder/Gefühle sind Hinweise auf Ereignisse	traumatische Affekte abgespalten	Äquivalenzmodus	Subjektivität	traumatisierende Übertragung/ projektive Identifikation
SYMBOLISCH REPRÄSENTATIV				
Stufe 4: Darstellung von gespaltenen Repräsentanzen	Spaltung in »nur gut« und »nur böse«	Als-ob-Modus	Objektivität	Übertragungsmuster, die Teilselbst des Patienten entsprechen
DISKURSIV				
Stufe 5: Darstellung von intrapsychischen Konflikten	Wünsche/ Gefühle werden abgewehrt über Verdrängung, Verschiebung u. a.	nicht-mentalisierte Bereiche	Objektivität	Übertragungsmuster bei getrennten Selbst- und Objektrepräsentanzen
Stufe 6: Narrativ der Traumageschichte (Einbezug des sozialen Kontexts)		Mentalisieren (reflexiver Modus)	Intersubjektität	

Modus, wenn das Selbstgefühl über die Handlung mit dem Gegenüber verknüpft ist, entspricht dieser Stufe. Das Ich-Bewusstsein ist durch eine überwiegend egozentrische Weise von Wahrnehmungen, Denken und Fühlen bestimmt, der Selbstbezug zum abgespaltenen traumatischen Erlebniskomplex kann noch nicht hergestellt werden. Der Traumabericht des Patienten bzw. der Patientin versetzt den Therapeuten/die Therapeutin in ähnliche Gefühle, sogar in den gleichen physischen Zustand, wie er vom Patienten bzw. von der Patientin in der traumatischen Situation erlebt wurde.

Auf **Stufe 3** sind bewusste Erinnerungen an traumatische Erfahrungen möglich. Abgespalten bleiben traumatische Affekte, die über die traumatisierende Übertragung mitgeteilt und über die projektive Identifikation zu integrieren versucht werden. Der Selbstbezug zu diesen Affekten ist nicht vorhanden und kann erst über die Milderung dieser Affekte »im« Therapeuten bzw. »in« der Therapeutin hergestellt werden. Mit dem Zugang zu zuvor abgespaltenen Affekten wird die subjektive Bedeutung der traumatischen Erfahrung fassbar. Das Erleben wird durch den Äquivalenzmodus bestimmt.

Auf **Stufe 4** sind Erinnerungen und die damit einhergehenden Gefühle nicht oder selektiv mit Selbst- und Objektrepräsentanzen verknüpft. Dominierender Abwehrmechanismus ist die Spaltung in »nur gut« und »nur böse«. Der Selbstbezug zu symbolisierten traumatischen Erfahrungen ist dementsprechend nur in einem Teilselbst möglich. Das Denken und Fühlen wird durch den Als-ob-Modus geprägt: Das Mentalisieren wird durch einen impliziten, inadäquaten Fokus auf das Innere bestimmt. Über die Gegenübertragung werden Übertragungsmuster fassbar, die einem Teilselbst des Patienten entsprechen.

Stufe 5 erfasst die Darstellung von Konflikten, die aufgrund traumatischer Erfahrungen entstanden sind oder verschärft wurden. Ein Narrativ der eigenen Traumageschichte ist möglich, aber wird durch Konflikte in der Form geprägt, dass selektiv erinnert wird oder Gefühle abgewehrt werden. Der Selbstbezug zu bestimmten Gefühlen ist dementsprechend nicht vorhanden. Aufgrund nichtmentalisierter Bereiche kann das Gegenüber nicht »objektiv« wahrgenommen werden. Übertragungsformen, wie sie bei getrennten Selbst- und Objektrepräsentanzen beschrieben werden, prägen die Gegenübertragung.

Erst auf **Stufe 6** ist ein umfassendes Narrativ in Bezug auf die eigene Traumageschichte möglich geworden. Das Nachdenken über das eigene Selbst und über das vermutete Innenleben anderer, auch des Täters, ist möglich geworden. Das eigene Erleben kann auf dem Hintergrund der eigenen Geschichte verstanden werden – aufgrund der situativen Bedingungen oder des sozialen Kontexts, in dem es entstanden ist.

TEIL II

Welche Theorien beschreiben, wie Traumatherapie funktioniert?

KAPITEL 5

Entwicklung als Konstruktionsprozess

Einleitung und Verstehensziele in diesem Kapitel

Wie die Wahrnehmung einer als überwältigend erlebten äußeren Realität im Trauma-Verarbeitungsprozess schrittweise repräsentiert wird, war Thema in den vorangehenden Kapiteln. Ich habe zwischen sechs Symbolisierungsstufen unterschieden, die die Transformation des traumatischen in ein repräsentierbares Geschehen beschreiben. Diese Stufen bauen aufeinander auf, aber können gleichzeitig wirksam sein. Sie zeichnen sich durch eine besondere Art der Darstellung traumatischer Erfahrungen und deren Mitteilung aus.

Im Folgenden geht es um die Frage, wie der Übergang von einer zur nächsthöheren Symbolisierungsstufe möglich wird. An anderer Stelle habe ich bereits ein Modell vorgestellt, mit dem Entwicklung als Konstruktionsprozess veranschaulicht wird (Barwinski, 2016), der unterschiedliche Stufen durchläuft. Im Folgenden soll dieses Modell in seinen Grundzügen zusammengefasst werden, um es dann mittels der ausgearbeiteten Symbolisierungsstufen zu differenzieren und zu erweitern.

Verstehensziele in diesem Kapitel sind:

- Auf allen Entwicklungsstufen können Antinomien Entwicklungsschübe auslösen oder die Entwicklung blockieren. Eine Antinomie weist sich gegenseitig negierende und zugleich implizierende Seiten auf.
- Ausdrucksformen traumatischer Erfahrungen können gleichzeitig auf unterschiedlichen Symbolisierungsstufen repräsentiert sein. Geraten sie zueinander in Widerspruch, beginnt ein antinomischer Prozess, der zur Stagnation der Traumaverarbeitung führen kann oder Entwicklung ermöglicht.
- Antinomien können über die Differenzierung der verschiedenen Symbolisierungsstufen sowie über die Aufhebung des der Antinomie zugrunde liegenden Gegensatzes aufgelöst werden.

5.1 Aufhebung von Blockaden durch Stufendifferenzierung

Um die Transformationslogik zu verdeutlichen, die Veränderungsschritten in einer Psychotherapie zugrunde liegt, beziehe ich mich auf den Berner Philosophen Thomas Kesselring. Er hat Jean Piagets Modell der kognitiven Entwicklung mit Hegels Dialektikverständnis zu verknüpfen versucht (Kesselring, 1984). Kesselring stellt die Hypothese auf, dass auf allen Entwicklungsstufen Antinomien Entwicklungsschübe auslösen oder die Entwicklung blockieren können. Nach Kesselring weist eine strikte Antinomie zwei sich gegenseitig negierende und zugleich implizierende Seiten auf (vgl. hierzu auch Wandschneider, 1993). Ich möchte ein Beispiel nennen, das in diesem Kontext häufig zitiert wird (auch wenn es sich hier nicht um eine strikte Antinomie, sondern um eine semantische Paradoxie handelt):

Der Kreter Epimenides kommt nach Athen und sagt, dass alle Kreter lügen. Lügt er oder sagt er die Wahrheit? Der Wahrheitswert einer Antinomie ist unentscheidbar. Zwischen den sich widersprechenden Aussagen entsteht eine oszillierende Bewegung: Der Kreter sagt die Wahrheit. Er als Kreter lügt. Oder sagt er doch die Wahrheit? usw. Das fragende Subjekt gerät in eine Hin- und Herbewegung zwischen der Antwort »wahr« und »nicht wahr«, denn wenn der Satz wahr ist, ist er nicht wahr, und umgekehrt.

Aufgrund der wechselseitigen Implikation dieser Seiten entspricht einer Antinomie die »Äquivalenz zweier Aussagen, deren eine die Negation der anderen ist« (Kesselring, 1984, S. 98). Zentrales Merkmal der Struktur einer Antinomie ist somit eine negative Selbstbezüglichkeit, genauer ein Zugleich von Selbstbeziehung und Negation dieser Selbstbeziehung, wodurch eine oszillierende Bewegung zwischen Selbstbeziehung und Negation dieser Selbstbeziehung entsteht. Die »Produktivität der Antinomie« besteht nach Kesselring darin, dass dieser unhaltbare, sich durch ein ständiges Oszillieren auszeichnende Erstarrungszustand überwunden werden muss, indem der der Antinomie zugrunde liegende Gegensatz aufgehoben wird und damit ein Entwicklungsschritt stattfindet.

Wie Kesselring hervorhebt, kommen Antinomien durch Vermischung verschiedener Stufen zustande. In der Lügner-Antinomie wird zum Beispiel die metasprachliche Stufe mit der objektsprachlichen vermengt. Als intuitive Lösung des Antinomie-Problems scheint sich die Differenzierung der verschiedenen Stufen anzubieten.

Wie im vorangehenden Kapitel bei den Ausführungen zu Heinrich Desernos vierdimensionalem Symbolisierungssystem erwähnt, weisen die in Widerspruch befindlichen Stufen der Ausdrucksform traumatischer Erfahrungen unterschiedliche Symbolisierungsniveaus auf, wobei eine der Stufen immer auf einer abstrakteren, höheren Ebene als die andere liegt. Auf den Trauma-Integrationsprozess übertragen, können sich solche Widersprüche zwischen allen ausgearbeiteten Stufen zeigen.

Wie man sich eine Stufenentmischung, auf den therapeutischen Prozess der Traumaverarbeitung bezogen, konkret vorstellen kann, möchte ich anhand eines Fallbeispiels verdeutlichen, das ich an anderer Stelle bereits ausführlich vorgestellt habe (Barwinski, 2005; Barwinski, 2016). Einzelne Episoden aus der Behandlung dieser Patientin hatte ich bereits zuvor im vorangehenden Textabschnitt zitiert.

Frau M., wie ich die Patientin nenne, war von ihrem Großvater über Jahre hinweg sexuell missbraucht worden. Als die Patientin sich bei mir meldete, konnte sie sich nicht mehr an den Missbrauch erinnern. Behandlungsgrund waren Tablettenmissbrauch und Alkoholprobleme.

Ich möchte drei Sequenzen aus ihrer Behandlung vorstellen. Kriterium für die Auswahl gerade dieser Sequenzen war, dass sie mit einer Veränderung in der Abwehrstruktur der Patientin einhergingen. In der ersten Sequenz konnte die Abspaltung des gesamten traumatischen Erlebniskomplexes nicht mehr aufrechterhalten werden. Es kam zur Reaktivierung traumatischer Erfahrungen und den damit einhergehenden Affekten. In der zweiten Sequenz zeigt sich sehr eindrücklich die Spaltung in »nur gut« und »nur böse«. In der dritten Sequenz begann eine Wunsch-Abwehr-Dynamik, den Behandlungsprozess zu bestimmen. Die unterschiedlichen Formen der Abwehr gehen einher mit verschiedenen Stufen der Symbolisierung, wie sie in den vorangehenden Kapiteln beschrieben werden.

Behandlungssequenz 1

Erste Erinnerungen an sexuellen Missbrauch tauchten erst eineinhalb Jahre nach Behandlungsbeginn auf. In den Sitzungen berichtete Frau M. von Albträumen. Ihr Zustand hatte sich massiv verschlechtert. Sie konnte oft erst nach Stunden über die Türschwelle ihrer Wohnung treten oder in den Zug steigen, mit dem sie zur Arbeit fahren musste. Die erste deutliche Erinnerung an Missbrauchssituationen hatte sie, nachdem sie ein Einreibemittel – WICK VapoRub – gekauft hatte, um ihre Erkältung zu kurieren. Als sie den Geruch der Salbe roch, hatte sie mit Brechreiz zu kämpfen. Der Geruch der Salbe war »trigger«, der zur Reaktivierung ihrer traumatischen Erfahrungen führte.

Frau M. konnte nicht realisieren, dass ihre Panikattacken und Flashbacks Abbilder traumatischer Erfahrungen sind, vielmehr war sie in diesen Momenten wieder in der traumatischen Situation. Wurden traumatische Ereignisse über Trigger reaktiviert (wie hier über den Geruch von WICK VapoRub), hatte sie das Zeitgefühl verloren. Sie konnte Flashbacks nicht als innere Bilder einer vergangenen Erfahrung erkennen. Die Unterscheidung zwischen Flashbacks und der traumatischen Vergangenheit war ihr nicht möglich.

Die Patientin zeigte damit eine Vermischung verschiedener Stufen:

- traumatische Situation (Missbrauch durch den Großvater) und
- **Stufe 1 und 2** (Körpersymptome und Traumaschema, u. a. Flashbacks der traumatischen Situation)

Erst die Differenzierung zwischen diesen beiden Stufen ermöglichte dann die übergeordnete Stufe 3:

- **Stufe 3** (die bewusste Erinnerung an traumatische Situationen, in denen die zeitliche Einordnung des traumatischen Geschehens möglich ist und das Erlebte auch in Worte gefasst werden kann)

Wie ausgeführt, ist Stufe 2 durch das Traumaschema gekennzeichnet, das heißt durch die Gefühle und ersten Reaktionstendenzen in traumatischen Situationen. Abgewehrt bleibt auf dieser Stufe der gesamte traumatische Erlebniskomplex. Äußere Faktoren fungieren hier als Trigger.

Erst auf Stufe 3 sind bewusste und willentlich gesteuerte Erinnerungen an traumatische Erfahrungen möglich, und es gelingt auch, über diese Erinnerungen zu berichten. Einschränkend muss jedoch festgehalten werden, dass der sprachliche Ausdruck auf Stufe 3 nicht sprachsymbolische Bedeutung haben muss, sondern durch die diese Stufe charakterisierende präsentative Symbolik bestimmt sein kann. Auf Stufe 3 bleiben Affekte weitgehend abgespalten. Der Selbstbezug zu diesen Affekten ist dementsprechend nicht vorhanden und wird erst, wie im vorangehenden Kapitel ausgeführt, über das Erfassen und Benennen der Gegenübertragung des Therapeuten bzw. der Therapeutin allmählich möglich.

> Bei Frau M. hatte ich (wie in Kapitel 4.4 beschrieben) in der Gegenübertragung mit Müdigkeit und Übelkeit zu kämpfen. Mir wurde schlecht und ich hatte das Gefühl, den Raum verlassen zu müssen. Ich fühlte mich einerseits in einer

unerträglichen Spannung, andererseits wie weggetreten. Über Körpersymptome und heftige Spannungszustände vermittelte mir Frau M. einen Eindruck von ihrem Zustand, den sie vermutlich in traumatischen Situationen erlebt hatte: Übelkeit, Dissoziieren und der Impuls, aus dem Raum flüchten zu wollen. Meine Aufgabe in der Behandlung war hierbei, selbst einen Umgang mit diesen heftigen Affekten zu finden und diese zu benennen, um Frau M. einen bewussten Umgang mit ihren heftigen Affekten zu ermöglichen.

Behandlungssequenz 2

Mit dem bewussten Realisieren, was der Großvater ihr angetan hatte, erlebte die Patientin eine »überwältigende Wut und mörderischen Hass auf den Großvater«. Diese Wut konnte sie nicht integrieren. In den Gesprächen mit mir zeigte sich eine oszillierende Bewegung: Sie schwankte zwischen Hass und Liebe gegenüber dem Großvater, zwischen zwei für sie nicht haltbaren Polen. Zum Beispiel warf sie sich vor, dass sie den Missbrauch provoziert habe, weil sie seine Nähe gesucht habe. In diesen Momenten fühlte sie sich schlecht und böse. Wenig später äußerte sie: »Er war wirklich ein Egoist. Wenn ich an ihn denke, habe ich eine wahnsinnige Wut, die Sie sich gar nicht vorstellen können.«

Sie selbst bemerkte die Widersprüche in ihren Aussagen nicht. Spürte sie nur Hass und erlebte sie den Großvater als nur böse, geriet sie in eine für sie unerträgliche, objektlose Einsamkeit. Die Wut versuchte sie dann, mittels Verschmelzung abzuwehren. Doch damit war sie im entgegengesetzten Pol: Zeigte sie eine Verschmelzung zwischen Selbst- und negativen Anteilen der Repräsentanz des Täters, fühlte sie sich dem Großvater zwar nahe und erlebte nicht mehr das Gefühl der Verlassenheit, aber war in ihren Augen schlecht und böse. Sie war in ihrem Erleben das schlechte Kind, das den guten Großvater zu Missbrauch getrieben hatte.

In dieser zweiten Sequenz richtete sich die Abwehr gegen die Wahrnehmung des Täters als Täter. Sie konnte nicht realisieren, dass ihr Großvater ihr diese schlimmen Dinge angetan hatte. Bei genauer Betrachtung zeigte die Patientin damit wiederum eine Vermischung verschiedener Stufen:

- **Stufe 3** (die Erinnerung an den Missbrauch) wurde gleichgesetzt mit
- **Stufe 4** (der Objektrepräsentanz des »guten Großvaters«)

Die Antinomie kam zustande, weil sie nicht zwischen dem Missbrauch und der Repräsentanz des Großvaters – dem inneren Bild, das Frau M. von ihrem Großvater hatte – unterscheiden konnte. Die Symbolisierung der Erfahrung des Missbrauchs, die sich mit ihrer Erinnerung an einzelne traumatische Ereignisse zeigte, wurde gleichgesetzt mit der höheren Stufe der Objektrepräsentanz. Diese Stufenvermischung macht auch den beschriebenen Wechsel verständlich: Der Großvater wird als Täter erkannt, wenn sie sich an den Missbrauch erinnert, aber im nächsten Moment verehrt, wenn die Repräsentanz des Großvaters als liebender Beschützer wirksam wird. Wird die Symbolisierung des Missbrauchs – die Erinnerung an das Geschehene – gleichgesetzt mit der höheren Stufe der Objektrepräsentanz, muss die Angst vor innerem Beziehungsverlust überwältigend werden. Dem Bild des »guten Großvaters« steht dessen Negation, die Erinnerung an die Tat, gegenüber. Wir haben somit die für eine Antinomie typische Selbstbeziehung, die sich negativ auf sich selbst bezieht. Die beschriebene Antinomie kann nur aufgelöst werden, wenn die unterschiedlichen Stufen differenziert werden. Erst die Unterscheidung zwischen diesen beiden Stufen ermöglicht die übergeordnete Stufe, auf der die Spaltung im Selbst aufgehoben ist, und damit kann der Täter als Täter erkannt werden.

Während auf Stufe 4 Erinnerungen und die damit einhergehenden Gefühle nicht oder selektiv mit Selbst- und Objektrepräsentanzen verknüpft sind, das heißt der Selbstbezug zu traumatischen Erfahrungen nur in einem Teilselbst möglich ist, bleibt auf der folgenden Stufe 5 die Kohärenz des Selbst erhalten.

Ein Narrativ der eigenen Traumageschichte ist möglich, aber kann durch Konflikte in der Form geprägt sein, dass selektiv erinnert wird und bestimmte Gefühle abgewehrt bleiben.

Der Selbstbezug zu diesen Gefühlen ist dementsprechend nicht vorhanden. Eine Wunsch-Abwehr-Dynamik prägt die Prozessdynamik. Auch hierzu möchte ich eine kurze Behandlungssequenz vorstellen, die sich kurz vor Abschluss der Therapie ereignete und die bereits in Kapitel 3.2 zur Illustration einer Konfliktdynamik aufgeführt wurde.

Behandlungssequenz 3

Ich musste eine Sitzung mit Frau M. verschieben, da ich in einen Verkehrsstau geraten war. Die Patientin berichtete im folgenden Gespräch, dass sie sich schlecht, störend und überflüssig fühle. Am Arbeitsplatz mache ihre Vorgesetzte ihr gegenüber jeden Tag spitze Bemerkungen, mit denen sie ihr zu verstehen gebe, dass sie inkompetent und hier am falschen Platz sei. Sie sei wütend auf sie, könne sich aber nicht wehren. Ich fragte sie, ob sie die Verschiebung der Sitzung auch als Beweis dafür erlebt habe, dass ich sie ablehne und loswerden wolle. Sie bestätigte die Vermutung: »Ich bin mir total störend vorgekommen und hatte das Gefühl, dass ich Ihnen lästig sei.« Ich sagte ihr: »Ich frage mich, ob die Angst, dass ich Sie ablehnen könnte, damit zu tun hat, dass Sie zu erkennen beginnen, dass Sie sich vom Großvater nicht geliebt fühlten.« Sie dachte einen Moment nach und entgegnete: »Das beruhigt mich, weil ich merke, dass zwischen uns wirklich alles in Ordnung ist. Aber es tut auch weh, weil es wirklich so war.«

Das Verständnis der Übertragung machte es der Patientin möglich, sich ihre Wünsche nach Liebe und Fürsorge, die sie gegenüber ihrem Großvater hatte, einzugestehen. Diese Wünsche waren aufgrund ihrer Erwartungen gefährlich: Unbewusst hatte sie das Über-Ich-Gebot verinnerlicht, sich nicht bedürftig zeigen zu dürfen, weil sie dann missbraucht und verlassen würde.

Auch hier blockierte eine Antinomie den Trauma-Integrationsprozess. Ihre Wünsche nach Liebe und Fürsorge standen im Widerspruch zu verinnerlichten Über-Ich-Geboten. Es zeigte sich somit wieder eine Vermischung von verschiedenen Stufen:

- **Stufe 5** (Wünschen)
- **Stufe 6** (Über-Ich-Geboten)

Die Antinomie kam zustande, weil sie nicht zwischen Über-Ich-Regeln und eigenen Bedürfnissen und Wünschen unterscheiden konnte. Dem Wunsch nach Fürsorge und Liebe steht dessen Negation – das Gebot, sich nicht bedürftig zeigen zu dürfen – gegenüber.

Um den in einer Konfliktdynamik dominierenden Widerspruch aufzuzeigen, muss eine zusätzliche Differenzierung auf dieser Stufe eingeführt werden: die Stufe der Über-Ich-Gebote. Wünsche geraten in Konflikt mit Über-Ich-Regeln, die dann den bewussten Zugang zu den eigenen Wünschen erschweren.

Frau M. gelang in der Folge die Unterscheidung zwischen Wünschen und Über-Ich-Geboten, da sie Mitgefühl für sich aufbringen konnte. Sie verstand, dass sie – wie jedes Kind – sich Liebe und Fürsorge gewünscht hatte, auch wenn ihr Großvater sie missbraucht hatte. Die Patientin konnte ihre Gefühle und Ängste auf dem Hintergrund ihrer Geschichte verstehen und akzeptieren. Eine neue Regulationsstufe ist damit erreicht: die Fähigkeit, über die eigenen mentalen Prozesse nachzudenken und diese zu reflektieren. Ein umfassendes Narrativ der eigenen Traumageschichte war möglich geworden.

5.2 Antinomien und Ausdrucksformen traumatischer Erfahrungen

Anzumerken bleibt, dass die in den drei Antinomien genannten Stufen nicht den im vorangehenden Kapitel ausgearbeiteten Ausdrucksformen traumatischer Erfahrungen entsprechen müssen. Was als Ausdrucksformen traumatischer Erfahrungen beschrieben wird, ist bereits Resultat einer Abwehr. Zum Beispiel zeichnet sich Stufe 3 dadurch aus, dass Affekte abgespalten sind. Die bewusste Erinnerung, wie sie der Ausgangspunkt für Antinomie II ist, ist aber erst nach der Auflösung der Affektabwehr möglich. Diese ist Bedingung, damit überhaupt Antinomie II entsteht:

Erst wenn der Zugang zu Affekten möglich wird, also eine bewusste Erinnerung sowohl kognitiv als auch emotional vorhanden ist, wird der Vorgang der Traumaintegration erneut blockiert, weil diese Erinnerungen zum Beispiel im Widerspruch zur Repräsentanz des Täters stehen. Die Folge ist eine neue Abwehrbewegung: die Verschmelzung mit negativen Täteranteilen, um diesen Widerspruch aufzuheben (der Täter wird als »nur gut« wahrgenommen, während die Selbstrepräsentanz als »nur böse« empfunden wird).

Erst wenn die Verschmelzung mit negativen Täteranteilen aufgelöst werden kann, also eine klare intrapsychische Trennung zwischen Selbst und Anderen (d. h. dem Täter) möglich wird (d. h. die Spaltung im Selbst aufgelöst ist), ist die Bedingung für Antinomie III erfüllt:

Dann kann der Vorgang der Traumaintegration erneut stagnieren, weil zum Beispiel Wünsche an den Täter im Widerspruch zu eigenen Über-Ich-Regeln stehen. Damit einher geht eine andere, neue Form der Abwehr: sogenannte reife Abwehrmechanismen wie Verdrängung, Verschiebung u. a. Die eigenen Wünsche werden zum Beispiel als verachtenswert erlebt und deshalb verdrängt, während Über-Ich-Gebote nicht in Frage gestellt werden können (vgl. hierzu das vorangehende Fallbeispiel).

Erst die bewusste Wahrnehmung eigener Wünsche ermöglicht dann, dass ein vollständiges Narrativ der eigenen Traumageschichte möglich wird, weil in Widerspruch zu Wünschen stehende Erinnerungen nicht mehr aus Abwehrgründen vom Bewusstsein ferngehalten werden müssen.[21]

Damit ergeben sich folgende Ergänzungen zur vorangehend beschriebenen Abfolge der Antinomien (die Ausdrucksformen traumatischer Erfahrungen und deren Mitteilung habe ich zur besseren Nachvollziehbarkeit mit fetter Schrift markiert):

Stufe 1 und 2: Reaktivierung traumatischer Erfahrungen (Körpersymptome und Traumaschema)

Antinomie I:

Es kann nicht zwischen traumatischer Vergangenheit und Intrusionen aufgrund der heftigen Affekte unterschieden werden.

Folge ist:

Stufe 3: Bilder sind Hinweise auf Ereignisse, aber Affekte sind abgespalten

Antinomie II:

Eine bewusste Erinnerung ist sowohl kognitiv als auch emotional möglich; diese steht jedoch in Widerspruch zur »guten« Repräsentanz des Täters.

Folge ist:

Stufe 4: Darstellung von gespaltenen Repräsentanzen, wo die Spaltung in »nur gut« und »nur böse« dominiert, um die Repräsentanz des »guten« Täters aufrechtzuerhalten

Antinomie III:

Ist die klare Trennung zwischen Selbst und Anderen möglich, dann können Wünsche an den Täter im Widerspruch zu eigenen Über-Ich-Regeln stehen.

Folge ist:

Stufe 5: Darstellung von intrapsychischen Konflikten, wo Wünsche und Gefühle aufgrund von Über-Ich-Regeln abgewehrt werden müssen

Erst die bewusste Wahrnehmung der eigenen Wünsche ermöglicht ein vollständiges Narrativ der Traumageschichte.

---

21 Zu erwähnen bleibt, dass Antinomie I bei den vorangehenden Überlegungen bewusst ausgeklammert blieb. Der Grund dafür ist folgender: Wenn über Flashbacks oder Panikattacken traumatische Erfahrungen ins Bewusstsein einbrechen, ist die Abwehr zusammengebrochen. Traumabetroffene können nicht mehr zwischen traumatischer Vergangenheit und Gegenwart unterscheiden. Bei Antinomie I haben wir also eine andere Ausgangssituation als bei den beiden folgenden Antinomien. Ziel in dieser Behandlungsphase ist, dass die Abwehr wieder aufgebaut werden kann, damit Erinnerung und nicht Affektüberflutung möglich wird.

5.3 Hinweise für die Behandlungstechnik im Umgang mit Widersprüchen

Wenn es bei der Traumaverarbeitung darum geht, dass in Widerspruch geratene Symbolisierungsstufen differenziert werden müssen, dann ergeben sich aufgrund der drei beschriebenen Antinomien folgende erste Hinweise für die Behandlungstechnik:

Antinomie I

Antinomie I zeichnet sich dadurch aus, dass nicht zwischen sicherer Gegenwart und traumatischer Vergangenheit unterschieden werden kann. Übertragen auf den von Thure von Uexküll und Wolfgang Wesiack beschriebenen Situationskreis (von Uexküll & Wesiack, 1991), handelt es sich bei der beschriebenen Ausgangssituation weitgehend um einen geschlossenen Situationskreis. Beim geschlossenen Situationskreis liegt eine instinktregulierende, festgelegte Relation zwischen der »Merkwelt« (Wahrnehmungsorganisation) des Organismus und seiner »Wirkwelt« (Handlungsrepertoire) vor.

Wahrnehmung … Handlung
»Merkwelt« … »Wirkwelt«

Das Handeln im Trauma-State ist instinktgesteuert: Durch Kampf, Flucht oder Erstarrung versuchen Traumabetroffene, sich aus lebensbedrohlichen Situationen zu retten. Die Patientin, die unter den Tisch flüchtete, als der diensthabende Arzt auf einer Traumastation die Tür schloss, ist hierzu ein Beispiel. Bei Antinomie I geht es also darum, eine erste Symbolisierung traumatischer Erfahrungen zu ermöglichen.

Die Symbolisierung überwältigender Erfahrungen scheint häufig nur dann möglich zu werden, wenn die mit diesen Erfahrungen einhergehenden Affekte abgespalten werden. Damit stellt sich die psychische Situation eines Traumatisierten so dar, wie sie mit Stufe 3 der Ausdrucksformen traumatischer Erfahrungen beschrieben wird: Erste Symbolisierungen, wie zum Beispiel Bilder, sind Hinweise auf traumatische Ereignisse, aber die Affekte müssen abgespalten werden, um nicht erneut in den Trauma-State zu gleiten.

Der Zugang zu diesen Affekten wird über die Gegenübertragung der Therapeutin bzw. des Therapeuten möglich. Der erste Schritt in der Traumaverarbeitung muss also häufig zuerst »im« Behandler bzw. »in« der Behandlerin erfolgen, um Patienten einen Zugang zu einst überwältigenden Affekten zu ermöglichen.

Antinomie II

Ist die bewusste Erinnerung an traumatische Geschehnisse sowohl kognitiv als auch emotional möglich geworden, dann steht vor allem bei komplex traumatisierten Menschen diese Erinnerung im Widerspruch zur »guten« Repräsentanz des Täters. Hier geht es darum, dass die Stufe der Repräsentanzen von der Stufe der Erinnerung an traumatische Situationen unterschieden werden kann.

Gerade bei Patienten mit einer komplexen posttraumatischen Folgestörung erschweren die spezifischen Schwierigkeiten, die aus ihrer Bindungs- und Entwicklungspathologie resultieren, den Trauma-Integrationsprozess oder sind die zentrale traumatische Erfahrung. Folge ist Stufe 4 des Ausdrucks traumatischer Erfahrungen: die Darstellung von gespaltenen Repräsentanzen, wo Spaltungen in »nur gut« und »nur böse« dominieren, um die Repräsentanz des »guten« Täters aufrechtzuerhalten. Vorwürfe gegen den Täter sowie die aus der bewussten Wahrnehmung traumatischer Situationen resultierende Wut werden gegen das eigene Selbst gerichtet.

In dieser Behandlungsphase stellt sich für Patienten die Aufgabe, einerseits die Taten des Täters in ihrer subjektiven Bedeutung zu erkennen, aber andererseits auch Empathie für den eigenen Wunsch aufzubringen, die Bindung zum Täter nicht zu gefährden. Folgendes Wissen kann in einer solchen Konstellation sowohl für uns als auch für unsere Patienten hilfreich sein: In der traumatischen Situation geht die Repräsentanz einer tragenden inneren Beziehung verloren. In einer solchen Situation werden sämtliche, auch archaische Bindungsreaktions- und Abwehrsysteme aktiviert, um der existenziellen Todesbedrohung zu entgehen. »Die in der traumatischen Situation einzige verfügbare Person, der Täter, wird zum Retter, der Sicherheit und Schutz geben kann. [...] Das Verblüffende an dieser gravierenden existenziellen Erfahrung ist, dass sich hieraus starke Bindungen entwickeln können, die auch im Nachhinein aufrecht erhalten werden. Anstatt den Täter zu meiden, wird dessen Nähe gesucht« (Barwinski, 2018, S. 19).

Wenn beide Anteile – der Anteil, der mit dem Täter verschmolzen ist, und der Anteil, der die traumatische Erfahrung bewusst realisiert – verbunden werden können, ist die Spaltung im Selbst aufgelöst. Das heißt, dass Ambivalenz möglich wird und damit die Pendelbewegung zwischen Idealisierung und Hass aufgegeben werden kann.

Antinomie III

Ist die Spaltung im Selbst aufgelöst und damit die klare Trennung zwischen Selbst und Anderen vorhanden, dann können Wünsche an den Täter, die in Widerspruch zu eigenen Über-Ich-Regeln stehen, den Trauma-Integrationsprozess erneut blockieren. Die im vorangehenden Fallbeispiel letztgenannte Behandlungssequenz illustriert diese Problematik deutlich. Folge ist Stufe 5: die Darstellung von intrapsychischen Konflikten, wo Wünsche und Gefühle aufgrund von Über-Ich-Regeln abgewehrt werden müssen. Da Repräsentanzen als Repräsentanzen erhalten bleiben und damit eine höhere Stufe der Symbolisierung erreicht ist, kann auf dieser Stufe mit der Übertragung gearbeitet werden. Zum Beispiel kann die Wahrnehmung der negativen Übertragung dem Patienten dazu verhelfen, Gefühle, die mit traumatischen Situationen einhergingen oder dieser folgten, weiter zu differenzieren und daraus resultierende Konflikte zu lösen sowie aufgrund von traumatisierenden Erfahrungen nicht geleistete Entwicklungsaufgaben nachzuholen.

Zusammenfassung

Bei der Traumaverarbeitung können Antinomien (sich gegenseitig negierende und zugleich implizierende Seiten) den Integrationsprozess blockieren. Die sich in Widerspruch befindlichen Ausdrucksformen traumatischer Erfahrungen weisen unterschiedliche Symbolisierungsstufen auf. Zwischen allen in den vorangehenden Kapiteln ausgearbeiteten Stufen können sich solche Widersprüche zeigen. Die Lösung des Antinomie-Problems wird in einem ersten Schritt über die Differenzierung der der Antinomie zugrunde liegenden widersprüchlichen Symbolisierungsstufen möglich.

In der nebenstehenden Tabelle sind die wichtigsten Untersuchungsergebnisse der vorangehenden Ausführungen zusammengefasst.

Ausführungen zur Tabelle

In der **ersten Spalte** sind Ausdrucksformen traumatischer Erfahrungen und deren Mitteilung aufgeführt. Die Grenze zwischen präsentativ, figurativ und konzeptionell/begrifflich wird zwischen **Stufe 2** (Traumaschema) und **Stufe 3** (Gefühle/Bilder sind Hinweise auf Ereignisse) gelegt. Die Reaktivierungen traumatischer Erfahrungen von **Stufe 2** sind Aspekte des Handlungsschemas, während ab **Stufe 3** Inszenierungen zu Mitteilungen an ein Gegenüber werden.

Tabelle 6: Ausdrucksformen traumatischer Erfahrungen, Antinomien und Behandlungsziele

Ausdrucksform traumatischer Erfahrungen und deren Mitteilung	Antinomie	Behandlungsziel
Stufe 1: Körpersymptome **Stufe 2: Traumaschema**	**Antinomie I** **Vermischung von traumatischer Situation und Stufe 1 und 2 (Reaktivierung traumatischer Erfahrungen)**	**räumlich dargestellt** **Behandlungsziel:** zeitliche und örtliche Orientierung; Milderung der heftigen Affekte; Erarbeitung der subjektiven Bedeutung der traumatischen Situation
Stufe 3: Gefühle/Bilder, die Hinweise auf Ereignisse sind	**Abwehr:** Abspaltung von Affekten **Antinomie II** **Vermischung von Stufe 3 (bewusster Erinnerung) und Stufe 4 (Objektrepräsentanz)**	**interpersonell dargestellt** **Behandlungsziel:** Integration von abgespaltenen Affekten
Stufe 4: Darstellung von gespaltenen Repräsentanzen	**Abwehr:** Spaltung in »nur gut« und »nur böse«	**Behandlungsziel:** Integration von abgespaltenen Affekten
Stufe 5: Darstellung von intrapsychischen Konflikten	**Antinomie III** **Vermischung von Wünschen und Über-Ich-Regeln** **Abwehr:** Verdrängung u. a.	**intrapsychisch dargestellt** **Behandlungsziel:** Zugang zu unbewussten Wünschen und Klärung von Über-Ich-Regeln

In der **zweiten Spalte** werden die drei Antinomien genannt, die mittels Stufendifferenzierung aufgelöst werden müssen. Unter jeder Antinomie wird die Abwehr beschrieben, die den Ausdruck traumatischer Erfahrungen bestimmt. **Antinomie I** führt zur Abspaltung traumatischer Affekte. Bei **Antinomie II** wird versucht, über die Spaltung in »nur gut« und »nur böse« die Bindung zum Täter zu erhalten. **Antinomie III** schließlich kann die Abwehr von Wünschen mittels Verdrängung, Verschiebung u. a. nach sich ziehen.

In **Spalte 3** wird die Darstellung des der Antinomie zugrunde liegenden Widerspruchs aufgezeigt: Bei **Antinomie I** wird der Widerspruch räumlich dargestellt, bei **Antinomie II** als interpersonelles Geschehen und bei **Antinomie III** als intrapsychische Dynamik. Zusätzlich werden die Behandlungsziele aufgeführt, die zur Auflösung der Antinomie führen.

KAPITEL 6

Aufhebung von Blockaden durch Lösung von Widersprüchen

Einleitung und Verstehensziele in diesem Kapitel

Antinomien können über die Differenzierung verschiedener Stufen sowie über die Lösung des der Antinomie zugrunde liegenden Gegensatzes aufgehoben werden. Während vorangehend die Stufendifferenzierung im Vordergrund stand, soll im Folgenden die Lösung der auf der Antinomie beruhenden Widersprüche Thema sein. Gottfried Fischer hat ein Modell entwickelt, in dem er die Auflösung eines Widerspruchs als dialektischen Prozess versteht, der über Prozesse der Dekonstruktion, Konstruktion und Rekonstruktion zu Einsicht und Entwicklung führt (Fischer, 1989). Ich werde im Folgenden sein dialektisches Veränderungsmodell vorstellen und aufzeigen, wie die Lösung von Widersprüchen zu höheren Symbolisierungsstufen führen kann. Von der von ihm aufgezeigten Transformationslogik habe ich ein 5-Punkte-Programm abgeleitet, das als Planungsinstrument in der Therapie genutzt werden kann (Barwinski, 2016). Wie das 5-Punkte-Programm den in den vorangehenden Kapiteln ausgearbeiteten Symbolisierungsstufen angepasst werden kann und welche Implikationen sich daraus für die therapeutische Beziehungsgestaltung ergeben, wird abschließend erörtert.

Verstehensziele in diesem Kapitel sind:

- Die Lösung des einer Antinomie zugrunde liegenden Gegensatzes wird als dialektischer Prozess beschrieben, der über Prozesse der Dekonstruktion, Konstruktion und Rekonstruktion zu einer höheren Symbolisierungsstufe von Erfahrung führt.
- Die für einen Veränderungsprozess notwendigen Schritte können als Grundlage für ein Instrument für die Therapieplanung genutzt werden.
- Das 5-Punkte-Programm, wie ich das Planungsinstrument nenne, muss den ausgearbeiteten Symbolisierungsstufen angepasst sein.

6.1 Allgemeines Dialektisches Veränderungsmodell (ADVM) der Psychotherapie

Eine Theorie, aufgrund der die Lösung von Widersprüchen als Anstoß für Entwicklung betrachtet wird, legt Gottfried Fischer mit seinem Allgemeinen Dialektischen Veränderungsmodell (ADVM) der Psychotherapie vor. Wie Kesselring hat Fischer Piagets Theorie zum Ausgangspunkt genommen, um konstruktive Veränderungsprozesse in der Psychotherapie zu beschreiben und zu verstehen. Fischer setzt voraus, dass autonome psychotherapeutische Veränderungsprozesse einer vergleichbaren dialektischen Logik folgen, wie Piaget sie an der kognitiven und emotionalen Entwicklung des Menschen aufgezeigt hat. Übereinstimmend mit Kesselring geht er davon aus, dass Antinomien eine in sich produktive Struktur bilden, die den Übergang in eine höhere Kategorie erzwingt. Dieses Erzwingen des Stufenübergangs nennt Fischer mit Bezug zu Kesselring den antinomischen Prozess.

Der Ausgangspunkt für die »antinomische Reflexivität«, welche zur Aufhebung der Antinomie und zu einer neuen Kategorie führt, ist für Fischer – anders als bei Kesselring – der »unbewusste Begriff« (Werthmann, 1975), der in sich einen Selbstwiderspruch enthält.

Exkurs: »unbewusster Begriff«

Ein »Begriff« ist eine kognitive Struktur, die umgangssprachlich vielleicht am stärksten mit Bewusstsein, Verstand und Logik identifiziert wird. Das Unbewusste hingegen erscheint als irrational und wesentlich unlogisch. Es scheint das genaue Gegenteil von begrifflichem Denken zu sein. Gerade diese Spannung liegt im Konzept des »unbewussten Begriffs« (Werthmann, 1975). Es enthält einen Selbstwiderspruch. Denn ein Begriff ist eine kognitive Struktur, die zu ihrer Explikation und damit zu ihrem »Bewusstwerden« drängt. Als eine vollendete Ausdrucksform des Symbolischen hat der Begriff die Form des menschlichen Selbstbewusstseins. Werthmann, der sich auf Freud bezieht, hebt die Deutungsarbeit hervor, welche der/die PsychoanalytikerIn vollbringt, um den unbewussten Begriff zu ermitteln und zu benennen. Dieser entspricht nach Werthmann einer linguistischen Regel, der die Einfälle des Analysanden unbewusst folgen. Der/die AnalytikerIn muss sie entdecken, um eine Deutung zu geben, die den Patienten bewegt und in seinem Streben nach Selbsterkenntnis weiterbringt. Der psychoanalytische Ansatz von Jacques Lacan folgt nach Werthmann der Intention, die unbewusste Sprache der Patientin, ihren unbewussten Begriff oder die »Sprache« ihres Unbewussten herauszufinden.

Damit ist, sehr vereinfacht ausgedrückt, gemeint, dass in jedem »Begriff« auf unterschiedlichen Stufen sich widersprechende Pole enthalten sind. Zum Beispiel ist Nähe nicht vorstellbar ohne eine Vorstellung von Distanz. Wenn der Bezug zu einem Pol verloren geht, zum Beispiel nur Nähe zu anderen Menschen gesucht wird und Distanz als unerträglich erlebt wird, spricht Fischer von Pathologie. Dann sind die Pole aus ihrer regulativen Verbindung herausgetreten, haben sich gegeneinander isoliert und sind ins Extrem gegangen, was Fischer durch die Anfangs- und Endbuchstaben (A vs. Z) des Alphabets bezeichnet. Nur in ihrem gegenseitigen Zusammenhang bilden sie einen subjektiv sinnvollen »Begriff«. Das heißt jedoch, dass sich jeder Pol nur in seinem Bezug auf den anderen definieren lässt. »Seine Identität ergibt sich aus dem Bezug auf sein Gegenteil und ist damit logisch gesehen die *Identität von Identität und Nicht-Identität.* Fallen die Pole aus ihrer dialektischen Einheit heraus, so geht sowohl logisch als auch real ihr Sinnbezug verloren« (Fischer, 2008, S. 102). Zum Beispiel ist Vertrauen ohne die Fähigkeit zum Misstrauen ebenso sinnlos wie schädlich, wie auch umgekehrt ein generalisiertes Misstrauen ohne die Fähigkeit, anderen Menschen zu vertrauen, lebbar ist. In der aufgespaltenen Polarität haben diese psychischen Qualitäten ihre »Relativität« eingebüßt. Jetzt erfolgt ihre »Regulation« nach dem Alles-oder-Nichts-Prinzip – auf das vorangehende Beispiel bezogen: entweder völliges Vertrauen oder absolutes Misstrauen. Um gesund zu werden, müssen die aufgespaltenen Polaritäten wieder verbunden werden. Auf Vertrauen bezogen, bedeutet dies: Gesundes Vertrauen ist nur möglich, wenn ich auch misstrauisch sein kann.

Wie wir uns diese Verknüpfung von Polen vorstellen können, illustriert Fischer am Beispiel des Umgangs mit der Übertragung in der therapeutischen Beziehung. Ein Patient bzw. eine Patientin hat im Laufe der Entwicklung negative Erfahrungen gemacht, die er oder sie als negative Vorerwartung in die Therapie, so auch in die therapeutische Beziehung, einbringt. Diese negativen Übertragungen, wie diese Vorerwartungen seit Freud genannt werden, haben die Tendenz, sich in der Aktualität zu wiederholen. Übersteht die Therapeutin/der Therapeut diese »Beziehungstests« des Patienten erfolgreich, so festigt sich das therapeutische Arbeitsbündnis, und negative Erwartungen, die aus den lebensgeschichtlichen Erfahrungen des Patienten auf den Therapeuten übertragen werden, werden – in der Terminologie des dialektischen Veränderungsmodells – »dekonstruiert«.

Ist also ein hinreichender Kontrast vorhanden zwischen der neuen therapeutischen Beziehungserfahrung und den lebensgeschichtlich mitgebrachten Erfahrungen, die ein Patient auf den Therapeuten »überträgt«, kommt eine im Sinne von Piaget »optimale Differenz« zwischen Schema und neuem Objekt zustande, so kommt es zur »Dekonstruktion« des pathogenen Beziehungsschemas. Der Ausdruck »Dekonstruktion« bezeichnet eine Zerlegung in Teile, wie bei einem Haus, das abgebaut wird, um neu und anders wieder aufgebaut zu werden.

Nach der Dekonstruktion des Übertragungsschemas erfolgt, unter günstigen Bedingungen, ein Neuentwurf von Beziehungsmöglichkeiten. Gottfried Fischer nennt diesen Vorgang »Konstruktion«, eine neue Problemlösung auf einer Metaebene. Auf der Grundlage eines solchen Veränderungsschritts werden aktuelle Beziehungen hinterfragt und bisherige Beziehungserfahrungen überprüft. Das heißt, dass auch die Vergangenheit aufgrund psychischer Konstruktionsschritte anders betrachtet wird. »Heilsame Selbstveränderung« beruht nach Fischer »somit auf der ›Aufhebung‹ erfahrungsleitender Schemata und Kategorien, ihrer Dekonstruktion, Konstruktion und Rekonstruktion« (Fischer, 1989; Fischer, 2008).

Ein Veränderungsvorgang setzt sich nach Fischer somit aus vier Phasen zusammen:

1. dem Arbeitsbündnis als der tragfähigen therapeutischen Beziehung, die sich im Verlauf der Therapie zwischen TherapeutIn und PatientIn herausbildet;
2. der Übertragungsbeziehung, die durch oft traumatisch verzerrte Beziehungsvorstellungen des Patienten/der Patientin gekennzeichnet ist. Diese geraten dann:
3. in der Dekonstruktionsphase in ein produktives, für den Patienten/die Patientin erlebbares Spannungsverhältnis zueinander. Dieses führt in der letzten Phase zu:
4. einem Neuentwurf des bisherigen pathogenen Beziehungsschemas, einer »Konstruktion« im Übergang zu einer Metaebene von Erleben und Verhalten. Von dieser Metaebene aus wird das bisherige pathogene Beziehungsschema auch in seinen historischen Voraussetzungen, seiner lebensgeschichtlichen Verankerung rekonstruiert.

6.2 Widersprüche im Trauma-Verarbeitungsprozess und deren Lösung: Das 5-Punkte-Programm

Die im dialektischen Veränderungsmodell entwickelte Form des Umgangs mit Widersprüchen kann als Strategie verstanden werden, die beschreibt, wie durch konstruktive Konfliktlösungen Entwicklung möglich wird. Der Umgang mit Widersprüchen wird zum Motor für Veränderung, zur Eigenaktivität (vgl. Barwinski, 2016), die zu zunehmender Reife und Gesundheit führt. Im Folgenden versuche ich, die skizzierten Veränderungsschritte mittels fünf Punkten zusammenzufassen und anhand eines Fallbeispiels zu illustrieren.

Eine 25-jähige Frau, bei der eine Borderlinestörung angenommen wurde, berichtete in den ersten Anamneseterminen, dass sie immer wieder dazu tendiere, zu einzelnen Frauen besonders intensive Beziehungen zu entwickeln. Sie neige dazu, sich fast ausschließlich auf diese Frau zu konzentrieren, und vernachlässige andere Beziehungen, die sie schon vorher hatte, und vergesse schließlich auch ihre eigenen Bedürfnisse. In Momenten, in denen die Beziehungen ganz intensiv würden, merke sie plötzlich mit Erschrecken, dass sie nicht mehr wisse, ob das, was sie gerade fühle und denke, ihr Eigenes sei oder ob sie die Gedanken und Gefühle ihrer Freundin erlebe. Sie müsse sich dann sofort auch räumlich von der Freundin entfernen, um wieder zu sich zu kommen. Dann fühle sie jedoch eine unerträgliche Leere und leide unter ihrer Einsamkeit.

Um den beschriebenen Widerspruch zu lösen, gehe ich von dem Verhalten aus, das zum aktuellen Zeitpunkt in der Behandlung der Patientin am meisten Probleme bereitet. Dieses schädigende Beziehungsmuster nehme ich als Ausgangspunkt für den zu beschreibenden Veränderungsprozess. Als ersten Schritt in unserem 5-Punkte-Programm kann dementsprechend formuliert werden:

1. Problematisches Verhalten ausfindig machen (A)

Auf das vorangehende Beispiel bezogen, würde »Beziehungsabbruch« Pol A entsprechen.

Mit dem beschriebenen problematischen Verhalten muss gemäß der Theorie des unbewussten Begriffs auch der Gegenpol verknüpft sein. Im Beispiel kann die Patientin weder Nähe zu anderen Menschen ertragen, aber auch schlecht alleine sein. Dementsprechend geht es in einem nächsten Schritt darum, diesen Gegenpol zu benennen.[22] Schritt 2 in unserem 5-Punkte-Programm kann also wie folgt formuliert werden:

---

22 Indem auf den Gegenpol Bezug genommen wird, wird mit dem Verweis auf den unbewussten Begriff, der auf einer höheren Abstraktionsebene steht als die konkrete Handlung, eine Ebenendifferenzierung eingeführt. Hier findet sich somit eine Parallele zur Konzeption von Kesselring, der zur Auflösung einer Antinomie die Ebenendifferenzierung vorschlägt.

2. Bestimmung eines Gegenpols zum problematischen Verhalten, der auch zu Schwierigkeiten führen kann (Z)

Bezogen auf das Fallbeispiel würde »symbiotische Verschmelzung« Pol Z entsprechen.

Nähe führt bei dieser Patientin zum Abbruch der Beziehung, aber Alleinsein wird als unerträglich erlebt und hat zur Folge, dass sie sich wieder in einer symbiotischen Beziehung verliert, um nicht in Gefühle der Leere und Haltlosigkeit zu fallen.

In einer ersten Veränderungsphase müsste diese Patientin die Erfahrung machen, zwischen »Beziehungsabbruch« (A) und sich distanzieren können (A') zu unterscheiden. Das heißt, der Patientin sollte es möglich werden, zwischen »Beziehungsabbruch« und »Distanz einnehmen« emotional *differenzieren zu können*. Fischer spricht daher von einer *»differenzierenden Dekonstruktion«* der therapeutischen Ausgangslage. Parallel dazu sollte die Patientin in der Lage sein, zwischen »symbiotischer Verschmelzung« (Z) und einer Erfahrung zu unterscheiden, wo sie sich verbunden fühlt (Z'). Wie bei der Differenzierung zwischen A und A' handelt es sich auch hier um ein emotionales Erleben und nicht um einen kognitiven Konstruktionsprozess.

Anders als Gottfried Fischer frage ich bei der differenzierenden Dekonstruktion vor allem nach den Ressourcen, die auch in krankmachenden Beziehungsmustern enthalten sind. Theoretischer Hintergrund dieses Vorgehens ist die Bedeutung des Terminus »Aufheben«, wie er in der dialektischen Kognitionswissenschaft seit Hegel verwendet wird. Im Alltagsgebrauch dieses Wortes fallen drei Komponenten zusammen, die theoretisch zu unterscheiden sind:

- Aufheben als Hinaufheben (lat. elevare)
- Aufheben als Entfernen oder Beseitigen (lat. eliminare oder tollere)
- Aufheben als Aufbewahren (lat. conservare)

Bei der von mir vorgeschlagenen Vorgehensweise frage ich danach, was von einer Ebene entfernt (eliminare oder tollere), dann zur nächsthöheren Ebene hinaufgehoben (elevare) und aufbewahrt (conservare) werden kann. Ich fokussiere also auf Ressourcen und stelle nicht Defizite in den Vordergrund. Deshalb sollte meiner Meinung nach auch bei krankmachenden Strategien deren positiver Beweggrund hervorgehoben werden. Die therapeutische Ausgangslage und ein erster gewünschter Veränderungsschritt können dementsprechend bei dieser Patientin wie folgt zusammengefasst werden:

3. Suche nach positiven Komponenten, die in den beiden problematischen Beziehungsmustern enthalten sind (A' und Z')

A	A'
»Beziehungsabbruch«	»sich distanzieren können«
Z	Z'
»symbiotische Verschmelzung«	»verbunden fühlen«

Um die Verknüpfung der aufgespaltenen Polaritäten zu erreichen, müssen in einem weiteren Veränderungsschritt die beiden Extrempole A und Z *relativ* zueinander gesetzt werden. Damit ist gemeint, dass ein Aspekt von A zu Z verlagert wird und umgekehrt. Bei der beschriebenen Problematik zeigt sich dieser Veränderungsschritt darin, dass die Patientin mit A (»Beziehungsabbruch«) das Gefühl der Verbundenheit verknüpft. Oder auf Z (»symbiotische Verschmelzung«) bezogen: dass sie sich verbunden fühlt, auch wenn sie sich distanziert. Fischer spricht hier von *»relativierender Dekonstruktion«*.

Treffen beide Funktionen – relativierende und differenzierende Dekonstruktion – zusammen, so ergibt sich in der Terminologie des dialektischen Veränderungsmodells ein Schritt der Konstruktion. Auf unser Beispiel bezogen, kann dieser Schritt wie folgt formuliert werden:

4. Verknüpfung der beiden positiven Komponenten

Weil das Gefühl der Verbundenheit aufrechterhalten werden kann, ist Distanzierung möglich.

In dieser Konstruktion sind die zuvor dissoziierten Momente *relativ* zueinander gesetzt und zugleich von ihrer negativen Gefühlsqualität – *»Beziehungsabbruch«* bzw. »symbiotischer Verschmelzung« – differenziert. Damit wird die Erkenntnis möglich, dass Trennung und Distanz innerlich reguliert werden können, anstatt ein schädigendes Beziehungsmuster immer wieder in zwischenmenschlichen Beziehungen zu wiederholen.

In der Therapie können wir den letztgenannten Schritt fördern, wenn in der therapeutischen Beziehung schädigende Beziehungsmuster erkannt und deren Motive verständlich werden. Hinzu kommt die gemeinsame Suche nach Möglichkeiten, wie Patienten die erarbeiteten Ziele im Alltag umsetzen könnten. Damit sind wir beim letzten Punkt unseres 5-Punkte-Programms angelangt:

5. Suche nach einer Haltung, wie die Verknüpfung der beiden positiven Komponenten umgesetzt werden könnte

Das 5-Punkte-Programm, wie ich es nenne, kann als Planungsinstrument in der Therapie genutzt werden. Es bedarf jedoch noch einer weiteren Differenzierung, wenn es den ausgearbeiteten Symbolisierungsstufen angepasst sein soll.

6.3 Symbolisierungsstufe und Widerspruch

Spezifisch für eine Antinomie sind zwei sich gegenseitig negierende und zugleich implizierende Seiten, die jedoch – wie bereits erwähnt – unterschiedlichen Symbolisierungsstufen zugeordnet werden müssen. Für das beschriebene 5-Punkte-Programm bedeutet dies, dass neben den genannten fünf Planungsschritten auch die Symbolisierungsstufen bestimmt werden müssen, denen die Pole A und Z angehören. Wie wir uns diese Zuordnung vorstellen können, soll wiederum anhand eines Fallbeispiels aufgezeigt werden.

Im vorangehenden Kapitel wurden drei Antinomien ausgearbeitet, die durch spezifische Widersprüche definiert sind, die ich an dieser Stelle kurz in Erinnerung rufen möchte:

Antinomie I:
Zu Beginn der Traumaverarbeitung dominiert der Widerspruch zwischen Vermeidung und Intrusionen den Behandlungsprozess. Intrusionen wie Flashbacks oder überwältigende Gefühlszustände wechseln ab mit Vermeidung, wie zum Beispiel Verleugnung der Geschehnisse oder Meiden von Situationen oder Personen, die zur Reaktivierung traumatischer Erlebniszustände führen könnten.

Antinomie II:
Ist eine bewusste Erinnerung an traumatische Ereignisse möglich geworden, bestimmt der Widerspruch zwischen der Repräsentanz des »guten Täters« und dem Wissen um die traumatische Realität die Prozessdynamik.

Antinomie III:
Sind Spaltungen im Selbst aufgelöst, prägt schließlich der Widerspruch zwischen Wünschen und Über-Ich-Regeln den Verarbeitungsprozess. Zum Beispiel werden Wünsche nach Fürsorge und Liebe abgewehrt, weil befürchtet wird, erneut missbraucht zu werden.

Die Auflösung der genannten Widersprüche nach dem 5-Punkte-Programm möchte ich wiederum mittels der drei aufgeführten Behandlungssequenzen illustrieren, die bereits zur Illustration der Stufendifferenzierung angeführt wurden. Wie erwähnt, war die Patientin von ihrem Großvater sexuell missbraucht worden, der gleichzeitig ihre wichtigste Bezugsperson war. Als sie zur Behandlung kam, konnte sie sich nicht mehr an den Missbrauch erinnern.

Behandlungssequenz 1

Erste Erinnerungen an sexuellen Missbrauch zeigten sich bei Frau M. über Panikattacken, die – wie später deutlich wurde – den Gefühlszuständen entsprachen, die sie in traumatischen Situationen erlebt hatte. Gleichzeitig entwickelte sie schwere Phobien. Sie konnte oft erst nach Stunden über die Türschwelle ihrer Wohnung treten oder in den Zug steigen, mit dem sie zur Arbeit fahren musste.

Der Widerspruch, der das Verhalten und Erleben von Frau M. zu diesem Zeitpunkt in der Behandlung am meisten prägte, zeigte sich bei ihr als physische Nähe-Distanz-Regulation. Sie konnte aus Angst vor Panikattacken das Haus nicht verlassen.

Als ersten Schritt in unserem 5-Punkte-Programm kann dementsprechend formuliert werden:

Punkt 1: Problematisches Verhalten ausfindig machen

A »Intrusionen« (in Form von Panikattacken)

Punkt 2: Bestimmung eines Gegenpols zum problematischen Verhalten

Sie versuchte, über die Vermeidung von Triggern, also über räumliche Distanz, die Reaktivierung traumatischer Erlebniszustände zu verhindern. Sie hatte Schwierigkeiten, das Haus zu verlassen.

Z »Vermeidung«

Punkt 3: Positive Komponenten der beiden Ausgangspole

Die Frage nach positiven Aspekten, die in den beiden genannten Polen enthalten sind **(A' und Z')**, zielt darauf ab, die Ressourcen des Patienten ausfindig zu machen und auf einer höheren Ebene wirksam werden zu lassen.

Die positive Komponente beim Pol A ist, dass sich Frau M. mit ihren traumatischen Erfahrungen auseinandersetzt.

A' »Auseinandersetzung mit Traumata«

Die positive Komponente bei Pol Z zeichnet sich dadurch aus, dass Frau M. Distanz zum traumatischen Erleben nehmen kann.

Z' »Abstand nehmen können«

Punkt 4: Verknüpfung der beiden positiven Komponenten

Bei Frau M. führt die Verbindung von A' (»Auseinandersetzung mit Traumata«) und Z' (»Abstand nehmen können«) zu folgendem Konstruktionsschritt:

Weil sie Abstand nehmen kann, kann sie sich mit ihren traumatischen Erfahrungen auseinandersetzen.

Ist dieser Veränderungsschritt möglich geworden, muss die Affektregulation nicht mehr über räumliche Distanz vollzogen werden, sondern kann innerlich geleistet werden.

Punkt 5: Suche nach einer Haltung, wie die beiden positiven Komponenten umgesetzt werden können

Frau M. fand eine Möglichkeit, wie sie inneren Abstand zu ihren heftigen Affekten finden konnte: Es gelang ihr, ihre Erfahrungen mittels Schreiben in Worte zu fassen und damit Distanz zu ihren heftigen Gefühlszuständen herzustellen. Erinnerungen an traumatische Geschehnisse gingen nicht mehr mit überwältigenden Affekten einher. Sie begann, sich in der Folge bewusst mit ihrem Großvater auseinanderzusetzen.

In dieser frühen Phase der Traumabearbeitung, wenn der gesamte traumatische Erlebniskomplex noch abgespalten ist und nur über Trigger reaktiviert wird, kann der Gegensatz »Intrusionen« versus »Vermeidung« nur räumlich dargestellt werden. Wie im Beispiel beschrieben, fällt es der Patientin schwer, das Haus zu verlassen, um nicht erneut von Affekten überflutet zu werden. Ziel des Verhaltens der Patientin war, Sicherheit und Schutz zu finden. Das Selbstgefühl wird hier über die Handlung reguliert. Hier befinden wir uns auf Stufe 2 der Darstellung traumatischer Erfahrungen, wenn über das Traumaschema die Reaktivierung traumatischer Ereignisse deutlich wird.[23]

---

23 In der Mentalisierungstheorie wird diese Stufe mit dem zielgerichteten Modus in Verbindung gebracht. Nur eine Veränderung in der physischen Welt – sie verlässt das Haus nicht – führte zur Affektmilderung und Entspannung der Situation.

Behandlungssequenz 2

Mit dem bewussten Realisieren, was der Großvater ihr angetan hatte, erlebte die Patientin eine »überwältigende Wut auf den Großvater«. In den Gesprächen mit mir zeigte sich eine oszillierende Bewegung: Sie schwankte zwischen Hass und Liebe gegenüber dem Großvater. Zum Beispiel warf sie sich vor, dass sie den Missbrauch provoziert habe, weil sie seine Nähe gesucht habe. In diesen Momenten fühlte sie sich schlecht und böse. Wenig später äußerte sie: »Er war wirklich ein Egoist. Wenn ich an ihn denke, habe ich eine wahnsinnige Wut, die Sie sich gar nicht vorstellen können.« Sie selbst bemerkte die Widersprüche in ihren Aussagen nicht.

Mit der bewussten Erinnerung an traumatische Ereignisse bestimmte der Widerspruch zwischen der Repräsentanz des »guten Täters« und dem Wissen um die traumatische Realität die Prozessdynamik. Anders als in der erstgeschilderten Sequenz wird hier der Widerspruch nicht über räumliche Distanz zum Ausdruck gebracht, sondern als konträre emotionale Zustände. Sie erlebte das Gefühl der Verlassenheit, wenn sie emotional den Missbrauch erfassen konnte und ihre Wut die Aufrechterhaltung der guten Repräsentanz des Großvaters unmöglich machte. Oder sie glitt in eine Verschmelzung mit negativen Täteranteilen, damit sie die innere Beziehung zum Täter, der ja eine zentrale Bezugsperson war, nicht verlor.

Um den Widerspruch, der sich in der beschriebenen Behandlungssequenz zeigt, zu lösen, möchte ich wiederum das 5-Punkte-Programm zu Hilfe nehmen. Ich gehe vom beschriebenen Ausgangskonflikt aus:

Punkt 1: Problematisches Verhalten ausfindig machen

A »Beziehungsabbruch«
Spürte sie nur Hass und erlebte sie den Großvater als nur böse, brach sie innerlich die Beziehung zu ihm ab. Doch dann geriet sie in eine für sie unerträgliche, objektlose Einsamkeit. Die Wut versuchte sie dann, mittels Verschmelzung abzuwehren. Doch damit war sie im entgegengesetzten Pol:

Punkt 2: Bestimmung eines Gegenpols zum problematischen Verhalten

Z »Verschmelzung«
Zeigte sie eine Verschmelzung zwischen ihrem Selbst und negativen Anteilen der Repräsentanz des Großvaters, fühlte sie sich dem Großvater zwar nahe und erlebte nicht mehr das Gefühl der Verlassenheit, aber war selbst in ihren Augen

schlecht und böse. Sie war in ihrem Erleben das schlechte Kind, das den guten Großvater zum Missbrauch getrieben hatte.

Der Angst vor Missbrauch steht die Angst vor Verlassenheit gegenüber. Frau M. erlebte sowohl Abhängigkeit als auch Alleinsein als unerträglich. Abhängig zu sein bedeutete, entwertet und missbraucht zu werden. Alleinsein heißt für sie, die Verbindung zur zentralen Bezugsperson verloren zu haben und in Gefühle tiefer Einsamkeit zu fallen.

Punkt 3: Suche nach positiven Komponenten der beiden problematischen Beziehungsmuster (A' und Z')

Die positive Komponente bei Pol A zeichnet sich dadurch aus, dass Frau M. Abstand nehmen kann.

A' »Distanz einnehmen können«

Die positive Komponente bei Pol Z ist, dass Frau M. überhaupt in Beziehung zu einem anderen Menschen tritt.

Z' »in Beziehung treten«

Punkt 4: Verknüpfung der beiden positiven Komponenten

Bei Frau M. führte die Verbindung von A' (»kann Distanz einnehmen«) und Z' (»nimmt Beziehung auf«) zu folgendem Konstruktionsschritt:

Weil sie die Beziehung aufrechterhält, kann sie sich abgrenzen.

Dieser Veränderungsschritt bedeutete, dass sie innerlich in Beziehung bleibt, auch wenn sie Wut und Ärger empfindet. Damit ist die Fähigkeit erreicht, Ambivalenz zu empfinden, und damit ist auch die Spaltung im Selbst aufgelöst.

Punkt 5: Suche nach einer Haltung, wie die beiden positiven Komponenten umgesetzt werden könnten

Dass Frau M. dieser Veränderungsschritt gelungen war und wie sie ihn umsetzte, zeigte sich in folgender Episode, die sich einige Monate nach der zweiten Behandlungssequenz ereignete:

> Als Frau M. ihren 60-jährigen Freund Daniel besuchte, versuchte er, sie an sich zu ziehen und zu küssen. Sie wusste, dass er sich eine sexuelle Beziehung zu ihr wünschte, aber er hatte bisher nie einen solchen Verführungsversuch gewagt. Sie stieß ihn weg und ging. In der folgenden Therapiesitzung berichtete sie, was diese Erfahrung in ihr ausgelöst hatte: »Ich wollte zuerst den Kontakt

zu Daniel abbrechen, aber dann merkte ich, dass ich ihn als Freund nicht verlieren wollte.« Am nächsten Tag vereinbarte sie ein Treffen mit ihm und sagte ihm, dass sie ihn möge, aber nicht noch einmal einen solchen Übergriff erleben wolle. Daniel wurde verlegen und entschuldigte sich. Frau M. ergänzte: »Ich konnte mich von Daniel abgrenzen – im guten Sinne, als ich spürte, dass dadurch die Beziehung nicht zerstört würde (…). Ich konnte mich das erste Mal gegen einen Mann abgrenzen! Das war noch nie da!« Sie führte weiter aus: »Ich war traurig, weil ich jetzt erst merke, wie allein ich als Kind war. Ich hatte keinen Rückhalt, keine Familie. Ich spüre jetzt erst Mitgefühl für mich, wo es anders ist als damals! Ich konnte doch mit niemanden reden. Ich hatte niemanden. (…) Ich erfasse erst jetzt, was ich alles durchgemacht habe: Jetzt, wo es anders ist. Ich dachte früher, dass ich alles aushalten müsste. Dass ich mich wehren könnte, kam mir gar nicht in den Sinn. Ich kannte nichts anderes. Jetzt ist das anders. Ich kann mich wirklich wehren!«

Aufgrund von Spaltungen im Selbst war zu Beginn[24] der zweiten Behandlungssequenz der Selbstbezug zu einem Teilselbst nicht möglich: entweder nicht zu dem Teil, der sowohl kognitiv als auch emotional den Missbrauch erfassen konnte, oder zu dem Teil, der eine Verschmelzung mit dem Täter zum Ausdruck brachte.

In der beschriebenen Behandlungssequenz zeigte sich der Widerspruch als interpersonelles Geschehen, das heißt mittels ihres Verhaltens in zwischenmenschlichen Beziehungen. Frau M. erlebte sowohl Abhängigkeit als auch Alleinsein als unerträglich.

Behandlungssequenz 3

Ich musste eine Sitzung mit Frau M. verschieben, da ich in einen Verkehrsstau geraten war. Die Patientin berichtete im folgenden Gespräch, dass sie sich schlecht, störend und überflüssig fühle. Ich fragte sie, ob sie die Verschiebung der Sitzung auch als Beweis dafür erlebt habe, dass ich sie ablehne und loswerden wolle. Sie bestätigte die Vermutung, worauf ich vermutete: »Ich frage mich, ob die Angst, dass ich Sie ablehnen könnte, damit zu tun hat, dass Sie zu

24 In der Mentalisierungstheorie wird diese Stufe mit dem Als-ob-Modus in Verbindung gebracht. Die mentale Welt wird von der äußeren, erfahrenen Realität getrennt. Gleichzeitig aufrechterhaltene widersprüchliche Überzeugungen prägen das Erleben. Affekte stimmen oft mit dem Inhalt der Gedanken nicht überein. Ein inadäquater Fokus auf das Innere und eine Anfälligkeit für Verschmelzung mit anderen bleiben bestehen.

erkennen beginnen, dass Sie sich vom Großvater nicht geliebt fühlten.« Sie dachte einen Moment nach und entgegnete: »Das beruhigt mich, weil ich merke, dass zwischen uns wirklich alles in Ordnung ist. Aber es tut auch weh, weil es wirklich so war.«

In der vorgestellten Fallvignette wurde der zuvor unbewusste Wunsch, dass der Großvater sie lieben würde, für sie fassbar. Es zeigte sich ein Konflikt, wie er in der Psychoanalyse als Wunsch-Abwehr-Konflikt beschrieben wird. Das 5-Punkte-Programm erfasst nur indirekt eine Wunsch-Abwehr-Dynamik. Es bildet das Beziehungsverhalten ab, das den unbewussten Wunsch zum Ausdruck bringt. Der Widerspruch, der durch das Erleben und Verhalten von Frau M. in der beschriebenen Sequenz deutlich wird, kann dementsprechend wie folgt formuliert werden:

Punkt 1: Problematisches Verhalten ausfindig machen

A »überfordernde Autonomie«

Der Wunsch nach Liebe und Fürsorge geht mit der Angst einher, für diese Wünsche abgelehnt und verlassen zu werden. Deshalb spürte Frau M. diese Wünsche nicht und versuchte, Abhängigkeit zu vermeiden. Autonom zu sein war für sie zentral. Weil sie jedoch keine Hilfe annehmen konnte, fühlte sie sich häufig überfordert und allein.

Punkt 2: Bestimmung eines Gegenpols zum problematischen Verhalten

Z »Selbstverlust in der Abhängigkeit«

Wenn sie in Beziehung zu anderen Menschen trat, konnte sie sich mit ihren Bedürfnissen nicht einbringen. Beziehung bedeutete für sie dementsprechend, sich dem Gegenüber bedingungslos anpassen zu müssen.

Punkt 3: Suche nach positiven Komponenten der beiden problematischen Beziehungsmuster (A' und Z')

Die positive Komponente bei Pol A zeichnet sich dadurch aus, dass Frau M. für sich sorgen kann.

A' »kann für sich sorgen«

Die positive Komponente bei Pol Z ist, dass Frau M. sich anpassen kann.

Z' »kann sich anpassen«

Punkt 4: Verknüpfung der beiden positiven Komponenten

Bei Frau M. führte die Verbindung von A' und Z' zu folgender Konstruktion:

Weil sie für sich sorgen kann, kann sie sich anpassen.

Punkt 5: Suche nach einer Haltung, wie die beiden positiven Komponenten umgesetzt werden könnten

Als Frau M. ihre Wünsche in der therapeutischen Beziehung zum Ausdruck bringen konnte, erlebte sie, dass sie wegen ihrer Wünsche nicht abgelehnt wurde. Diese Erfahrung ermöglichte ihr in der Folge, ihre Wünsche als berechtigt zu erleben, Fürsorge für sich aufzubringen und auch von anderen fordern zu können.

Aufgrund von intrapsychischen Konflikten war zu Beginn der beschriebenen Behandlungssequenz der Selbstbezug zu bestimmten Wünschen nicht vorhanden. Hier zeigte sich der Widerspruch als intrapsychisches Geschehen. Frau M. erlebte sowohl Abhängigkeit als auch Autonomie als unerträglich. Abhängig zu sein bedeutete für sie, nach wie vor entwertet und missbraucht zu werden. Autonom zu sein hieß für sie, allein gelassen zu werden und überfordert zu sein. Das Selbstgefühl wird hier über eine intrapsychische Dynamik reguliert.

Vergleichen wir die mit den drei Antinomien einhergehenden Widersprüche, fällt auf, dass die Stärke der Polarisierung davon abhängig zu sein scheint, wieweit der Trauma-Verarbeitungsprozess fortgeschritten ist. Je früher die Blockierung im Verarbeitungsprozess entstand, desto stärker kontrastieren die beiden Ausgangspole. Wird zum Beispiel über Vermeidung versucht, das Traumaschema in Schach zu halten, ist diese Polarisierung ungleich stärker, als wenn die Abgrenzung in zwischenmenschlichen Beziehungen misslingt. Umgekehrt ist die Polarisierung im interpersonellen Geschehen, wenn zum Beispiel Beziehungen abgebrochen werden, weil innere Abgrenzung noch nicht möglich ist, stärker als bei einer intrapsychischen Regulation, wenn die Distanzregulation innerlich vollzogen werden kann.[25]

Aufgrund dieser Beobachtung kann der Schluss gezogen werden, dass die in einer Antinomie involvierten Stufen der Symbolisierung nicht nur bestimmen,

25 Ich möchte diese Aussage mit einem Zitat von Léon Wurmser untermauern, das er in seinem Werk »Die zerbrochene Wirklichkeit« anführt: »Innere Abwehr ist eine Sonderform der Spaltung. Jede derartige Abwehr bewirkt eine Absperrung eines Teils des Innenlebens; und je umfassender, ›totaler‹ und ›globaler‹ diese Abwehr ist, desto stärker werden die mythischen Polarisierungen sein, die wir als deren Ergebnis antreffen« (Wurmser, 1989, S. 226).

wie Widersprüche zum Ausdruck gebracht werden – über räumliche Distanz, als interpersonelles Geschehen oder als intrapsychische Konfliktdynamik –, sondern auch die Stärke der Polarisierung der widersprüchlichen Pole. Zu ergänzen bleibt, dass – wie ich im Folgenden zu zeigen versuche – auch die Stärke der Gefühle in der Gegenübertragung von der Stärke der Polarisierung der widersprüchlichen Pole abhängig zu sein scheint.

6.4 Suche nach einer für die Entwicklung des Patienten förderlichen Haltung

Das 5-Punkte-Programm eignet sich auch dazu, eine entwicklungsorientierte Haltung des Therapeuten bzw. der Therapeutin aufgrund der individuellen Konfliktpolarisierung des Patienten zu bestimmen. Um ein unverstandenes Agieren gewohnter, schädigender Beziehungsmuster zu verhindern, können mittels der in Widerspruch stehenden Verhaltensmuster mögliche Gegenübertragungsprobleme erkannt und umgangen werden. Um diese Aussage zu verdeutlichen, beziehe ich mich wieder auf den Behandlungsverlauf von Frau M., konkret auf die drei bereits beschriebenen Behandlungssequenzen.

Behandlungssequenz 1

Ausgangspunkt bei der Suche nach einer der Entwicklung des Patienten förderlichen Haltung sind wiederum die beiden Pole A und Z, die das problematische Beziehungsmuster erfassen.

Bei Frau M. wurden in der ersten Phase der Traumaverarbeitung folgende Pole deutlich:

A: »Intrusionen« versus Z: »Vermeidung«

Sie hatte einerseits mit Panikattacken zu kämpfen, die den Affekten in traumatischen Situationen entsprachen, oder sie zeigte andererseits ein ausgeprägtes Vermeidungsverhalten, wenn sie das Haus nicht verlassen konnte.

Das Verhaltensmuster, das mit den beschriebenen Polen erfasst wird, löste bei mir folgende Gegenübertragung aus:

Pol A: »Intrusionen«

> Im Intrusionspol gelang es mir nur schwer, mich von der Patientin abzugrenzen. Ich hatte in der Gegenübertragung mit Müdigkeit und Übelkeit zu kämpfen. Mir wurde schlecht und ich hatte das Gefühl, den Raum verlassen zu müssen. Ich fühlte mich einerseits in einer unerträglichen Spannung, andererseits wie weggetreten.

Die Differenzierung zwischen Selbst und Anderen ging in der therapeutischen Beziehung verloren: Ich identifizierte mich in einer sehr globalen Weise mit der Patientin. In der Gegenübertragung wurden ähnliche Gefühle spürbar, wie sie die Patientin in traumatischen Situationen erlebt hatte.

Pol Z: »Vermeidung«

Wenn es Frau M. gelang, ihre traumatischen Erfahrungen vom Bewusstsein fernzuhalten, hatte auch ich in der Gegenübertragung keinen Zugang zu ihrem traumatischen Erleben. Auch ich spaltete das Wissen und die heftigen Affekte, die ich in der Gegenübertragung mit der Patientin zuvor erlebt hatte, ab.

Wenn wir die mit den beiden Polen verknüpfte Gegenübertragung bewusst wahrnehmen, können wir die für den Patienten förderliche therapeutische Haltung bestimmen. Für Frau M. kann diese Haltung entsprechend der Gegenübertragungsanalyse wie folgt zusammengefasst werden: weder selbst von Affekten überschwemmt werden, noch die traumatische Erfahrung in ihrer Bedeutung für die Patientin verleugnen. Es ging einerseits darum, sich bewusst von den heftigen Affekten der Patientin abzugrenzen, um handlungsfähig zu bleiben und der Patientin einen kontrollierten Umgang mit ihren Affekten zu ermöglichen. Andererseits konnte die Gegenübertragung dazu genutzt werden, um Affekte zu benennen, wenn der Patientin ein genügend großer Abstand zum traumatischen Erleben möglich war.

Behandlungssequenz 2

Mit der bewussten Erinnerung an traumatische Ereignisse bestimmte der Widerspruch zwischen

A: »Beziehungsabbruch« versus Z: »Verschmelzung«

bei Frau M. die Prozessdynamik.

Sich abzugrenzen hieß für die Patientin, die Verbindung zum Gegenüber verloren zu haben und in Gefühle tiefer Einsamkeit zu fallen. Beziehung bedeutete für sie, sich bedingungslos den Wünschen anderer anzupassen. Mit dem Verhaltensmuster, das mit den beschriebenen Polen erfasst wird, ging folgende Gegenübertragung einher:

Pol A: »Beziehungsabbruch«

Beim Pol »Beziehungsabbruch« spürte ich eine gewisse Gleichgültigkeit gegenüber der Patientin. Wenn die Patientin sich zurückzog, verlor auch ich den Kontakt zu ihr. Die Gefahr bei diesem Pol war dementsprechend, dass ich der Patientin zu wenig Aufmerksamkeit entgegenbringen könnte, was wiederum einem Beziehungsabbruch gleichgekommen wäre.

Z: »Verschmelzung«

Beim Gegenpol »Verschmelzung« waren für mich die Gefühle der Patientin nicht spürbar. Hier bestand die Gefahr, dass ich die Grenzen der Patientin nicht wahrnahm. Auch hier wäre ohne die bewusste Reflexion der Gegenübertragung ein schädigendes Beziehungsmuster wiederholt worden. Wie der Täter wäre ich für die Patientin zu einer Person geworden, die ihre Grenzen nicht respektiert und über sie verfügt.

Mit der bewussten Wahrnehmung der mit den Polen verknüpften Gegenübertragung können wir auch hier die förderliche therapeutische Haltung bestimmen. Für Frau M. kann diese Haltung wie folgt formuliert werden: weder Gleichgültigkeit zeigen, noch übergriffig über sie verfügen. Es ging einerseits darum, immer wieder bewusst den Kontakt zu der Patientin zu suchen, wenn ich das Gefühl hatte, sie innerlich nicht zu erreichen. Andererseits war zentral, dass ich die Bedürfnisse der Patientin mit ihr gemeinsam ausfindig zu machen versuchte, um ihre Grenzen überhaupt wahrnehmen zu können.

Identifikation mit der Abwehr des Patienten bzw. der Patientin

In Bezug auf den Umgang mit der Gegenübertragung war bei Antinomie II ebenfalls zentral, welche Gefühle die von der Patientin geschilderten Erinnerungen an traumatische Geschehnisse bei mir auslösten.

> Bei der Polarisierung A: »Beziehungsabbruch« versus Z: »Verschmelzung« bemerkte ich bei mir, dass ich einerseits die Taten des Großvaters bagatellisierte, wie zum Beispiel: »Er hat sie ja vermutlich nur berührt«, andererseits aber Ent-

setzen in mir spürte, wenn sie von einzelnen Missbrauchssituationen berichtete. In meiner Gegenübertragung war ich mit der Abwehr der Patientin identifiziert. Ich entschuldigte den Großvater, das heißt, ich versuchte das Bild des »guten Großvaters« aufrechtzuerhalten, wenn ich seine Taten in ihrer Bedeutung nicht wahrnahm. Diese Verleugnung konnte ich jedoch nicht mehr aufrechterhalten, wenn die Patientin ihre Erinnerungen nicht mehr abwehren musste und mir einzelne Missbrauchssituationen schildern konnte.

Mit der bewussten Wahrnehmung der Gegenübertragung konnte auch hier eine für den Trauma-Integrationsprozess förderliche therapeutische Haltung gefunden werden: weder Bagatellisieren noch die Distanz zu traumatischen Affekten zu verlieren.

Behandlungssequenz 3

Mit dem Übergang in eine Konfliktdynamik verändert sich die Übertragung und damit auch die Gegenübertragung. Bei Frau M. wurde folgender Widerspruch deutlich:

A: »überfordernde Autarkie« versus Z: »Selbstverlust in der Abhängigkeit«

Der Wunsch nach Liebe und Fürsorge ging bei Frau M. mit der Angst einher, für diese Wünsche abgelehnt und verlassen zu werden. Deshalb spürte Frau M. diese Wünsche nicht, fühlte sich dann aber allein und überfordert.

A: »überfordernde Autarkie«

In der Gegenübertragung hatte ich beim Pol A (»überfordernde Autarkie«) das Gefühl, die Patientin komme mit allem zurecht und brauche mich eigentlich nicht.

Z: »Selbstverlust in der Abhängigkeit«

Beim gegengesetzten Pol Z (»Selbstverlust in der Abhängigkeit«) löste die Patientin manchmal Ärger in mir aus. Ich hatte das Gefühl, dass die Patientin nun doch Probleme aktiver anpacken könnte, und empfand sie zu passiv und Unterstützung fordernd, wo dies gar nicht notwendig sei.

Für Frau M. kann entsprechend der Gegenübertragungsanalyse bei der Polarisierung A: »überfordernde Autarkie« versus Z: »Selbstverlust in der Abhängigkeit« die förderliche therapeutische Haltung wie folgt zusammengefasst werden: weder das Interesse an ihr zu verlieren, noch sie für ihre Wünsche zu verurteilen.

Die Bestimmung der förderlichen therapeutischen Beziehung ist ein wesentlicher Beitrag, um das Arbeitsbündnis herzustellen und aufrechtzuerhalten. Mit Hilfe der Bewusstmachung der mit den Polen A und Z einhergehenden Gegenübertragung kann die für den jeweiligen Patienten entwicklungsfördernde Grundhaltung vom Therapeuten bzw. der Therapeutin vorweggenommen und in der aktuellen Beziehungsgestaltung immer wieder reflektiert werden. Häufig scheitern Behandlungen, weil die Gegenübertragung agiert und nicht verstanden wurde. Mit dem beschriebenen Vorgehen liegt uns ein Instrument vor, Gegenübertragungsprobleme besser und schneller zu erkennen und zu umgehen.

Zusammenfassung

Die Auflösung des einer Antinomie zugrunde liegenden Gegensatzes zeigt sich als dialektischer Prozess, der zu einer höheren Symbolisierungsstufe führen kann. Der Umgang mit Widersprüchen kann dementsprechend als Strategie verstanden werden, die beschreibt, wie durch konstruktive Konfliktlösungen Entwicklung möglich wird.

Mit Fortschreiten des Trauma-Integrationsprozesses wird der phasenspezifische Widerspruch immer weiter verinnerlicht (von räumlicher Distanz zu einem interpersonellen Geschehen und schließlich zu einer intrapsychischen Konfliktdynamik). Damit einher geht ein Prozess der Dezentrierung: Für Traumabetroffene wird es zunehmend möglich, über sich und ihr Befinden zu reflektieren, anstatt mit unterschiedlichen Formen der Inszenierung ihre Erfahrungen zu wiederholen.

Der dialektische Prozess, der Veränderung möglich macht, kann als Grundlage für die Therapieplanung genutzt werden. Ich habe versucht, die in diesem Prozess beschriebenen Veränderungsschritte mittels eines »5-Punkte-Programms« zusammenzufassen, das – wie bereits erwähnt – für die Therapieplanung herangezogen werden kann, das aber auch dabei hilft, eine entwicklungsorientierte Haltung des Therapeuten/der Therapeutin aufgrund der individuellen Konfliktpolarisierung des Patienten/der Patientin zu bestimmen. Damit können mögliche Gegenübertragungsprobleme vorweggenommen und umgangen werden.

Die wichtigsten Untersuchungsergebnisse der vorangehenden Ausführungen möchte ich wiederum in einer Tabelle zusammenfassen.

Tabelle 7: Ausdrucksformen traumatischer Erfahrungen, Antinomien und Widersprüche

<table>
<tr><th>Ausdrucksform traumatischer Erfahrungen und deren Mitteilung</th><th>Antinomie</th><th>Widerspruch</th></tr>
<tr><td>Stufe 1: Körpersymptome
Stufe 2: Traumaschema</td><td>Antinomie I
Vermischung von traumatischer Situation und Stufe 1 und 2 (Reaktivierung traumatischer Erfahrungen)</td><td>räumlich dargestellt
A: Intrusion vs.
Z: Vermeidung
A': Auseinandersetzung vs.
Z': Abstand
Konstruktion: Weil Abstand möglich ist, wird auch die Auseinandersetzung mit traumatischen Erfahrungen möglich.</td></tr>
<tr><td colspan="3">konzeptionell/begrifflich</td></tr>
<tr><td>Stufe 3: Gefühle/Bilder, die Hinweise auf Ereignisse sind</td><td>Abwehr:
Abspaltung von Affekten
Antinomie II
Vermischung von Stufe 3 (bewusster Erinnerung) und Stufe 4 (Objektrepräsentanz)</td><td rowspan="2">interpersonell dargestellt
A: Verschmelzung vs.
Z: Objektverlust
A': Beziehung vs. Z': Distanz
Konstruktion: Weil Beziehung innerlich aufrechterhalten werden kann, ist Distanz möglich.</td></tr>
<tr><td>Stufe 4: Darstellung von gespaltenen Repräsentanzen</td><td>Abwehr:
Spaltung in »nur gut« und »nur böse«</td></tr>
<tr><td>Stufe 5: Darstellung von intrapsychischen Konflikten</td><td>Antinomie III
Vermischung von Wünschen und Über-Ich-Regeln
Abwehr:
Verdrängung u. a.</td><td>intrapsychisch dargestellt
A: Wunsch vs. Z: Über-Ich-Regel
A': Wünsche vs. Z': Über-Ich-Regeln vorhanden
Konstruktion: Weil Über-Ich-Gebote in Frage gestellt werden, sind Wünsche spürbar.</td></tr>
</table>

Ausführungen zur Tabelle

In der **ersten Spalte** sind Ausdrucksformen traumatischer Erfahrungen und deren Mitteilung aufgeführt. Die Grenze zwischen präsentativ, figurativ und konzeptionell/begrifflich wird zwischen Stufe 2 (Traumaschema) und Stufe 3 (Gefühle/Bilder sind Hinweise auf Ereignisse) gelegt.

In der **zweiten Spalte** werden die drei Antinomien genannt, die mittels Stufendifferenzierung aufgelöst werden müssen. Unter jeder Antinomie wird die Abwehr beschrieben, die den Ausdruck traumatischer Erfahrungen bestimmt.

In **Spalte 3** wird aufgezeigt, wie der der Antinomie zugrunde liegende Widerspruch ausgedrückt wird (räumlich, interpersonell und intrapsychisch), die beiden Pole des Gegensatzes werden genannt und deren Lösung aufgezeigt.

KAPITEL 7

Welche Bedeutung kommt Phantasien bei der Traumabearbeitung zu?

Einleitung und Verstehensziele in diesem Kapitel

In meinen folgenden Überlegungen gehe ich von einem Problem aus, das bereits Sigmund Freud und Pierre Janet beschäftigt hat: das Zusammenspiel zwischen äußerer und innerer Realität bei der Entstehung psychischer Störungen. Wenn wir uns mit dieser Frage auseinandersetzen, rückt die Bedeutung von Phantasien – der inneren Realität des Patienten – für den Trauma-Integrationsprozess in den Vordergrund.

Phantasie (lat. phantasia: Gedanke, Einfall; griech.: Vorstellung, Einbildung, Erscheinung) ist der freie Fluss von Gefühlen, Gedanken, Vorstellungen und unbewussten Bildern, die Ausdruck der Selbstregulation der Psyche sind. Wie Träume und andere unbewusste Manifestationen können Phantasien als Symbolisierungsversuche verstanden werden. Sogar mehr noch: Man könnte sagen, Phantasien sind der Ausdruck der Symbolisierungstätigkeit und tragen damit wesentlich zum Heilungsprozess bei.

Welche Bedeutung Phantasien in welcher Phase der Traumabearbeitung beigemessen werden kann, um traumatische Erfahrungen verarbeiten zu können, wird im Folgenden am Beispiel des »Traumakompensatorischen Schemas« (Fischer & Riedesser, 1998) erläutert. Es soll aufgezeigt werden, welche Funktion Phantasien im Trauma-Integrationsprozess zukommt, dass Phantasien symbolisierungsstufenspezifisch zum Ausdruck gebracht werden und wie dieser Ausdruck im Verlauf der Traumaverarbeitung variiert.

Verstehensziele in diesem Kapitel sind:

- Phantasien haben im Prozess der Traumaintegration unterschiedliche Funktionen: Sie dienen einerseits zur Abwehr bedrohlicher Erfahrungen und der damit einhergehenden Affekte. Andererseits tragen sie dazu bei, das Sicherheitsgefühl wiederherzustellen und das Selbstwertgefühl zu stützen.
- Eine unbewusste Phantasie enthält immer eine zutreffende, wirklichkeitsgetreue Wahrnehmung der äußeren Realität, die aufgrund des Entwicklungsstands des Kindes oder regressionsbedingt fehlinterpretiert werden kann. Eine weitere Komponente ist das Wunschdenken des Individuums, das bei der Phantasiebildung eine zentrale Rolle spielt (Erreich, 2016). Der Ausdruck unbewusster Phantasien wird durch die Symbolisierungsstufe bestimmt, die den Trauma-Verarbeitungsprozess aktuell dominiert.

7.1 Zur Funktion von Phantasien

Die alltägliche Phantasietätigkeit dient dazu, sich selbst und die Welt zu ordnen, zu planen und zu strukturieren. Sie kann bei der Anpassung an die Realität behilflich sein und verschafft zugleich dem Phantasierenden eine gewisse Unabhängigkeit von dieser. Phantasien lassen sich zur Abwehr bedrohlicher und beschämender Erfahrungen verwenden und sind letztendlich, wie bereits für die Symbolisierung beschrieben, eine wichtige Quelle für kreative Handlungen.

Sowohl der Aspekt der Strukturierung von Erfahrung als auch die Funktion der Abwehr machen unmittelbar die Bedeutung der Phantasietätigkeit für das Erleben in traumatischen Situationen wie auch für deren Verarbeitung offensichtlich. Der Film »Das Leben ist schön« (Originaltitel: »La vita è bella« von Roberto Benigni aus dem Jahr 1997) ist hierzu ein eindrückliches Beispiel.

Im Film wird gezeigt, wie ein Vater seinen Sohn im Konzentrationslager zu beschützen und ihn vor der grauenvollen Realität zu bewahren versucht, indem er ihm erzählt, der Aufenthalt sei ein kompliziertes Spiel, dessen Regeln sie genau einhalten müssten, um am Ende als Sieger einen echten Panzer zu gewinnen. Hierbei versucht der Vater alles Mögliche, um für seinen Sohn die Fassade der Täuschung aufrechtzuerhalten. Mittels dieser Umdeutung gelingt es tatsächlich, dass der Junge das Leben im Konzentrationslager psychisch relativ unbeschadet übersteht.

Aber auch nach traumatischen Erfahrungen können Phantasien dazu verhelfen, einen Umgang mit traumatischen Affekten zu finden. Zum Beispiel kann die Ausstattung der eigenen Selbstrepräsentanz und der Repräsenz einer wichtigen Bezugsperson mit außergewöhnlicher Macht dazu dienen, sich vor Hilflosigkeit und Ohnmacht zu schützen. Wie man sich solche Omnipotenzphantasien, bezogen auf das Selbst, vorstellen kann, illustriert folgendes Beispiel: Eine Patientin, die von ihrer Stiefmutter schwere körperliche Gewalt erfahren hatte, berichtete folgende Phantasie: »Es war in der Räucherkammer: die Idee war, dass ich als ganz dünner Faden durch das Loch im Schornstein entfliehen konnte, obwohl ich körperlich in der Räucherkammer war, dass ich selber gar nicht da war, dass sie mich trotzdem nicht festhalten konnte. Jedes Mal, wenn ich daran denke, ist es nicht mehr Angst, sondern ein Triumph, dass ich trotz allem nicht dablieb, obwohl sie dachte, sie habe Macht über mich. Aber was wirklich geschah, als ich eingesperrt war, da war es umgedreht: Empörung und Hass gegen die Stiefmutter zuerst. Ich wurde eingesperrt, da ich mich wehren wollte. Erst nachher kam die unheimliche Angst: Ich dachte, ich wäre tot, dass niemand mehr merken könnte, dass ich überhaupt existierte. Da war nichts Befriedigendes dabei, nur in der Phantasie im Nachhinein, dass ich wegkäme.«

Die Ausstattung einer wichtigen Bezugsperson (die Mutter, die gestorben war, als die Patientin fünf Jahre alt war) mit außergewöhnlichen Kräften drückte diese Patientin mit folgender Phantasie aus:

»In der Phantasie ist meine Mutter nicht tot. Sie sitzt oben auf einem Stern, ganz groß, ganz lebendig. Die Augen sind glühend, ihr Haar ist sehr dunkelschwarz und strömt durch das All. Es ist, als ob sie große Teile des Alls einnimmt, und sie sieht alles. Sie ist die wirklich Mächtige. Sie gibt die Macht. Sie ist wie eine Verbündete. Aber sie konnte auch nichts tun, als sie lebte. Beide mussten erst den Tod erfahren, bevor es überhaupt klar wurde, was zu tun sei. Dass sie, so wie sie war, auch nicht mächtig genug war. Es ist, als ob ich in der Phantasie etwas Neues erschüfe, was viel mächtiger wäre, nicht nur das, sondern das viel böser ist.« In ihrer Phantasie machte sie sich und die Mutter mächtiger als die Stiefmutter, vor deren Gewalttätigkeit sie sich so sehr gefürchtete hatte.

Phantasien können, wie die Beispiele verdeutlichen, der Abwehr von Ohnmacht und Hilflosigkeit dienen, aber auch das Sicherheitsgefühl wiederherzustellen, indem das eigene Selbstbild und das Bild wichtiger Bezugspersonen mit außergewöhnlichen Kräften versehen werden. Ulman und Brothers gehen noch einen Schritt weiter. Sie postulieren, dass die unbewusste Bedeutung realer Ereignisse Traumata verursachen kann, weil narzisstische Phantasien zerstört werden. Sie definieren Trauma dementsprechend als »a real occurrence, the unconscious meaning of which so shatters central organizing fantasies that self-restitution is impossible« (Ulman & Brothers, 1988, S. 3). Das eigentliche Trauma ist nach ihrer Definition damit der Verlust der Vorstellung tragender innerer Beziehungen, sogenannter narzisstischer Phantasien. Was genau mit diesem Begriff gemeint ist, hat der Selbstpsychologe Heinz Kohut ausgearbeitet:

Dem Grundgefühl, sich auf seine Umwelt abstützen zu können und sich auf die eigenen Fähigkeiten verlassen zu können, liegen Vorstellungen zugrunde, die Kohut als zwei Typen narzisstischer – das Selbstwertgefühl stützender – Phantasien beschreibt (Kohut, 1971): Größenselbstvorstellungen, wie zum Beispiel die Phantasie, einzigartige Attribute oder magische Kräfte zu haben – sowie idealisierte Elternimagines (z. B. das Gefühl, eins mit einer machtvollen Person zu sein oder einen mit einzigartigen Kräften ausgestatteten Beschützer zu haben). Diese beiden Formen narzisstischer Phantasien bilden sich im Laufe der ersten Lebensjahre und müssen im Laufe der Entwicklung modifiziert und altersentsprechend in die Persönlichkeit integriert werden. Sie sind die Grundlage für ein gesundes Selbstvertrauen. Und genau diese Phantasien werden durch Traumata zerstört (Ulman & Brothers, 1988). Dementsprechend geht es bei der Traumaverarbeitung darum, diese Phantasien wieder aufzubauen, um ein grundlegendes Sicherheitsgefühl zurückzugewinnen.

7.2 Phantasien als Untergruppe mentaler Repräsentationen

Neben dem Inhalt und der Funktion von Phantasien ist bedeutsam, welche Komponenten unbewusste, aber auch bewusste Phantasien beinhalten. Mit dieser Frage hat sich Anne Erreich lange Jahre beschäftigt. Anne Erreich versteht unbewusste Phantasien als eine Untergruppe mentaler Repräsentationen, was mit meinen vorangegangenen Überlegungen gut in Einklang gebracht werden kann. »Sie ermöglichen die Repräsentation jener Aspekte des psychischen Lebens, die für die psychoanalytische Arbeit von zentraler Bedeutung sind, nämlich die Überzeugungs-/Wunschaussagen des Individuums, in denen all die Wünsche, Konflikte, Affekte und Abwehrmodi enthalten sind, die unsere Beziehungen zu uns selbst und zu anderen Menschen widerspiegeln« (Erreich, 2016, S. 493). Nach Erreich umfasst eine unbewusste Phantasie immer eine zutreffende, wirklichkeitsgetreue Wahrnehmung der Umwelt, die aufgrund des Entwicklungsstands des Kindes oder regressionsbedingt fehlinterpretiert werden kann. Eine weitere Komponente ist nach Erreich das Wunschdenken des Individuums, das – wie bereits Freud hervorgehoben hat[26] – bei der Phantasiebildung eine zentrale Rolle spielt. Die genannten Komponenten einer unbewussten Phantasie werden im Folgenden am Beispiel des »Traumakompensatorischen Schemas« (Fischer & Riedesser, 1998) veranschaulicht.

Das Traumakompensatorische Schema

Gottfried Fischer und Peter Riedesser fassen die Überlebensstrategien, die Menschen nach traumatischen Erfahrungen entwickeln, mit dem Begriff des »Traumakompensatorischen Schemas« (TKS) zusammen (Fischer & Riedesser, 1998). Wie im ersten Kapitel bereits ausgeführt, umfasst es subjektive Phantasien, die Antwort auf folgende Fragen geben:

- Wie kam das traumatische Ereignis zustande? Wer oder was hat es verursacht?
- Wie kann eine Wiederholung in Zukunft verhindert werden?
- Wie kann das Trauma, die eingetretene seelische Verletzung, geheilt werden?

Die erste Frage betrifft die Suche nach der Ursache des Traumas, den ätiologischen Aspekt. Die zweite Frage, die Frage nach der Prävention, steht immer in engem Zusammenhang mit der Beantwortung der ersten Frage. Entsprechend der eigenen Erklärung, warum gerade mir dies zugestoßen ist, versuchen Traumabetroffene, in Zukunft diese Ursache zu vermeiden. Mit der dritten Frage wird versucht, die Heilungstheorie des Traumatisierten zu erfassen (therapeutischer oder reparativer Aspekt). Ich möchte ein Fallbeispiel vorstellen, das die Phantasien zu den drei genannten Fragen verdeutlicht.

26 Aus psychoanalytischer Sicht wird das Auftreten von Phantasien erwartet, wenn Triebe nicht in der Realität ausgelebt werden können. Die Phantasie stellt nach Sigmund Freud dann sozusagen ein Ventil zur Triebbefriedigung dar.

Eine junge Frau Mitte 20, ich nenne sie Frau S., hatte meine Adresse vom Nottelefon für vergewaltigte Frauen erhalten. Vor ca. einem Jahr sei sie überfallen worden und knapp einer Vergewaltigung entgangen. »Ich wurde vor der Haustür meiner Mutter von einem Mann plötzlich angegriffen. Er schlug auf mich ein und sagte, dass ich jetzt dran sei, dass er mich vergewaltigen werde. Ich schrie und schlug in Panik um mich«, berichtete sie sachlich, emotionslos. Ihre Mutter hätte sofort reagiert, das Fenster aufgerissen und die Polizei gerufen. Der Täter flüchtete und wurde einige Stunden später von der Polizei aufgegriffen. Später erfuhr sie, dass sie nicht das erste Opfer dieses Mannes war, sondern vor ihr drei weitere Frauen von ihm geschlagen und misshandelt worden waren. Sie berichtet weiter, dass sie wenige Wochen nach diesem Erlebnis für einen einjährigen Sprachaufenthalt nach Italien fuhr. Während ihres Italienaufenthalts sei es ihr tatsächlich besser gegangen, aber seit der Rückkehr in die Schweiz seien auch ihre Ängste und körperlichen Beschwerden wieder aufgetreten, die unmittelbar nach dem Überfall ihr ein normales Leben unmöglich gemacht hatten. Sie litt zum Zeitpunkt unseres ersten Gesprächs an Schlaf- und Essstörungen, starken Ängsten sowie Kopf- und Magenschmerzen. In ihren Gefühlen schwankte sie zwischen Sinnlosigkeitsgefühlen und Apathie, die plötzlich in maßlose Wut, über das, was ihr angetan worden war, umschlagen konnten. Sie berichtete, dass sie zwar nicht mehr diese schlimmen Albträume habe, wie in den ersten Wochen nach diesem schrecklichen Ereignis, aber wenn sie zum Beispiel Geräusche in der Nacht höre oder einen Mann auf der Straße sehe, der sich ähnlich wie der Täter bewege, fühle sie sich wie gelähmt, von Ängsten überwältigt.

Seit dem Überfall sei auch ihr Selbstvertrauen verschwunden. Vor allem im Studium spüre sie die Folgen ihrer Selbstzweifel: »Ich glaube, ich bin dumm geworden«, bemerkte sie zu ihren Lernstörungen. Sie könne nicht mehr denken und habe Angst, sich in irgendeiner Form zu exponieren, wie zum Beispiel sich aktiv an Diskussionen zu beteiligen oder ein Referat zu halten. »Das war vor dem Überfall nicht so«, stellte sie bitter fest, »ich hatte bisher keine Schwierigkeiten im Studium und habe aktiv bei verschiedenen von Studenten lancierten Projekten mitgearbeitet.«

Im Gespräch mit mir wurde deutlich, dass Frau S. die Phantasie entwickelt hatte (der ätiologische Aspekt des Traumakompensatorischen Schemas), dass sie überfallen wurde, weil sie zu sehr auffiel. Sie behauptete: »Weil ich eine rote Hose trug, ist der Täter mir gefolgt.«

Als präventive Strategie vermied sie dementsprechend, sich in irgendeiner Form zu exponieren. Diese Vermeidungsstrategie brachte sie in ihrer Ausbildung in ernste Schwierigkeiten. In ihrem Studium war sie nicht mehr in der Lage, einen Vortrag zu halten oder sich aktiv an Diskussionen zu beteiligen.

Ihre Heilungstheorie war in den ersten Monaten nach dem Überfall, dass räumliche Distanz ihr helfe, den Überfall zu überwinden.

Wenn wir versuchen, die Aspekte des Traumakompensatorischen Schemas den Komponenten und Funktionen zuzuordnen, die Anne Erreich unbewussten Phantasien zuschreibt, dann können folgende Aussagen gemacht werden:

Nach Erreich enthält eine unbewusste Phantasie immer eine zutreffende, wirklichkeitsgetreue Wahrnehmung der äußeren Realität: Frau S. trug zum Zeitpunkt des Überfalls eine rote Hose, und der Täter war ihr gefolgt. Diese Tatsache wurde aber von ihr regressionsbedingt fehlinterpretiert: »Wenn man auffällt, sich exponiert, geschieht etwas Schreckliches.«

Eine weitere Komponente einer unbewussten Phantasie ist das Wunschdenken des Individuums, das bei der Phantasiebildung eine zentrale Rolle spielt. Bei Frau S. war dies der Wunsch, gesehen zu werden. Wie im Verlauf ihrer Therapie deutlich wurde, war für Frau S. der Wunsch aufzufallen, Beachtung zu erfahren, bereits vor dem Überfall sehr konfliktbeladen. Frau S. hatte eine sehr schwierige Beziehung zu ihrem Vater. Er ertrug nicht, dass sie klüger war als er. Wenn sie während ihrer Schulzeit zum Beispiel eine gute Note nach Hause gebracht hatte, kritisierte er sie und warf ihr vor, dass sie nicht die Bestnote erreicht habe. Die Phantasie, »sich kompetent und selbstbewusst zu zeigen, bedeutet, kritisiert und bestraft zu werden«, war bei Frau S. also bereits vor dem traumatischen Ereignis vorhanden und bestimmte folgend die Verarbeitung der traumatischen Erfahrung.

Sich wegen ihres »Auffallens« anzuklagen, hatte auch die Funktion, die Ablehnung durch ihren Vater als selbstverschuldet in dem Sinne umzudeuten: Wenn sie nicht durch ihre Kompetenzen aufgefallen wäre, hätte der Vater sie nicht entwertet, sondern unterstützt und geliebt.

Vom pathogenen Faktor zur salutogenetischen Strategie

Ein traumakompensatorisches Schema ist eine Überlebensstrategie. Es geht in der Behandlung deshalb darum, wie die Funktion des Traumakompensatorischen Schemas erhalten und gestärkt werden kann, aber die Mittel gegebenenfalls verändert werden könnten. Dementsprechend war die Aufgabe in der Behandlung von Frau S., dass ihre Bewältigungsstrategie in dem Sinne modifiziert wird, dass deren Schutzfunktion beibehalten wurde, aber sie nicht schädigte. Um schädigende Bewältigungsstrategien in entwicklungsförderliche Haltungen umformen zu können, gehen Fischer und Riedesser (1998) von folgendem Dreischritt aus:

Schritt 1: Validierung der bisherigen Strategie
Schritt 2: Aufzeigen von Nachteilen
Schritt 3: Stärkung und Differenzierung der Strategie

Gehen wir zurück zum Fallbeispiel, zu Frau S. Bei ihr beinhaltete der beschriebene Dreischritt folgende Interventionen:

AD 1 Die Validierung der Strategie entspricht dem, was Anne Erreich bei der Phantasietätigkeit als zutreffende, wirklichkeitsgetreue Wahrnehmung der äußeren Realität beschreibt. Frau S. trug zum Zeitpunkt des Überfalls eine rote Hose, und der Täter war ihr gefolgt. Wie Frau S. sich den Überfall erklärte, und dass diese Erklärung ihr Verhalten nach wie vor bestimmte, war ihr nicht bewusst. Ihr Problem, keine Vorträge halten zu können oder sich in Diskussionen nicht mit ihrer Meinung einbringen zu können, hatte sie zuvor nicht mit dem traumatischen Ereignis in Verbindung gebracht. Diese Verknüpfung herzustellen, hat in der Regel eine entlastende Wirkung, auch für Frau S. Sie verstand nun, warum sie sich so »unlogisch« – wie sie es ausdrückte – verhielt. Ihr vordergründig sinnloses Handeln hatte einen Grund erhalten.

AD 2 Der zweite Schritt, das Aufzeigen von Nachteilen der gewählten Bewältigungsstrategie, war für Frau S. offensichtlich. Sie hatte sich ja wegen ihrer Schwierigkeiten im Studium bei mir gemeldet. Diese Intervention wendet sich an den gesunden Teil der Patientin. Das Aufzeigen von Nachteilen soll die Realitätswahrnehmung stärken und regressionsbedingte Fehlinterpretationen in Frage stellen.

AD 3 Der dritte Schritt, die Stärkung und Differenzierung der Strategie, beinhaltet den Einbezug und die Deutung von unbewussten Wünschen und die Auflösung der Abwehr. Während mit dem ersten Interventionsschritt, der Validierung der Strategie, die Abwehr der Patientin gestützt und gewürdigt wird, soll mit Schritt 3 ermöglicht werden, dass die Abwehr gelockert und schließlich aufgegeben werden kann.

Frau S. hatte nach dem Überfall die Angst entwickelt, sich vor einer Gruppe als kompetente Frau zu präsentieren, und konnte deshalb ihre Leistungsnachweise im Studium nicht mehr erbringen. Um ihr Studium fortsetzen zu können, musste sie jedoch ihr Wissen zeigen können. Doch genau davor hatte sie panische Angst. Um ihre Angst vor ihrem ›gefährlichen‹ Wunsch zu mildern, besprach sie mit mir, welche Rahmenbedingungen sie braucht, um ihr Wissen einbringen zu können. In der Folge suchte sie den Kontakt zu einer Dozentin, in deren Lehrveranstaltung ein Vortrag verlangt wurde. Sie schilderte ihr ihre Schwierigkeit und handelte mit ihr Bedingungen aus, die ihr ermöglichten, die notwendigen Leistungsnachweise in anderer Form zu erbringen. Damit hatte Frau S. bereits ihr Traumakompensatorisches Schema modifiziert. Sie zeigte Präsenz, indem sie mit ihrer Dozentin über ihre Schwierigkeit sprach.

7.3 Differenzierung von Phantasien nach Symbolisierungsstufen

Wenn Erinnerungen an traumatische Geschehnisse nach Symbolisierungsstufen differenziert werden können, dann müsste das Gleiche auch für den Ausdruck von unbewussten Phantasien gelten. Um die Frage zu beantworten, ob das Traumakompensatorische Schema durch die im Trauma-Verarbeitungsprozess aktualisierten Symbolisierungsstufen bestimmt wird, beziehe ich mich wiederum auf den Behandlungsverlauf von Frau S. Ich möchte einige Etappen ihrer Verarbeitung des Überfalls in Erinnerung rufen.

Nach dem Überfall reiste die Patientin für einen einjährigen Sprachaufenthalt nach Italien. Sie versuchte, über Vermeidung sich vor traumatischen Affekten zu schützen. Ihr Traumakompensatorisches Schema – »sich nicht exponieren dürfen« – drückte sie in dieser ersten Verarbeitungsphase über räumliche Distanz aus.

Nach ihrer Rückkehr begannen ihre Studienschwierigkeiten. Sie konnte vor ihren MitstudentInnen keine Vorträge halten oder sich in Diskussionen mit ihrer Meinung einbringen. Ihr »sich nicht exponieren dürfen« zeigte sich in dieser Phase der Traumaverarbeitung in zwischenmenschlichen Beziehungen.

In der Folge wurde mittels der Therapie dann deutlich, dass ein ungelöster Konflikt mit ihrem Vater die Verarbeitung des Überfalls geprägt hatte. Der Neid ihres Vaters stand im Zusammenhang mit ihrem Über-Ich-Gebot, sich nicht kompetent zeigen zu dürfen, da sie sonst entwertet und abgelehnt würde. Die Verarbeitung des Überfalls konnte in der letzten Behandlungsphase damit intrapsychisch geleistet werden, anstatt den Konflikt immer wieder interpersonell zu agieren.

Im beschriebenen Behandlungsverlauf veränderte sich die Form des Ausdrucks von Phantasien: zuerst räumlich dargestellt, dann interpersonell agiert und schließlich als intrapsychische Konfliktdynamik. Wie zuvor ausgeführt, zeigte sich die gleiche Abfolge im Umgang mit Erinnerungen an traumatische Erfahrungen. Wie postuliert, bestimmt die Symbolisierungsstufe nicht nur, wie Erinnerungen zum Ausdruck gebracht werden, sondern auch, in welcher Form Phantasien zur Darstellung kommen.

7.4 Hinweise für die Behandlungstechnik im Umgang mit Phantasien bei der Traumabearbeitung

Die Form, wie das Traumakompensatorische Schema zum Ausdruck gebracht wird (räumlich, interpersonell, intrapsychisch) ist zentral für die Behandlungstechnik. Die Interventionsebene muss der Symbolisierungsstufe angepasst sein. Je niedriger die Symbolisierungsstufe, desto deutlicher tritt auch hier die Notwendigkeit hervor, den Handlungsaspekt der Deutung zu berücksichtigen. Anders gesagt, sind verbale Deutungen dann kontraindiziert, wenn präsymbolische Formen der Repräsentation den Behandlungsprozess prägen. Diesen Sachverhalt meint vermutlich Antonio Ferro, wenn er darauf hinweist, dass die Deutung auf derselben Kommunikationsebene erfolgen muss, die der Patient nutzt. »Dies gewährleistet, dass all die semantischen Übergänge, die der Patient suggeriert, tatsächlich aufgenommen werden« (Ferro, 2003, S. 242).

Wie am Beispiel des Traumakompensatorischen Schemas ebenfalls deutlich geworden ist, wird eine Beschränkung auf das Hier und Jetzt dieser Patientengruppe nicht gerecht. Wie Werner Bohleber bin auch ich der Auffassung, dass die Aufdeckung des realen Traumas und der dazugehörigen Affekte durch rekonstruktive Deutungen notwendig ist, um Phantasien und traumatische Realität zu entflechten (Bohleber, 2018). Erfahrungen als Phantasien abzutun, verstärkt bei dieser Patientengruppe die Abwehr gegen die Wahrnehmung der traumatischen Erfahrung und verhindert damit den Verarbeitungsprozess. Eine Beschränkung allein auf die Übertragung und Gegenübertragung im Hier und Jetzt kann sogar retraumatisierend wirken, da das traumatische Ereignis und Phantasie nicht voneinander abgegrenzt werden. Zum Beispiel können so irrationale, unberechtigte Schuldgefühle des Traumatisierten verstärkt werden, und die ohnehin bestehende Schwierigkeit, nicht zwischen Selbst- und Objektrepräsentanzen unterscheiden zu können, wird verschärft.

Der alte Konflikt, wie er durch Sigmund Freud und Pierre Janet personifiziert wird – ob die äußere oder die innere Realität für die Entstehung psychischer Störungen ausschlaggebend ist –, kann nicht zugunsten einer Position entschieden werden. Wie aufgezeigt, braucht es sowohl die Anerkennung der traumatischen Realität als auch die Bearbeitung der subjektiven Phantasien, die die Wahrnehmung der Realität erschweren, aber auch der Realität eine Bedeutung geben, die es zu erarbeiten gilt.

Zusammenfassung

Unbewusste und bewusste Phantasien spielen eine zentrale Rolle bei der Traumaverarbeitung. Phantasien können der Abwehr von Ohnmacht und Hilflosigkeit dienen, aber auch das Selbstwertgefühl stützen und ein basales Sicherheitsgefühl wiederherstellen, indem zum Beispiel das eigene Selbstbild und das Bild wichtiger Bezugspersonen mit außergewöhnlichen Kräften ausgestattet werden. Ulman und Brothers stellen die Hypothese auf, dass das eigentliche Trauma die Zerstörung narzisstischer Phantasien ist, der Verlust der Vorstellung tragender innerer Beziehungen (Ulman & Brothers, 1988).

Um die Wechselwirkung zwischen äußerer und innerer Realität und deren Ausdruck im Behandlungssetting zu erfassen, beziehe ich mich auf Anne Erreichs Definition der unbewussten Phantasie. Sie versteht »unbewusste Phantasien« als eine Untergruppe mentaler Repräsentationen, die folgende Komponenten enthalten:

- eine zutreffende, wirklichkeitsgetreue Wahrnehmung der Umwelt, die aufgrund des
- Entwicklungsstands des Kindes oder regressionsbedingt fehlinterpretiert werden kann
- das Wunschdenken des Individuums, das bei der Phantasiebildung eine zentrale Rolle spielt

Welche Bedeutung den genannten Komponenten unbewusster Phantasien im Integrationsprozess traumatischer Erfahrungen zukommt und wie sie symbolisierungsstufenspezifisch zum Ausdruck gebracht werden, wurde am Beispiel des Traumakompensatorischen Schemas erläutert. Das Traumakompensatorische Schema zeigt sich zu Beginn des Trauma-Integrationsprozesses über räumliche

Distanzierung, dann in der Interaktion mit anderen Menschen und schließlich als intrapsychisches Geschehen. Die Form, wie es zum Ausdruck gebracht wird (räumlich, interpersonell, intrapsychisch), ist bestimmend für die Behandlungstechnik. Die Interventionsebene muss auch hier der Symbolisierungsstufe angepasst sein. Abschließend bleibt zu erwähnen, dass eine Behandlungstechnik, die sich auf das Hier und Jetzt beschränkt, traumatisierten Patienten nicht gerecht wird. Es braucht sowohl die Aufdeckung des realen Traumas und der dazugehörigen Affekte durch rekonstruktive Deutungen als auch die Bewusstwerdung von Phantasien, um traumatische Erfahrungen psychisch zu integrieren.

Zusammenfassung der Untersuchungsergebnisse von Teil II

Die Verarbeitung traumatischer Erfahrungen wird als Dezentrierungsprozess beschrieben, der mit fortschreitender Entwicklung einen größeren Abstand zum eigenen Erleben erlaubt und auf einer höheren Reflexionsstufe stattfindet. Mit zunehmender Dezentrierung zeigt sich auch eine zunehmende Verinnerlichung des Verarbeitungsprozesses. Die unterschiedlichen Stufen, die in diesem Prozess durchlaufen werden, zeichnen sich durch aufeinander aufbauende Symbolisierungsniveaus des traumatischen Geschehens, durch eine besondere Folge von Abwehrmechanismen sowie stufenspezifische Widersprüche und Phantasien aus, die sich zuerst über räumliche Distanzierung, folgend als interpersonelle Konflikte und schließlich als intrapsychisches Geschehen verdeutlichen. Gemäß dieser Betrachtungsweise sollten Konflikte und die damit einhergehenden Phantasien nicht nur inhaltlich verstanden und gedeutet werden, sondern auch deren Symbolisierungsstufe berücksichtigt werden in dem Sinne, dass sich die Behandlungstechnik der aktuell im Behandlungsprozess dominierenden Symbolisierungsstufe anpassen muss.

Im Folgenden werden die Untersuchungsergebnisse aus meinen vorangehenden Überlegungen in einem Modell zusammengefasst.

Zur Repräsentation traumatischer Erfahrungen

Im ersten Teil der vorliegenden Arbeit steht die Frage im Mittelpunkt, wie die Wahrnehmung einer als überwältigend erlebten äußeren Realität im Trauma-Verarbeitungsprozess schrittweise repräsentiert wird. In Anlehnung an Anna Aragno unterscheide ich zwischen sechs Symbolisierungsstufen, die die Transformation des traumatischen in ein repräsentierbares Geschehen beschreiben. Die jeweils erreichte Symbolisierungsstufe ist dafür ausschlaggebend, wie Erinnerungen an traumatische Ereignisse zum Ausdruck gebracht werden, welche Abwehr dominiert, was abgewehrt werden muss und welche Form der Gegenübertragung vorherrscht.

Auf **Stufe 1** zeigen sich Erinnerungsspuren traumatischer Erfahrungen in Form von Körpersymptomen. Abgewehrt wird der gesamte traumatische Erlebniskomplex. Auch die Gegenübertragung wird körperlich erlebt.

Stufe 2 ist durch das Traumaschema gekennzeichnet, das heißt durch die Affekte und ersten Reaktionstendenzen in traumatischen Situationen. Der Selbstbezug zum gesamten traumatischen Erlebniskomplex kann noch nicht hergestellt werden. Der Traumabericht des Patienten bzw. der Patientin versetzt den Therapeuten/die Therapeutin in den gleichen physischen Zustand, wie er vom Patienten bzw. von der Patientin in der traumatischen Situation erlebt wurde.

Auf **Stufe 3** sind bewusste Erinnerungen an traumatische Erfahrungen möglich. Abgespalten bleiben traumatische Affekte, die über die traumatisierende Übertragung mitgeteilt und über die projektive Identifikation zu integrieren versucht werden. Der Selbstbezug zu diesen Affekten ist nicht vorhanden und kann erst über die Milderung dieser Affekte »im« Therapeuten bzw. »in« der Therapeutin hergestellt werden. Mit dem Zugang zu zuvor abgespaltenen Affekten wird die subjektive Bedeutung der traumatischen Erfahrung fassbar.

Auf **Stufe 4** sind Erinnerungen und die damit einhergehenden Gefühle nicht oder selektiv mit Selbst- und Objektrepräsentanzen verknüpft. Dominierender Abwehrmechanismus ist die Spaltung in »nur gut« und »nur böse«, wenn die Verschmelzung mit negativen Täteranteilen dominiert und damit die Wahrnehmung der subjektiven Bedeutung der traumatischen Situation verhindert wird. Der Selbstbezug zu symbolisierten traumatischen Erfahrungen ist dementsprechend nur in einem Teilselbst möglich. Über die Gegenübertragung werden Übertragungsmuster fassbar, die einem Teilselbst des Patienten entsprechen.

Auf **Stufe 5**, wenn die Kohärenz des Selbst erhalten bleibt, finden wir den Ausdruck von intrapsychischen Konflikten, die aufgrund traumatischer Erfahrungen entstanden sind oder verschärft wurden. Ein Narrativ der eigenen Traumageschichte ist möglich, wird aber durch Konflikte in der Form geprägt, dass selektiv erinnert wird oder Gefühle abgewehrt bleiben. Der Selbstbezug zu bestimmten Gefühlen ist dementsprechend nicht vorhanden. Übertragungsformen, wie sie bei getrennten Selbst- und Objektrepräsentanzen beschrieben werden, prägen die Gegenübertragung.

Erst die Lösung der Konflikte und damit die bewusste Wahrnehmung von zuvor abgewehrten Wünschen ermöglicht schließlich ein vollständiges Narrativ der eigenen Traumageschichte (**Stufe 6**). Das Nachdenken über das eigene Selbst und über das vermutete Innenleben anderer, auch des Täters, ist möglich geworden. Das eigene Erleben kann auf dem Hintergrund der eigenen Geschichte verstanden werden.

Veränderungstheorie

Im zweiten Teil der vorliegenden Arbeit beschäftige ich mich mit der Frage, wie der Übergang von einer zur nächsthöheren Symbolisierungsstufe möglich wird. Mit dieser Frage ist das übergreifende Thema verknüpft, welche Transformationslogik Veränderungsschritten in einer Psychotherapie zugrunde liegt.

Aufhebung von Blockaden durch Ebenendifferenzierung

Um zu verstehen, wie Veränderungsschritte in einer Psychotherapie möglich werden, beziehe ich mich in einem ersten Schritt auf Thomas Kesselring. Kesselring geht der Frage nach, welche psychischen Ausgangsbedingungen als Auslöser für Entwicklungsschritte fungieren könnten. Er stellt die Hypothese auf, dass auf allen Entwicklungsstufen Antinomien Entwicklungsschübe auslösen. Eine Antinomie definiert er über zwei Eigenschaften:

1. Eine Antinomie weist immer eine Selbstbeziehung und deren Negation auf.
2. Antinomien entstehen durch Vermischung verschiedener Ebenen.

Um eine Antinomie zu lösen, schlägt er dementsprechend die Differenzierung verschiedener Ebenen vor.

Ich habe versucht, Kesselrings Überlegungen auf den Prozess der Traumaintegration zu übertragen. Anhand des Behandlungsverlaufs einer schwer traumatisierten Patientin habe ich aufgezeigt, dass drei Antinomien den Behandlungsverlauf stagnieren ließen.

Antinomie I

In einer frühen Phase der Traumabearbeitung zeigt sich eine Vermischung von traumatischer Situation und **Stufe 1 und 2** (Körpersymptomen und Traumaschema).

Die Differenzierung zwischen diesen beiden Stufen ermöglicht den Übergang zur übergeordneten **Stufe 3** (die bewusste Erinnerung an traumatische Situationen, wo die zeitliche Einordnung des traumatischen Geschehens möglich ist und das Erlebte auch in Worte gefasst werden kann).

Sich gegenseitig negierende und zugleich implizierende Seiten zeigen sich hier einerseits als Intrusionen (z. B. Flashbacks), andererseits als fehlende Erinnerung an traumatische Geschehnisse.

Auf Stufe 1 und 2 ist der Selbstbezug nicht vorhanden. Es liegt noch ein weitgehend geschlossener Situationskreis vor, wo eine instinktregulierte Relation zwischen Wahrnehmung und Handlung vorherrscht. Erst mit der Unterscheidung zwischen traumatischer Situation und Traumaschema wird der Übergang zu einer übergeordneten Stufe möglich, der Repräsentation der Handlung. Flashbacks werden als solche erkannt und können als eigene Bilder und Gefühle vergangener Erfahrung verstanden werden.

Um **Antinomie I** aufzulösen, werden als Behandlungsziele die zeitliche Orientierung, die Milderung der Affekte, die Integration abgespaltener Anteile und die Erarbeitung der subjektiven Bedeutung traumatischer Situationen genannt.

In einer folgenden Phase der Traumaverarbeitung kann wiederum eine Antinomie den Verarbeitungsprozess blockieren:

Antinomie II

Die Vermischung von **Stufe 3** (bewusster Erinnerung an traumatische Situationen) und **Stufe 4** (Repräsentanz des Täters).

Die Differenzierung zwischen diesen beiden Stufen ermöglicht die übergeordnete **Stufe 5**, auf der die Kohärenz des Selbst erhalten bleibt. In dieser Behandlungsphase stellt sich für Patienten die Aufgabe, einerseits die Taten des Täters in ihrer subjektiven Bedeutung zu erkennen, aber andererseits auch Empathie für den eigenen Wunsch aufzubringen, die Bindung zum Täter nicht zu gefährden.

Um **Antinomie II** aufzulösen, steht als Behandlungsziel die Auflösung der Verschmelzung mit negativen Täteranteilen im Vordergrund.

Ist Antinomie II aufgehoben, kann eine weitere Antinomie zur Stagnation des Trauma-Integrationsprozesses führen:

Antinomie III

Die Vermischung von **Stufe 5** (Wünschen) und **Stufe 6** (Über-Ich-Geboten).

Die Unterscheidung dieser beiden Stufen ermöglicht die übergeordnete Stufe, auf der ein vollständiges Narrativ der eigenen Traumageschichte möglich geworden ist. Die eigenen Gefühle werden auf dem Hintergrund der eigenen Traumageschichte verständlich – aufgrund der situativen Bedingungen, in dem sie entstanden sind.

Als Behandlungsziele zur Auflösung von **Antinomie III** werden der Zugang zu unbewussten Wünschen und die Klärung von Über-Ich-Regeln empfohlen.

Anzumerken bleibt, dass die in den drei Antinomien aufgeführten Stufen nicht den im vorangehenden Kapitel ausgearbeiteten Ausdrucksformen traumatischer Erfahrungen entsprechen müssen. Was als Ausdrucksformen traumatischer Erfahrungen beschrieben wird, ist bereits Resultat einer Abwehr. Zum Beispiel zeichnet sich Stufe 3 dadurch aus, dass Affekte abgespalten sind. Die bewusste Erinnerung, wie sie Ausgangspunkt für Antinomie II ist, ist aber erst nach der Auflösung der Affektabwehr möglich. Diese ist Bedingung, damit überhaupt Antinomie II entsteht.

Dialektische Lösung von Widersprüchen

Um die in den beschriebenen Antinomien genannten Widersprüche aufzulösen, führte ich in einem zweiten Schritt das Allgemeine Dialektische Veränderungsmodell (ADVM) von Gottfried Fischer ein. Auch bei Fischer hat der Antinomiebegriff eine zentrale Bedeutung. Anders als Kesselring, der die Negation der Selbstbeziehung in den Vordergrund stellt und die Ebenenentmischung als Lösung einer Antinomie vorschlägt, betont Fischer die Bedeutung des Widerspruchs. Er geht vom Konzept des »unbewussten Begriffs« aus – der Annahme, dass in jedem Begriff bereits das Gegenteil enthalten ist –, um in der Therapie den zentralen Widerspruch, der das Erleben des Patienten bestimmt, zu erfassen. Die beiden Pole des Widerspruchs bezeichnet Fischer durch die Anfangs- und Endbuchstaben (A vs. Z) des Alphabets.

In **Antinomie I,** der Vermischung von erstens traumatischer Situation und zweitens Stufe 1 und 2 (Körpersymptomen und Traumaschema, u.a. Flashbacks der traumatischen Situation) sind folgende gegensätzliche Pole erkennbar:

A: »Intrusionen« versus Z: »Vermeidung«

In dieser ersten Phase der Traumabearbeitung, wenn der gesamte traumatische Erlebniskomplex noch abgespalten ist oder es zur Affektüberflutung kommt, zeigt sich der genannte Widerspruch als räumliches Distanznehmen. Betroffene meiden zum Beispiel Situationen, Personen oder Orte, die sie an traumatische Geschehnisse erinnern, um nicht erneut von Affekten überflutet zu werden.

Interventionen sollten der Symbolisierungsstufe angepasst sein und dementsprechend die Handlungsebene miteinbeziehen, um vom Patienten verstanden zu werden und wirksam zu sein.

In **Antinomie II,** der Vermischung von erstens Stufe 3 (bewusster Erinnerung an traumatische Situationen) und zweitens Stufe 4 (Repräsentanz des Täters), bestimmt der Widerspruch zwischen A: »innerer Beziehungsverlust« versus Z: »Verschmelzung« die Prozessdynamik.

Sich abzugrenzen bedeutet – vor allem bei Beziehungstraumata –, die Verbindung zu einer zentralen Bezugsperson verloren zu haben und in Gefühle tiefer Einsamkeit zu fallen. Abhängig zu sein heißt dagegen, erneut traumatisiert zu werden. Hier zeigt sich der Widerspruch als interpersonelles Geschehen.

Auf dieser Stufe ist es möglich, Interventionen zu geben, die die Regulation in zwischenmenschlichen Beziehungen betreffen.

In **Antinomie III,** der Vermischung von erstens Stufe 5 (Wünschen) und zweitens Stufe 6 (Über-Ich-Geboten), kommt der Widerspruch dementsprechend mit folgenden gegensätzlichen Polen zum Ausdruck:

A: »Wünsche« versus Z: »Über-Ich-Regeln«

Aufgrund von Über-Ich-Geboten ist der Selbstbezug zu bedrohlichen Wünschen nicht vorhanden. Der beschriebene Widerspruch zeigt sich hier als intrapsychische Konfliktdynamik.

Interventionen sollten sich hier auf die intrapsychische Regulation beziehen.

Im dialektischen Veränderungsmodell unterscheidet Gottfried Fischer zwischen drei Phasen, die allgemein Veränderungsprozessen zugrunde liegen: Dekonstruktion, Konstruktion und Rekonstruktion.

Ich habe versucht, den von Fischer ausgearbeiteten Veränderungsprozess in Form eines 5-Punkte-Programms zu vereinfachen und dabei den Schwerpunkt auf das Auffinden und Stärken von Ressourcen gelegt (vgl. Barwinski, 2016). Auch hier ist die Stufendifferenzierung die Voraussetzung, um den Widerspruch aufzulösen und damit Entwicklung zu ermöglichen.

Ausgangspunkt bleibt der zentrale Widerspruch, der das Erleben des Patienten aktuell am meisten beeinträchtigt. Er wird, wie bereits ausgeführt, mit den Polen A und Z bezeichnet:

A versus Z

Ausgehend von den gegensätzlichen Polen wird danach gesucht, welche Ressourcen in den beiden schädigenden Beziehungsmustern enthalten sind, die auf einer höheren Stufe nutzbar gemacht werden können, bezeichnet mit A' und Z':

A' versus Z'

Die Verbindung von A' und Z' ermöglicht dann die Ableitung des Behandlungsziels, angepasst an die spezifische Problematik des einzelnen Patienten.

Im Folgenden illustriere ich das vorgeschlagene 5-Punkte-Programm am Beispiel der drei ausgearbeiteten Antinomien:

Für Antinomie I wurden folgende gegensätzliche Pole genannt:

A: »Intrusionen« versus Z: »Vermeidung«

Die positiven Komponenten von A und Z können hier wie folgt beschrieben werden:

A': »Auseinandersetzung mit Traumata«

Z': »Abstand nehmen können«

Die Verbindung von A' (»Auseinandersetzung mit Traumata«) und Z' (»Abstand nehmen können«) führt zu folgendem Konstruktionsschritt:

Weil Abstandnehmen möglich ist, kann auch eine Auseinandersetzung mit traumatischen Erfahrungen stattfinden. Ist dieser Veränderungsschritt möglich geworden, muss die Affektregulation nicht mehr über räumliche Distanz vollzogen werden, sondern kann innerlich geleistet werden.

Aufgaben in der Behandlung sind, wie bereits genannt, die zeitliche Orientierung, die Milderung der heftigen Affekte, die Integration abgespaltener Anteile und die Erarbeitung der subjektiven Bedeutung des traumatischen Geschehens.

Bei Antinomie II zeigten sich folgende widersprüchliche Pole:
A: »innerer Beziehungsverlust« versus Z: »Verschmelzung«

Die positiven Komponenten von A und Z können wie folgt bezeichnet werden:
A': »Distanz einnehmen können«
Z': »in Beziehung treten«

Die Verbindung von A' (»kann Distanz einnehmen«) und Z' (»nimmt Beziehung auf«) führt zu folgendem Konstruktionsschritt:

Weil die Beziehung innerlich aufrechterhalten werden kann, ist Abgrenzung möglich.

Dieser Veränderungsschritt bedeutete, dass eine Beziehung nicht abgebrochen werden muss, auch wenn zum Beispiel Wut und Ärger empfunden werden. Damit ist die Fähigkeit erreicht, Ambivalenz wahrzunehmen, und damit ist auch die Spaltung im Selbst aufgelöst.

Zentrale Aufgabe in der Behandlung ist die Auflösung der Verschmelzung mit negativen Täteranteilen.

Der Widerspruch, der für Antinomie III spezifisch zu sein scheint, wurde wie folgt formuliert:
A: »Wünsche« versus Z: »Über-Ich-Regeln«

Die positiven Komponenten von A und Z sind:
A': »Wünsche spüren können«
Z': »innere Regeln bewusst wahrnehmen«

Die Verbindung von A' (»hat Wünsche«) und Z' (»innere Regeln bewusst wahrnehmen«) führt dann zu folgendem Konstruktionsschritt:

Weil Über-Ich-Gebote überprüft werden können, sind Wünsche spürbar.

Dieser Veränderungsschritt bedeutete, dass die Wahrnehmung eigener Wünsche möglich ist und diese Wünsche situationsangepasst zum Ausdruck gebracht werden können.

Behandlungsaufgabe ist hier, den Zugang zu abgewehrten Wünschen zu finden sowie die Klärung von Über-Ich-Regeln.

Symbolisierungsstufen und Phantasien: Das Traumakompensatorische Schema
Unbewusste Phantasien können nach Anne Erreich als eine Untergruppe mentaler Repräsentationen definiert werden, die folgende Komponenten enthalten:

- eine zutreffende, wirklichkeitsgetreue Wahrnehmung der Umwelt, die aufgrund des Entwicklungsstands des Kindes oder regressionsbedingt fehlinterpretiert werden kann
- das Wunschdenken des Individuums, das bei der Phantasiebildung eine zentrale Rolle spielt.

Das Zusammenspiel zwischen äußerer und innerer Realität im Trauma-Integrationsprozess wurde am Beispiel des Traumakompensatorischen Schemas aufgezeigt. Es wurde beschrieben, wie Fehlinterpretationen traumatischer Erfahrungen regressionsbedingt erklärbar sind. Diese Phantasien sollten inhaltlich verstanden und gedeutet werden, um Phantasien und traumatische Realität zu entflechten und damit die Aufdeckung des realen Traumas und der dazugehörigen Affekte durch rekonstruktive Deutungen zu ermöglichen. Wie gezeigt, kann der alte Konflikt, wie er von Sigmund Freud und Pierre Janet personifiziert wird, nicht zugunsten einer Position entschieden werden. Es braucht sowohl die Anerkennung der traumatischen Realität als auch die Bearbeitung der subjektiven Phantasien, die die Wahrnehmung der Realität erschweren, aber auch der vergangenen und aktuellen Realität eine Bedeutung geben, die es zu erarbeiten gilt.

In der Therapie sollte gezielt die Funktion des Traumakompensatorischen Schemas unterstützt werden. Bei sich selbst oder andere schädigenden Strategien sollten die mit dem Traumakompensatorischen Schema einhergehenden Phantasien hinterfragt und Lösungsmöglichkeiten aufgebaut werden, die zur Traumaverarbeitung beitragen. Häufig scheitert der Trauma-Integrationsprozess daran, dass ein Traumakompensatorisches Schema angewendet wird, das den psychischen Schaden, den das Trauma verursacht hat, noch verschärft. Wenn wir nach der Funktion des Traumakompensatorischen Schemas fragen, machen wir eine Stufentrennung. Wir zeigen das schädigende Verhalten im Alltag auf, geben diesem Verhalten jedoch Sinn, indem wir es in den Kontext zurücksetzen, in dem es entstanden ist. Auf dem Hintergrund traumatischer Erfahrungen verständlich, werden in einem zweiten Schritt dem Patienten die Nachteile aufgezeigt, die das Verhaltensmuster derzeit für den Betroffenen bzw. die Betroffene hat. Aufgrund dieses Diskrepanzerlebnisses entsteht ein Widerspruch, der sich wiederum mit dem beschriebenen dialektischen Vorgehen auflösen lässt.

Wie beschrieben, zeigt sich das Traumakompensatorische Schema zu Beginn des Trauma-Integrationsprozesses über räumliche Distanzierung, dann in der Interaktion mit anderen Menschen und schließlich als intrapsychisches Geschehen. Die Form, wie es zum Ausdruck gebracht wird (räumlich, interpersonell, intrapsychisch), ist zentral für die Behandlungstechnik. Die Interventionsebene muss auch hier der Symbolisierungsstufe angepasst sein.

In der Tabelle auf S. 178/179 sind die genannten Untersuchungsergebnisse zusammengefasst.

Ausführungen zur Tabelle

In der **ersten Spalte** sind Ausdrucksformen traumatischer Erfahrungen und deren Mitteilung aufgeführt. Die Grenze zwischen präsentativ, figurativ und konzeptionell/begrifflich wird zwischen Stufe 2 (Traumaschema) und Stufe 3 (Inszenierungen traumatischer Erfahrungen) gelegt. Die Reaktivierungen traumatischer Erfahrungen von Stufe 2 sind Aspekte des Handlungsschemas, während auf Stufe 3 Inszenierungen zu Mitteilungen an ein Gegenüber werden.

In der **zweiten Spalte** werden die drei Antinomien genannt, die mittels Stufendifferenzierung aufgelöst werden müssen.

In **Spalte 3** wird der stufenspezifische Widerspruch aufgeführt und dessen dialektische Lösung dargestellt. Bei Antinomie I wird der Widerspruch räumlich dargestellt, bei Antinomie II als interpersonelles Geschehen und bei Antinomie III als intrapsychische Dynamik. Zusätzlich ist bei jedem aufgeführten Widerspruch der notwendige Konstruktionsschritt genannt und das Behandlungsziel aufgeführt.

Zum Problem des Theorie-Praxis-Transfers

Bevor ich einzelne Behandlungsverfahren und -methoden vorstelle und in mein Stufenmodell einzuordnen versuche, möchte ich Überlegungen zum Problem des Theorie-Praxis-Transfers voranstellen.

Um Behandlungstechniken sinnvoll einzusetzen, braucht es Wissen, wie Veränderung möglich wird – eine Theorie also über Prozesse im Patienten, die zur therapeutischen Veränderung führen. Ausgehend von Veränderungstheorien kann dann der Einsatz unterschiedlicher Techniken theoretisch begründet und gesteuert werden. Für die psychotherapeutische Praxis stellt die Theorie therapeutischer Prozesse (Prozess oder Veränderungstheorie) ein wichtiges Bindeglied zwischen allgemeiner Therapietheorie und praktisch-technischer Arbeit dar, wie sich dem folgenden Diagramm entnehmen lässt.

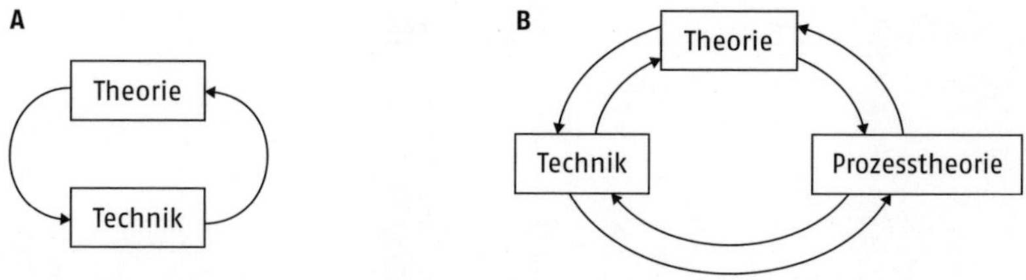

Abbildung 1: Technikorientiertes (A) und prozessorientiertes (B) Verhältnis von Theorie und Praxis in der Psychotherapie

Figur A zeigt das »klassische« Verhältnis zwischen Theorie und Praxis. Die Theorie »schreibt vor«, welche Techniken angewandt werden sollen. Figur B führt das Wissen um typische Veränderungsprozesse als vermittelnde Größe ein. Zwischen den drei Komponenten ergibt sich ein produktives Vermittlungsverhältnis. Je genauer unser Praxiswissen wird, desto sicherer können wir unsere Interventionen auf den aktuellen Stand des individuellen Veränderungsprozesses unserer Patienten abstimmen.

In den vorangehenden Kapiteln habe ich ein Stufenmodell vorgestellt, das beschreibt, wie die Verarbeitung traumatischer Erfahrungen im Verlauf einer Psychotherapie möglich wird. Ich verstehe Traumaintegration als Konstruktionsprozess, der auf unterschiedlichen Symbolisierungsstufen stattfindet und während dessen diese Stufen integriert werden müssen. Mein Stufenmodell verknüpft die notwendigen Veränderungsschritte, die im Verarbeitungsprozess traumatischer Erfahrungen geleistet werden müssen, mit der besonderen Dynamik, die diesen Schritten vorausgeht. Als zentral für die Ableitung von Behandlungstechniken und für die Beziehungsgestaltung wird die jeweils aktuell dominierende Symbolisierungsstufe betrachtet. Denn die involvierten Symbolisierungsstufen bestimmen, welche Abwehr vorherrscht, wie Erinnerungen an traumatische Geschehnisse zum Ausdruck gebracht werden, wie sich die Gegenübertragung gestaltet, welche Widersprüche bzw. Konflikte die Prozessdynamik prägen und welche Bedeutung Phantasien in welcher Phase der Traumabearbeitung beigemessen werden muss.

Das Modell gibt Orientierung im komplexen Prozess der Traumaverarbeitung und kann als Bezugssystem genutzt werden, um unterschiedliche traumafokussierte Behandlungstechniken entwicklungsfördernd einzusetzen, anstatt sie eklektisch, ohne ein zugrunde liegendes Konzept – wie dies leider häufig praktiziert und auch in Fortbildungen vermittelt wird –, aneinanderzureihen. Es beschreibt, wie sich die psychische Repräsentation traumatischer Erfahrungen im Verlauf einer Behandlung verändert, und zeigt auf, welche Formen der Intervention wann in diesem Prozess Sinn machen.

Tabelle 8: Ausdrucksform traumatischer Erfahrungen und deren Mitteilung

Ausdrucksform traumatischer Erfahrungen und deren Mitteilung	Antinomie	Widerspruch
PRÄREPRÄSENTATIV		
REPRÄSENTATIV, ENAKTIV		
Stufe 1: Körpersymptome	**Antinomie I** **Vermischung zwischen traumatischer Situation und Stufen 1 und**	
PRÄSENTATIV, FIGURATIV		
Stufe 2: Traumaschema	**Stufe 2: Reaktivierung traumatischer Erfahrungen**	**räumlich dargestellt:** **A: Intrusion** vs. **Z: Vermeidung** **A':** Auseinandersetzung vs. **Z':** Abstand **Behandlungsziel:** zeitliche Orientierung
KONZEPTIONELL/BEGRIFFLICH		
KONZEPTIONELL REPRÄSENTATIV		
Stufe 3: Bilder/Gefühle sind Hinweise auf Ereignisse	**Antinomie II** **Vermischung zwischen** **Stufe 3: bewusster Erinnerung und**	
SYMBOLISCH REPRÄSENTATIV		
Stufe 4: Darstellung von gespaltenen Repräsentanzen	**Stufe 4: Objektrepräsentanz**	**interpersonell dargestellt:** **A: Verschmelzung** vs. **Z: Beziehungsabbruch** **A':** Beziehung vs. **Z':** Distanz nehmen **Behandlungsziel:** Auflösung der Verschmelzung mit Täteranteilen

Ausdrucksform traumatischer Erfahrungen und deren Mitteilung	Antinomie	Widerspruch
DISKURSIV		
Stufe 5: Darstellung von intrapsychischen Konflikten	**Antinomie III Vermischung zwischen Stufe 5: Wünschen und Über-Ich-Regeln**	**intrapsychisch dargestellt:** **A: Wunsch** vs. **Z: Beziehungsabbruch** **A':** Wünsche vorhanden vs. **Z':** Über-Ich-Regeln bewusst **Behandlungsziel:** Lösung intrapsychischer Konflikte
Stufe 6: vollständiges Narrativ der eigenen Traumageschichte		

TEIL III

Mit Hilfe welcher Techniken können traumatische Erfahrungen verarbeitet werden?

KAPITEL 8

Verhaltenstherapeutische Methoden zur Traumabearbeitung

Einleitung und Verstehensziele in diesem Kapitel

Im Folgenden werden die bekanntesten verhaltenstherapeutischen Methoden zur Traumabearbeitung vorgestellt und ihr Beitrag zum Integrationsprozess traumatischer Erfahrung auf der Grundlage des erarbeiteten Stufenmodells aufgezeigt. Das eigene Stufenmodell wird dabei als Bezugssystem genutzt, um unterschiedliche traumabearbeitende Techniken entwicklungsfördernd einzusetzen. Es zeigt auf, welche Formen der Intervention wann in diesem Prozess Sinn machen und welche Schwierigkeiten in der therapeutischen Beziehungsgestaltung erwartet werden müssen.

Ich stelle bei jeder Methode sehr kurz die zugrunde liegende Theorie vor, fasse ihr methodisches Vorgehen zusammen und nenne einzelne Behandlungstechniken. Diese versuche ich dann, den ausgearbeiteten Symbolisierungsstufen zuzuordnen und mit den Behandlungszielen zu vergleichen, die sich aus der Lösung phasenspezifischer Widersprüche ergeben. Diskutiert wird ebenfalls der Umgang mit der therapeutischen Beziehung, der auch bei der Anwendung von Techniken meiner Meinung nach reflektiert werden muss.

Verstehensziele in diesem Kapitel sind:

- Verhaltenstherapeutische Verfahren zur Traumabearbeitung fokussieren auf die Reduktion der Symptomatik traumaassoziierter Störungen.
- Mittels Techniken zur Traumakonfrontation soll die Überführung von Inhalten des impliziten in das explizite Gedächtnis unterstützt werden.
- Ziel verhaltenstherapeutischer Verfahren ist, Affektmilderung zu erreichen sowie vorhandene Ressourcen zu stärken. Das Vorgehen ist dabei stark manualisiert.

8.1 Traumafokussierte kognitive Verhaltenstherapie

Unter dem Sammelbegriff »Traumafokussierte kognitive Verhaltenstherapie« werden verschiedene Ansätze zur Behandlung posttraumatischer Belastungsstörungen zusammengefasst. Während primär verhaltenstherapeutisch orientierte Verfahren auf die Expositionstherapie fokussieren, legen kognitiv ausgerichtete Methoden den Akzent auf traumabedingte subjektive Annahmen und intendieren deren Anpassung an den aktuellen Lebenskontext. Auch Ansätze, deren Schwerpunkt eher auf kognitiven Grundsätzen basiert, setzen Expositionsverfahren ein. Allerdings ist die Expositionsdosis hier meist geringer und die -intensität weniger stark.

Im Folgenden sollen die beiden bekanntesten Methoden vorgestellt werden: die Langzeit-Expositionstherapie (PE) und die Cognitive Processing Therapy (CPT).

8.1.1 Langzeit-Expositionstherapie (PE)

Theorie

Die wohl bekannteste verhaltenstherapeutische Methode ist die von Edna B. Foa entwickelte »Prolonged Exposure«-Therapie (PE). Sie beruht auf dem von lernpsychologischen Prinzipien abgeleiteten Konfrontationsrational: Dieses besagt, dass die Angststärke nicht, wie seitens des Patienten erwartet, ins Unendliche steigen kann, sondern durch Gewöhnung mit der Zeit zwangsläufig ein »Plateau« erreicht und letztlich absinkt. Auch wenn man den gefürchteten Reiz nicht vermeidet, sondern »in der Situation bleibt«, nimmt also die Affektintensität ab. Durch die reale Erfahrung der Konfrontation kann somit die Angst »verlernt« werden. Bei der Konfrontation soll lediglich die (motorische und kognitive) Vermeidungsreaktion verhindert werden, wobei die weiteren emotionalen und physiologischen Reaktionen an Stärke abnehmen sollten.

Methodisches Vorgehen

Bei der Prolonged Exposure Therapy (PE) steht die sogenannte Exposition im Zentrum der Behandlung. Ziel dieses Vorgehens ist, dass bei wiederholter Anwendung dieser Technik die anfänglich heftigen emotionalen Reaktionen abklingen und die PTBS-Symptome in den Hintergrund treten.

Praktische Umsetzung

Der Patient versetzt sich in der Therapiestunde imaginativ in die traumatische Situation zurück und durchlebt das Trauma mit allen dazugehörenden unangenehmen Affekten noch einmal. Die Therapiesitzung wird auf Tonband aufgenommen und die Patienten bekommen die Aufgabe, sich diese Aufzeichnung zu Hause täglich anzuhören.

8.1.2 Cognitive Processing Therapy (CPT)

Theorie

Die CPT (Resick et al., 2007; Resick et al., 2014) beruht auf einem sozial-kognitiven Modell, welches sich von den rein kognitiven Theorien darin unterscheidet, dass nicht nur auf die durch ein Trauma ausgelösten dysfunktionalen Kognitionen geachtet wird, sondern auch darauf, wie das Ereignis im Kontext bereits bestehender Überzeugungen verarbeitet wird. Menschen sind zum einen bestrebt, ihre kognitiven Schemata aufrechtzuerhalten, und zum anderen, eine möglichst gute Passung zwischen den Schemata und der Realität herzustellen. Nach der CPT sind es vor allem zwei Mechanismen, die es ermöglichen, neue schemadiskrepante Informationen zu integrieren: Einerseits kann das Ereignis so interpretiert werden, dass es ins Schema passt (Assimilation), andererseits kann das Schema so verändert werden, dass es mit den neuen Informationen vereinbar ist (Akkommodation). Damit steht die CPT in der Tradition von Jean Piaget, der die Begriffe Assimilation und Akkommodation geprägt hat, aber auch von Mardi Horowitz, der in seinem Behandlungskonzept für PTBS kognitive und psychoanalytische Konzepte verknüpft und ebenfalls den Schemabegriff verwendet (Horowitz, 1986). Eine weitere wichtige theoretische Grundlage der CPT sind die Arbeiten von Janoff-Bulman, die sich mit der Veränderung von Schemata durch traumatische Erfahrungen beschäftigte (Janoff-Bulman, 1992).

Assimilation

Ein traumatisches Ereignis ist in den allermeisten Fällen schemadiskrepant, und zwar so gravierend, dass Assimilation nur möglich ist, wenn die Realität stark verzerrt wahrgenommen wird. Die Assimilation eines traumatischen Ereignisses zeigt sich zum Beispiel in Selbstvorwürfen oder mentalem Ungeschehenmachen, was letzlich die Verarbeitung des Ereignisses verhindert. Selbstvorwürfe haben oft den Sinn, Überzeugungen über die eigene Sicherheit und die eigenen Einflussmöglichkeiten auf Ereignisse aufrechtzuerhalten. Gleichzeitig bedeuten die mit

Assimilation verbundenen Schuld- und Schamgefühle eine große Belastung. Auch Teilamnesien für Aspekte des traumatischen Ereignisses, wie sie bei PTBS-Patienten beobachtet werden, werden bei der CPT als Assimilation verstanden. Assimilation bezieht sich auf das traumatische Ereignis, also auf die Vergangenheit.

Akkommodation und Über-Akkommodation

Bei einem traumatischen Ereignis ist Akkommodation der adaptive Mechanismus. PTBS-Patienten passen ihre Überzeugungen dem traumatischen Ereignis an (Über-Akkommodation) und entwickeln dementsprechend negative Ansichten und Erwartungen, beispielsweise Äußerungen wie »jetzt weiß ich, dass man niemandem vertrauen darf«, »ich habe überhaupt keine Menschenkenntnisse« oder »ich bin nichts wert«. Solche selbstschädigenden Sichtweisen führen zu Angst, Anspannung und Misstrauen und können die Aufnahme und Erhaltung von persönlichen Beziehungen sehr erschweren. Über-Akkommodation bezieht sich auf die Gegenwart oder Zukunft.

Stuck points

Durch Assimilation und Über-Akkommodation entstehen dysfunktionale Gedanken. Diese werden als »stuck points« (Hängepunkte oder Stolpersteine) bezeichnet. Mit dieser Bezeichnung soll zum Ausdruck gebracht werden, dass es sich bei der PTBS um eine Störung des Genesens handelt, das heißt der nachträglichen Verarbeitung. Nach einem traumatischen Ereignis sind Betroffene zunächst erschüttert. Den meisten Menschen gelingt es in der Folge, das Ereignis in ihre kognitiven Schemata auf eine Weise zu integrieren, die es ihnen erlaubt, gesund weiterzuleben (Akkommodation). Einem kleineren Teil der Traumatisierten misslingt dieser Anpassungsprozess. Die Bezeichnung »stuck points« bezieht sich auf dieses »Steckenbleiben« in der Symptomatik. Die Hängepunkte werden in der Behandlung auf einer Liste gesammelt und Schritt für Schritt bearbeitet.

Emotionen

In der CPT wird zwischen »natürlichen« und »gemachten« Gefühlen unterschieden. Die »natürlichen« Gefühle entstehen aus dem Trauma selbst, wie zum Beispiel Trauer über einen Verlust, Angst bei einem Angriff oder Unfall oder Wut auf den Täter. Es wird angenommen, dass diese natürlichen Gefühle, so intensiv, schmerzhaft und für die Patienten beängstigend sie auch sind, von alleine nachlassen, wenn sie in ihrer ganzen Intensität zugelassen und nicht vermieden werden. Die »gemachten« Gefühle resultieren aus den Interpretationen und Bewertungen des Traumas, also aus den Kognitionen des Traumatisierten. Im Vergleich zu den natürlichen Gefühlen sind sie stabiler, da sie durch Kognitionen aufrechterhalten werden und nicht unbedingt an Stärke verlieren, wenn sie gefühlt werden. Als Beispiel kann der Umgang mit Wut angeführt werden. Es ist absolut nachvollziehbar, auf einen Unfallgegner wütend zu sein. Wenn diese Wut (wie auch die anderen natürlichen Gefühle) wirklich gespürt wird, nimmt sie irgendwann ab. Wenn Patienten dagegen davon überzeugt sind, dass »das nicht passieren darf« oder »das ist eine Ungerechtigkeit, die nicht sein darf« etc., können sie sich nicht von ihrer Wut distanzieren. In der CPT würde man dann von einem sekundären Gefühl sprechen.

Methodisches Vorgehen

In der von Patricia Resick entwickelten »Cognitive Processing Therapy« (CPT) steht, wie beschrieben, die Bearbeitung sogenannter dysfunktionaler Kognitionen im Vordergrund. Das Ziel dieses Verfahrens ist eine Modifikation dysfunktionaler Bewertungen kognitiv-affektiver Aspekte des Traumas. Auf diese Weise schafft der/die PatientIn ein neues Verständnis und eine neue Konzeptualisierung des traumatischen Ereignisses, die die anhaltenden negativen Auswirkungen auf das gegenwärtige Leben verringern sollen.

Praktische Umsetzung

Die »Cognitive Processing Therapy« (CPT) wird im Allgemeinen im Rahmen von zwölf Sitzungen durchgeführt. Die Exposition erfolgt dabei als schriftliche Traumaschilderung. In allen Sitzungen wird mit Arbeitsblättern gearbeitet, die ein strukturiertes Vorgehen erzwingen.

Sitzung 1: Die Behandlung beginnt mit der Psychoedukation in Bezug auf PTBS, Gedanken und Emotionen. Dem/der PatientIn soll die Beziehung zwischen Gedanken und Emotionen bewusster werden, und damit soll er/sie »automatische Gedanken« als solche erkennen, die möglicherweise die PTBS-Symptome aufrechterhalten.

Sitzung 2 und 3: In den folgenden Sitzungen werden die Therapieziele der Patienten diskutiert, um einerseits motivierende Ziele zu setzen, andererseits unrealistische Erwartungen zu dämpfen. Außerdem wird nach Ressourcen gesucht, die die Traumaverarbeitung unterstützen könnten.

Gegen Ende der Sitzung erhält der/die PatientIn den Auftrag, einen Bericht über die Auswirkungen des Traumas zu schreiben. Der Bericht soll in die folgende Sitzung mitgebracht und dann besprochen werden. In diesem Bericht sollen die Patienten schriftlich ihre subjektiven Überzeugungen darüber festhalten, warum das traumatische Ereignis ihnen widerfahren ist und welche Auswirkungen es auf die Überzeugungen über sich selbst, andere und die Welt hat. Der Bericht dient vor allem dazu, Hängepunkte herauszufinden.

Sitzung 4: In der vierten Sitzung beginnt die Konfrontation mit traumatischen Erfahrungen. Der/die PatientIn wird aufgefordert, eine detaillierte Darstellung der schlimmsten traumatischen Erfahrung aufzuschreiben, die er bzw. sie dann in der nächsten Sitzung nochmals liest. Ziel dieses Vorgehens ist, mit dem Trauma verbundene Muster der Vermeidung von Gedanken und Gefühlen wahrzunehmen und gegebenenfalls aufzuheben. Der/die TherapeutIn verwendet dabei »sokratisches Fragen« und andere Strategien, um dem Patienten zu helfen, seine oder ihre nicht hilfreichen Gedanken über das Trauma (z. B. Gedanken, selbst schuld zu sein) zu hinterfragen und damit unangepasstes Denken zu modifizieren.

Sitzung 5: In der fünften Sitzung werden vorangehende Erfahrungen besprochen. Die Patienten erhalten die Aufgabe, zu Hause nochmals einen Bericht über das traumatische Ereignis zu schreiben. Der Bericht soll diesmal in der Vergangenheitsform verfasst sein und so detailliert wie möglich Aspekte traumatischer Situationen beinhalten. Der Bericht beginnt mit dem Moment, in dem Traumabetroffene wussten, dass etwas passieren würde, und endet an dem Punkt, an dem sie sich wieder halbwegs sicher fühlten. Dieser Bericht soll bis zur nächsten Sitzung jeden Tag gelesen werden.

Sitzung 6: Die sechste Sitzung steht im Zeichen der Erinnerung an das traumatische Ereignis. Die Patienten lesen ihren Traumabericht laut vor, während es Aufgabe der Therapeutin bzw. des Therapeuten ist, das Fühlen der natürlichen Gefühle zu erleichtern. Am Ende dieser Sitzung wird ein weiterer Traumabericht aufgegeben, der zwar ähnlich wie der erste ausfallen soll, aber diesmal sollen die Patienten ihre aktuellen Emotionen (beim Schreiben) in Klammern mit angeben und nicht nur die während des Traumas erlebten Gefühle benennen. Dieses Vorgehen soll eine weitere Differenzierung zwischen »jetzt« und »damals« ermöglichen. Neben der Komponente der Habituation dient das Traumanarrativ auch der Versprachlichung und somit der besseren Abspeicherung des Erlebten im biographischen Gedächtnis. Ziel dieses Vorgehens ist, intrusives Erleben zu vermindern, aber vor allem auch weitere Hängepunkte zu erkennen. Diese Hängepunkte werden in den folgenden Sitzungen dann explizit bearbeitet.

Sitzung 7 und 8: Sobald die/der PatientIn Fähigkeiten entwickelt hat, nicht hilfreiches Denken zu identifizieren und in Frage zu stellen, wird diese Kompetenz dazu genutzt, um Glaubensannahmen im Zusammenhang mit traumatischen Ereignissen weiter zu bewerten und zu modifizieren. Ab diesem Zeitpunkt in der Therapie hilft der/die TherapeutIn dem/der PatientIn, die neu erworbenen Anpassungsstrategien auch außerhalb der Behandlung anzuwenden, um die allgemeine Funktionsweise und Lebensqualität des Patienten zu verbessern.

Sitzung 9 und 10: Im weiteren Verlauf wird auf folgende Themenbereiche eingegangen, die gemäß der CPT Patienten mit PTBS oft Schwierigkeiten bereiten: Sicherheit, Vertrauen, Macht und Kontrolle, Wertschätzung sowie Intimität und Selbstfürsorge. Diese Aspekte werden jeweils im Hinblick auf sich selbst (also z. B. sich selbst vertrauen) und andere (z. B. andere Menschen wertschätzen) betrachtet. Ziel ist wiederum, falsche Überzeugungen zu hinterfragen und diese dementsprechend zu modifizieren, dass sie an Absolutheit und Selektivität verlieren und zu einer passenderen Selbst- und Weltsicht führen.

Sitzung 11: In der vorletzten Sitzung werden die Patienten wiederum gebeten, einen Bericht über die Auswirkungen des Traumas zu schreiben. Dieser wird dann mit dem erstverfassten Bericht kontrastiert, und die in der Psychotherapie erreichten Veränderungen werden diskutiert.

Sitzung 12: Die letzte Sitzung dient der Rückfallprophylaxe. Es werden Möglichkeiten besprochen, mit antizipierten Schwierigkeiten (Jahrestage, Gerichtsverhandlungen u. a.) umzugehen.

Einordnung der Langzeit-Expositionstherapie (PE) und der Cognitive Processing Therapy (CPT) in das in den vorangehenden Kapiteln ausgearbeitete Stufenmodell

Langzeit-Expositionstherapie (PE)

Bei der Reaktivierung des Traumaschemas zeigt sich ein festgelegtes Reiz-Reaktions-Muster. Dieses Reiz-Reaktions-Muster hatte ich mit dem geschlossenen Situationskreis von Thure von Uexküll und Wolfgang Wesiack in Verbindung gebracht. Beim geschlossenen Situationskreis liegt eine instinktregulierende, festgelegte Relation zwischen der »Merkwelt« (Wahrnehmungsorganisation) des Organismus und seiner »Wirkwelt« (Handlungsrepertoire) vor. Genau an dieser Schwierigkeit setzt die Langzeit-Expositionstherapie an. Mit dem beschriebenen Verfahren wird versucht, über Gewöhnung die Angst zu »verlernen«.

Bei Monotraumatisierung im Erwachsenenalter kann diese Methode zur Affektmilderung führen. Problematisch wird dieses Verfahren allerdings dann, wenn es bei schwer traumatisierten Patienten, deren Traumata bis in die frühe Kindheit zurück reichen, angewendet wird. Traumakonfrontation kann bei dieser Patientengruppe die noch verfügbaren Ressourcen zerstören und zu einer malignen Regressionsbewegung führen, die dann kaum noch rückgängig gemacht werden kann.

Voraussetzung für das beschriebene Vorgehen ist zudem, dass Traumabetroffene wissen, was ihnen geschehen ist. Dies ist gerade bei schwer traumatisierten Patienten häufig nicht der Fall. Die Methode kann dementsprechend erst dann angewendet werden, wenn Stufe 3 des eigenen Stufenmodells erreicht ist. Von dieser Stufe ausgehend, wird mit der Langzeit-Expositionstherapie (PE) gezielt versucht, die der Stufe 1 und 2 zugehörigen Affekte zu mildern. Zur Erinnerung: Auf **Stufe 1** zeigen sich Erinnerungsspuren traumatischer Erfahrungen in Form von Körpersymptomen. **Stufe 2** ist durch das Traumaschema gekennzeichnet.

Cognitive Processing Therapy (CPT)

Auch die Cognitive Processing Therapy (CPT) kann nur angewendet werden, wenn Traumatisierte sich an ihre traumatischen Erfahrungen erinnern und auch über diese Ereignisse sprechen können. Eine Rekonstruktion des Geschehens, zum Beispiel über Körpersymptome, das Traumaschema (die ersten Reaktionstendenzen in traumatischen Situationen) sowie die Gegenübertragung des/der TherapeutIn ist in diesem Verfahren wie auch in der PE nicht vorgesehen und mit den vorgeschlagenen Behandlungstechniken auch nicht möglich.

Bei der Cognitive Processing Therapy (CPT) wird im Gegensatz zur Langzeit-Expositionstherapie den Kognitionen der Traumabetroffenen eine wesentliche Rolle für die Aufrechterhaltung der Symptomatik zugeschrieben. Es wird also – anknüpfend an den Situationskreis von Thure von Uexküll und Wolfgang Wesiack – vom geöffneten menschlichen Situationskreis ausgegangen, in dem die Symbolsysteme zwischen Wahrnehmung und Handlung vermitteln.

In der Cognitive Processing Therapy ist das Ziel, dass irrationale und selbstschädigende Erwartungen den Patienten bewusst gemacht und dann in Frage gestellt werden können. Fischer und Riedesser haben diese Erwartungen mit dem Konzept des Traumakompensatorischen Schemas zu erfassen versucht (Fischer & Riedesser, 1998). Im Stufenmodell wird die Arbeit an irrationalen und selbstschädigenden Erklärungen nicht nur mit dem Traumakompensatorischen Schema in Verbindung gebracht, sondern auch mit der Verschmelzung mit negativen Täteranteilen – ein Vorgehen, das im eigenen Modell Stufe 4 zugeordnet werden kann und auch dort als Behandlungsziel genannt wird. Auf Stufe 4 geht es um die Auflösung von Spaltungen im Selbst, die entstanden sind, um zum Beispiel die Vorstellung des »guten« Täters zu schützen. Im eigenen Modell wird mit Antinomie II dieser Widerspruch erfasst. Die CPT kann also weitgehend Antinomie II zugeordnet werden, bei der selbstschädigende Erklärungsmuster dazu dienen, Kontrolle zu gewinnen und den/die TäterIn zu schützen, um die innere Bindung zu ihm/ihr nicht zu verlieren.

Während in der Cognitive Processing Therapy die Bearbeitung von Erwartungen weitgehend auf Bewusstes beschränkt bleibt, werden im eigenen Modell, dem ein psychoanalytischer Ansatz zugrunde liegt, zusätzlich die unbewussten Motive für selbstschädigende Erklärungsmuster sowie für Schuld- und Schamgefühle herausgearbeitet und thematisiert.

8.2 Narrative Expositionstherapie (NET)

Theorie

Die Narrative Exposure Therapy (NET) kombiniert Elemente der Testimony Therapy mit klassisch verhaltenstherapeutischen Expositionsmethoden. Anstatt ein einzelnes Erlebnis zu bearbeiten, wird der/die PatientIn gebeten, seine bzw. ihre gesamte Lebensgeschichte zu erzählen. Dabei liegt der Fokus auf dem detaillierten Bericht der Traumata. Werden nicht verarbeitete Traumata angesprochen, können diese mit Hilfe einer Exposition in sensu bearbeitet werden. Ziele dieses Vorgehens sind die Habituation an die Angstreaktionen, die Reduktion der PTSD-Symptomatik sowie die Einordnung der Traumata in eine detaillierte und konsistente Lebensgeschichte.

NET wurde von Maggie Schauer, Frank Neuner und Thomas Elbert an der Universität Konstanz entwickelt. Ursprünglich wurde die NET in Situationen angewandt, in denen schwer und mehrfach traumatisierte Menschen nur wenige Behandlungssitzungen erhalten können (wie z.B. in Kriegs- und Krisengebieten oder für abschiebegefährdete Flüchtlinge). Inzwischen wird die Methode kulturübergreifend bei verschiedenen Traumaarten und nach multipler, sequenzieller und kumulativer Traumatisierung praktiziert.

Grundgedanke war ursprünglich, dass Psychotherapie für Geflüchtete die soziale und kulturelle Zugehörigkeit der Person beachten sollte und deshalb deren Lebenslinie und Biographie besondere Bedeutung beigemessen werden muss.

Schauer, Neuner und Elbert gehen davon aus, dass es durch die spezifische Gedächtnisproblematik Traumatisierter zum Fehlen der Verortung und Vergeschichtlichung der traumatischen Szene kommt (Schauer et al., 2011). Sogenannte »kalte« (logisch strukturierte) und »heiße« (emotionale, verwirrte) Gedächtnisinhalte bleiben unverbunden.

Verlust der Raum- und Zeitinformationen bei der Gedächtnisspeicherung traumatischer Erfahrungen

Erfahrung von sozialen Stressoren, Traumata und aggressiven Taten werden behavioral, neuronal und epigenetisch erinnert (vgl. Schnyder & Cloitre, 2015). Körper und Gehirn verändern sich dabei in Organisation und Struktur. Neuronal gestützt entsteht ein assoziatives, emotionales Netzwerk an erregenden Verbindungen, das die »heißen« impliziten Erinnerungen der sinnlich-körperlich-geistigen Erfahrung während des Traumas verknüpft. Die damalige peritraumatische Verteidigungsreaktion wird auch in der Gegenwart aktiviert, wenn Erinnerungsreize das Netzwerk an Assoziationen, das sich durch das Erlebnis geformt hat, erregen. Je häufiger sich Elemente des Erlebens wiederholen, während sich die sensorischen Informationen jeweils (etwas) unterscheiden, umso geringer wird die Anbindung an den jeweiligen Kontext. Raum- und Zeitinformationen gehen verloren: Die Netzwerkelemente verschweißen sich gegenseitig, während Zeit und Ort nicht mehr koaktiviert werden können, da unser Gehirn immer nur eine singuläre Aktivierung der Repräsentationen von räumlicher und zeitlicher Vergangenheit zulässt: Selbst für die Vorstellung gilt: »Zu einer Zeit kann man nur an einem Ort sein!« So lösen sich die Erinnerungen von ihrer biographischen Zuordnung ab. Ein Gefühl, dem die Vergangenheit fehlt, fühlt sich dann so an, als wäre die Bedrohung gegenwärtig (Schauer et al., 2011). Traumatisierte Menschen sind daher häufig überwältigt von einer hohen Frequenz ungewollt ausgelöster Intrusionen und haben Schwierigkeiten beim intensionalen Zugriff auf das Gedächtnis, dessen Inhalte raum-zeitlich in den Kontext schlecht strukturiert und inadäquat integriert sind. Durch explizite Kontextualisierung lassen sich emotionale Netzwerkassoziationen schließlich räumlich und zeitlich rückbinden und in die Lebensgeschichte integrieren. In der Folge setzt ein Heilungsmechanismus ein, den sich die Narrative Expositionstherapie (NET) zunutze macht.

Methodisches Vorgehen

Um eine raum-zeitliche Rückbindung der traumatischen Erlebnisse zu erreichen, positioniert sich der/die PatientIn zusammen mit dem/der TherapeutIn bei der

Narrativen Expositionstherapie (NET) außerhalb des Traumas (Exposition), in der Gegenwart, und erlebt, in chronologischer Reihenfolge erzählend, seine komplette Lebensgeschichte wieder.

Der Fokus liegt auf den negativen und traumatischen Ereignissen, wobei auch positive Erlebnisse als Ressource (wieder-)entdeckt werden. Durch das intensive Wiedererfahren aktualisiert sich die Vergangenheit auf allen Ebenen in der Gegenwart (Gedanken, Gefühle, Bedeutungen, Empfindungen, Körperhaltung usw.). Möglichst alle Elemente des »Furchtnetzwerks« werden im Schutz des »Sprechens über«, in der Distanz zum »Damals«, so lange aktiviert, bis das Erlebte sich autobiographisch einordnen, benennen und begreifen lässt und Erleichterung durch Habituation und Integration eintritt. Nach und nach erstellt der/die PatientIn in den Behandlungssitzungen im dialogischen Kontakt mit dem Gegenüber eine detaillierte und konsistente, schriftliche Narration seiner/ihrer Lebensereignisse (»testimony«). Die NET unterliegt einem manualisierten Vorgehen, das im Folgenden zusammengefasst vorgestellt wird.

Praktische Umsetzung: Bearbeitung der Traumata durch Narrative Exposition

Die Ordnung der Erinnerungen und die Bearbeitung der Gedächtnispathologie geschehen bei der NET mit Hilfe klar strukturierter Schritte der Annäherung an das Traumamaterial. Dabei hat der/die TherapeutIn nicht nur die punktuelle Arbeit am Trauma im Fokus, sondern immer auch die Entwicklung des Menschen und dessen *gesamte Lebensgeschichte*. Das klassische Vorgehen der NET gliedert sich in folgende drei Schritte:

1. Schritt: »Erfassung der Lebensereignisse« (eine bis zwei Doppelsitzungen)

Vertikale Abfrage (Ja-/Nein-Antworten) von möglichen Lebensereignissen nach Typen von Erfahrungen innerhalb eines strukturierten Interviews sowie Bestandsaufnahme der Probleme und Symptome (Komplexitätsgrad gering). Daran knüpft eine Psychoedukation über die Entstehung und Legitimität der Symptome sowie der vorgeschlagenen Intervention an.

2. Schritt: »Lifeline« (eine Doppelsitzung)

Horizontale Einordnung der spezifischen Lebensereignisse entlang der Zeitachse in die Lebenszeitperioden (Komplexitätsgrad erhöht: zeitlich-räumliche Einbindung in den individuellen Entwicklungszusammenhang).

Bei der *Lifeline* werden die positiven und die negativen, traurigen und traumatischen Erfahrungen sowie eigene aggressive Taten – wiederum aus der allozentrischen Position auf eine Zeitachse »gelegt«: Ein am Boden oder auf dem Tisch liegendes Seil oder eine Schnur symbolisiert häufig den zeitlichen Verlauf der Lebenslinie, auf der dann der Reihe nach biographisch-chronologisch mit Hilfe von Blumen und Steinen Ereignisse wie Freude/Ressourcen, Traumata, aggressive Akte und spezifische Erlebnisse von Trauer und Verlust symbolisiert werden können (vgl. Schauer et al., 2011).

3. Schritt: »Narrative Exposition« (ca. sechs bis zwölf Doppelsitzungen)

Chronologische Erzählung der Lebensgeschichte sowie vertieftes und durch Detailabruf intensiviertes Erinnern bedeutsamer und traumatischer Lebensereignisse (Komplexitätsgrad hoch: Narrative Exposition und Kontextualisierung der Erfahrungen).

In Schritt 3 wird das autobiographisch explizite, episodische Gedächtnis durch die Narration geformt und vervollständigt. Der/die TherapeutIn lädt den Überlebenden ein, seine Lebensgeschichte über mehrere Doppelsitzungen hinweg von seiner Geburt über die ersten Lebensjahre bis zum heutigen Tag zu erzählen. Der/die TherapeutIn nimmt eine empathische und akzeptierende Haltung ein; er/sie bewertet nicht, was der/die Traumatisierte fühlt oder denkt; er/sie bewertet allerdings Handlungen, die gegen die Menschenrechte verstoßen.

Der/die TherapeutIn oder BeisitzerIn schreibt die Narration des Traumabetroffenen nieder. In der nächsten Sitzung wird der Text in Ich-Form und wörtlicher Rede vorgelesen, korrigiert und eventuell werden weitere Details aus der Erinnerung des Traumatisierten hinzugefügt. Sobald die Narration in die zeitliche Nähe von bedeutsamen Erlebnissen kommt, hilft der/die ZuhörerIn, den Bericht detaillierter und tiefer zu fassen. Der/die TherapeutIn unterstützt dann das imaginative Wiedererleben, das emotionale Durcharbeiten sowie die chronologische Einordung der Fragmente.

Wenn möglich, übergibt der/die TherapeutIn in der letzten Sitzung die Mitschrift (das Narrativ über die Lebensgeschichte) als gedrucktes Dokument dem/der PatientIn. Sowohl die Zeugen des Berichts (TherapeutIn, der DolmetscherIn und ggf. beisitzende/r KotherapeutIn) als auch der/die ErzählerIn (PatientIn) unterzeichnen das Narrativ. Das »Testimony« kann unterstützend, zum Beispiel in das Asylverfahren, eingebracht werden und als anonymisierte Version der Sensibilisierung der Öffentlichkeit sowie der kollektiven Vergangenheitsbewältigung dienen.

Einordnung der NET in das in den vorangehenden Kapiteln ausgearbeitete Stufenmodell

In der NET wird gezielt versucht, die Wahrnehmung, die Gedanken, das emotionale und körperliche Erleben sowie die subjektive Bedeutung des traumatischen Geschehens bewusst zu machen und diese unterschiedlichen Formen der Erinnerung zu verknüpfen. Bezogen auf die ausgearbeiteten Symbolisierungsstufen erfasst NET Ausdrucksformen der Erinnerung, die Stufe 1, 2 und 3 implizieren. Voraussetzung für dieses Vorgehen ist wiederum, dass eine bewusste, willentlich abrufbare Erinnerung an traumatische Ereignisse möglich ist. Auch NET kann dementsprechend erst dann angewendet werden, wenn Stufe 3 des eigenen Stufenmodells erreicht ist.

Auf **Stufe 3** sind Erinnerungen an traumatische Erfahrungen möglich, aber traumatische Affekte bleiben abgespalten. Erst mit dem Zugang zu zuvor abgespaltenen Affekten wird die subjektive Bedeutung der traumatischen Erfahrung für Traumatisierte fassbar. Ob mit einfachem Nachfragen, wie in der NET vorgeschlagen, ein Zugang zu abgespaltenen Affekten oder Persönlichkeitsanteilen möglich wird, ist allerdings zu bezweifeln. Das gleiche Argument gilt für den Umgang mit verdrängten Wünschen. Phantasien, die den Zugang zu verdrängten Wünschen verhindern, müssen bewusst gemacht und durchgearbeitet werden, um die Abwehr aufzulösen. Ein umfassendes Narrativ in Bezug auf die eigene Traumageschichte (Stufe 6) wird jedoch nur möglich, wenn keine Ich-Spaltungen vorliegen und abgewehrte Wünsche dem Bewusstsein zugänglich geworden sind.

Umgekehrt besteht auch bei der NET, wie bei den beiden anderen vorgestellten Verfahren, die Gefahr, dass es mit diesem Verfahren bei komplex Traumatisierten zur Überflutung und damit zur Retraumatisierung der Patienten kommen kann, wenn deren Abwehr noch nicht genügend gefestigt ist, um kontrolliert mit traumatischen Affekten umzugehen.

Hinzu kommt, dass gerade diese Patientengruppe ein Behandlungsangebot braucht, das aufgrund der spezifischen Schwierigkeiten, die aus ihrer Bindungs- und Entwicklungspathologie resultieren, auf die bestehenden Beziehungsschwierigkeiten fokussiert ist. Die Beziehung nicht zu thematisieren, wie dies auch in der NET praktiziert wird, wird der besonderen Problematik komplex traumatisierter Patienten nicht gerecht.

Bezogen auf das eigene Stufenmodell kann die NET weitgehend dem Übergang zu Antinomie II zugeordnet werden. Antinomie II zeichnet sich durch die Vermischung zweier Symbolisierungsstufen aus: Stufe 3, wenn die Erinnerung und Wahrnehmung der subjektiven Bedeutung der traumatischen Erfahrung möglich ist, gerät in Kontrast zur Stufe der Objektrepräsentanzen (Stufe 4). Antinomie II kann mit den in der NET vorgeschlagenen Techniken nicht aufgelöst werden, weil tiefgehende Ängste vor dem Verlust jeglicher innerer Bindung mit diesem Verfahren nicht bearbeitet werden können.

8.3 EMDR (Eye Movement Desensitization and Reprocessing)

Theorie

Eye Movement Desensitization and Reprocessing (kurz EMDR, auf Deutsch etwa: Desensibilisierung und Aufarbeitung durch Augenbewegungen) ist eine von der US-amerikanischen Literaturwissenschaftlerin und Psychologin Francine Shapiro entwickelte Behandlungsmethode für traumatisierte Patienten.

Bei der EMDR-Therapie führt der Patient unter Anleitung des/der TherapeutIn ruckartige horizontale Augenbewegungen durch, während er die traumatische Erfahrung imaginiert.

Zu EMDR wird angenommen, dass durch die bilaterale Stimulation mittels bestimmter Augenbewegungen (oder auch akustischer oder taktiler Reize) eine Synchronisation unter den Gehirnhälften bzw. eine innere Reorganisation der dysfunktional wirkenden Traumaerfahrung ermöglicht wird. Ferner wird erklärend Bezug genommen auf die REM-Phasen während des Schlafes, in denen starke Augenbewegungen stattfinden und dies relevant für einen erhöhten Verarbeitungsmodus des im Alltag Erlebten sein könnte. Der Erklärungsansatz bzw. der spezifische Teil »heilender« Augenbewegungen konnte wissenschaftlich bislang nicht nachgewiesen werden.

Methodisches Vorgehen

EMDR ist ein Konfrontationsverfahren, in das neben den Erkenntnissen aus der neurophysiologischen Forschung Erfahrungen aus der kognitiv-behavioralen Therapie mit einfließen. Die Methode ist von der Haltung her klientenzentriert. Auch wenn EMDR mit den Behandlungsplänen verschiedener Therapieformen vereinbar ist, setzt es doch die Einbettung in ein grundsätzlich psychotraumatisch orientiertes Therapiekonzept voraus.

Praktische Umsetzung: Ablauf einer EMDR-Sitzung

EMDR legt ein Standardprotokoll für die Behandlung psychotraumatischer Belastungen vor, das sich in acht Schritte unterteilen lässt (vgl. Hofmann, 1999; Shapiro, 1995).

Phase 1: Zu Beginn der Behandlung wird die Anamnese des jeweiligen Patienten erhoben, wobei bestehende Ressourcen und dysfunktionales Verhalten erfasst und eine genaue Diagnose gestellt werden. Die Indikation wird überprüft, und schließlich wird der Behandlungsplan erstellt.

Phase 2: In der Phase der Vorbereitung werden der Behandlungsplan, das methodische Vorgehen und Sicherheitsvorkehrungen besprochen, eventuelle Risiken abgeklärt und der/die PatientIn wird durch die Vermittlung von imaginativen Techniken und Entspannungsverfahren stabilisiert.

Phase 3: In der dritten Phase findet die Bewertung der traumatischen Erinnerung statt (Subjective Units of Distress-Skala, SUD, von Null [keine Belastung] bis Zehn [maximale Belastung]). Das Trauma wird evaluiert und in seinen visuellen, affektiven und sensorischen Komponenten erfasst. Es wird zur späteren Bearbeitung die belastendste Situation innerhalb der Traumaerfahrung in Verbindung mit einem negativen Gedanken (wie z. B. »Ich bin hilflos«) ausgewählt. Anschließend wird ein positiver Zielgedanke (z. B. »Ich kann etwas tun«) formuliert, bei dem der Patient bewertet, wie zutreffend dieser sich anfühlt. Ebenso werden die belastenden Gefühle herausgearbeitet und bewertet sowie deren Auswirkung auf das Selbstbild hinterfragt und wiederum bewertet.

Phase 4: Danach erfolgt die eigentliche Bearbeitung durch Desensibilisierung und Reprozessierung. Dabei versetzt sich der Patient gedanklich und gefühlsmäßig zurück in die Situation der Traumaerfahrung und folgt bei ruhig gehaltenem Kopf mit den Augen den Handbewegungen des/der TherapeutIn. Dieses Vorgehen sollte zu einer Veränderung in den einzelnen genannten Komponenten führen, oder es treten spontane Assoziationsketten auf. Die Stimulationen werden so lange fortgesetzt, bis es keine Veränderungen mehr gibt.

Phase 5: Die fünfte Phase ist die Phase der Verankerung. Jetzt wird die in der dritten Phase gewünschte positive Kognition mit der Ausgangserinnerung verbunden.

Phase 6: In der sechsten Phase findet ein Körpertest statt, indem der/die PatientIn in Gedanken durch seinen/ihren Körper geht und nachspürt, ob und wo er/sie angenehme oder unangenehme Empfindungen hat (alle Missempfindungen zur erinnerten Situation sollten weniger schwer bzw. die Belastung verringert erlebt werden). Erst wenn der Körper ganz entspannt ist und keine Belastung mehr spürbar ist, ist auch das Trauma vollständig bearbeitet.

Phase 7: In der Abschlussphase werden die in der Behandlung gemachten Erfahrungen und mögliche später auftretende Phänomene besprochen. Falls die Sitzung inkomplett war, das heißt, falls die Belastung nicht vollständig aufgehoben werden konnte, werden Distanzierungstechniken eingesetzt und weitere Verhaltensmaßnahmen vermittelt.

Phase 8: In der nächsten Sitzung findet die Phase der Nachbefragung statt. Jetzt wird noch einmal überprüft, ob die erreichten Änderungen stabil sind, bevor ein eventuell neues Thema angegangen werden kann.

Bei der Behandlung von PatientInnen, welche sequenziell über einen langen Zeitraum hinweg traumatisiert worden sind, braucht es je nach Vorbelastung für die Stabilisierungsphase einen längeren Zeitraum. Diese Phase kann einige Wochen dauern, sie kann aber auch einen Zeitraum von bis zu mehreren Jahren benötigen, je nach Ich-Struktur und verfügbaren Ressourcen der Persönlichkeit.

Einordnung von EMDR in das in den vorangehenden Kapiteln ausgearbeitete Stufenmodell

Mit EMDR wird die traumatische Erfahrung mit ihren visuellen, affektiven und sensorischen Komponenten erfasst und deren Verbindung mit positiven bzw. negativen Gedanken den Traumabetroffenen bewusst gemacht. Voraussetzung für dieses Vorgehen ist wiederum, dass der Zugang zu bewussten Erinnerungen möglich ist. Auch bei EMDR werden dann Ausdrucksformen der Erinnerung an Traumata zu integrieren versucht, die Stufe 1, 2 und 3 implizieren. Indem belastende Gefühle herausgearbeitet und deren Auswirkung auf das Selbstbild hinterfragt werden, lassen sich auch Prozesse einbeziehen, die im eigenen Modell bereits Stufe 4 zugeordnet werden. Stufe 4 ist die Ebene der Repräsentanzen, konkret: der Verschmelzung mit negativen Anteilen der Täterrepräsentanz, die zu einem negativen Selbstbild führt.

Anders als bei der NET und der Cognitive Processing Therapy (CPT) ist nicht ein vollständiges schriftliches Narrativ der eigenen Traumageschichte Behandlungsziel, sondern es wird postuliert, dass die bilaterale Stimulation mittels bestimmter Augenbewegungen eine Synchronisation unter den Gehirnhälften bzw. eine innere Reorganisation der dysfunktional wirkenden Traumaerfahrung ermöglicht.

Wichtig erscheint mir in diesem Zusammenhang zu betonen, dass EMDR kein eigenes Therapieverfahren ist, sondern eine Methode, die – laut EMDR-Vertretern – in die meisten Psychotherapieverfahren integrieren werden kann. Wieweit und ob der Zugang zu abgespaltenen Persönlichkeitsanteilen oder Affekten möglich wird, ist dementsprechend davon abhängig, in welcher Therapieform EMDR verwendet wird.

Wie bei den beiden anderen vorgestellten Verfahren besteht auch bei EMDR die Gefahr, dass es mit dieser Technik bei komplex Traumatisierten zur Retraumatisierung des Patienten kommen kann. Von EMDR-Vertretern wird deshalb empfohlen, bei der Behandlung komplex traumatisierter PatientInnen für die Stabilisierungsphase einen längeren Zeitraum einzuplanen. Diese Phase kann – wie bereits erwähnt – einige Wochen dauern, aber auch einen Zeitraum von mehreren Jahren benötigen.

Was ebenfalls bei EMDR nicht thematisiert wird, ist die besondere Beziehungsdynamik, die sich aufgrund traumatischer Erfahrungen entfaltet. Ob das von EMDR propagierte Vorgehen auch zum gewünschten Resultat führt, ist meiner Meinung nach auch davon abhängig, ob der Kontakt zum/zur PatientIn so gestaltet werden kann, dass eine vertrauensvolle Beziehung überhaupt möglich wird.

Bezogen auf das eigene Stufenmodell kann auch EMDR dem Übergang zu Antinomie II zugeordnet werden. Bedingung für Antinomie II ist, dass die subjektive Bedeutung einer traumatischen Erfahrung den Betroffenen bewusst wird.

8.4 Strukturelle Dissoziation nach Nijenhuis, van der Hart und Steele

Theorie

Der Ansatz der »Strukturellen Dissoziation« geht zurück auf Pierre Janet und wurde von einer niederländischen Arbeitsgruppe (Ellert Nijenhuis, Onno van der Hart und Kathy Steele) aufgegriffen, wissenschaftlich untersucht und erweitert. Pierre Janet (1859–1947) ging davon aus, dass Dissoziation auf eine traumabedingte organisierte »Aufteilung der Persönlichkeit« hinweist. Nijenhuis, van der Hart und Steele betrachten dementsprechend Dissoziation als eine spezifische Reaktion des Ichs auf ein schweres Trauma. Dissoziation hat eine Aufspaltung der Persönlichkeit zur Folge, und zwar des gesamten psychobiologischen Systems, das die charakteristischen mentalen und verhaltensmäßigen Aktionen bestimmt. Dissoziation der Persönlichkeit stellt gemäß ihrer Theorie das Kernmerkmal des Traumas dar.

Die genannten Autoren gehen von einer biologischen Notfallreaktion aus, die dem Selbstschutz dient. Die Psyche spaltet sich in einen »vernünftigen« Teil, der in der Lage ist, weiterhin auf die Anforderungen und Gegebenheiten der Umwelt zu reagieren, und einen oder mehrere Teile, der oder die Körperreaktionen, Emotionen und psychischen Erregungen traumatischer Erfahrungen beinhalten.

Aus neurophysiologischer Sicht wird postuliert, dass zu jedem Zustand eigene neuronale Netzwerke gehören, die aktiv sind. Zwischen diesen kommt es zu Sprüngen oder »Umschaltungen«, die nicht gleitend ineinander übergehen können und nicht gleichzeitig aktiv sind, es fehlt also an Integration. Nicht integrierte Teile der Persönlichkeit existieren als Subsysteme weiter. Der Wechsel zwischen den Subsystemen beeinflusst die Wahrnehmung, das Erleben, Denken, Handeln und die Identität. Dissoziative Symptome sind meist die Folge dieser Wechsel.

Die Idee von dissoziierten Persönlichkeitsanteilen ist nicht neu und wurde in der Vergangenheit immer wieder von Psychoanalytikern aufgegriffen und diskutiert. In der klinischen Literatur werden viele unterschiedliche Konstrukte benutzt, um das Phänomen von dissoziierten Persönlichkeitsanteilen zu beschreiben, wie beispielsweise Ich-Zustände, Ego-States, dissoziative oder dissoziierte Zustände, dissoziative Identitätszustände, dissoziative Persönlichkeitszustände, Alterpersönlichkeiten, dissoziative oder dissoziierte »Selbstzustände« usw.

Nach Ansicht von Ellert Nijenhuis, Onno van der Hart und Kathy Steele findet die grundlegende Teilung zwischen einem prototypischen Subsystem, metaphorisch als »Anscheinend normaler Persönlichkeitsanteil« (ANP) bezeichnet, und einem anderen Prototyp, metaphorisch »Emotionaler Persönlichkeitsanteil« (EP) genannt, statt. »Diese verschiedenen Prototypen tauchen auf, wenn Personen, die mit einem belastenden Ereignis konfrontiert sind, das Erlebnis weder ganz noch teilweise in ihre Persönlichkeit integrieren können. Sie hören auf, als Individuen zu fungieren. Das Individuum wird zum Dividuum« (Nijenhuis, 2016, S. 76).

ANP

Traumatisierte Menschen mit ANP werden primär von Handlungssystemen geleitet, die auf das Funktionieren im Alltag abzielen. Jede unfreiwillige Konfrontation mit der schrecklichen Vergangenheit und mit der Person, die sie zu dieser Zeit waren, wird als belastend erlebt und kann zu klassischen konditionierten Angst- und Vermeidungsreaktionen führen. »Das heißt der ANP entwickelt Phobien vor traumatischen Erinnerungen und der damit in Zusammenhang stehenden Selbstkonzeption, die die EP beinhaltet« (Nijenhuis, 2016, S. 82).

Nijenhuis und MitarbeiterInnen gehen davon aus, dass traumatische Erinnerungen in erster Linie sensomotorisch und in hohem Maß emotionsgeladen sind. Ihnen fehle die Symbolisierung. »Demzufolge kann die ANP durch generalisiertes Lernen auch Phobien vor Körperempfindungen, Affekten oder Bindung und/oder Bindungsverlust entwickeln, letzteres dann, wenn es um Beziehungstraumata geht. In dem Bemühen, so zu tun, als sei nichts geschehen, ignoriert die ANP die EP und all das, was dieser Teil oder diese Teile mit sich bringen, so weit nur möglich.« (Nijenhuis, 2016, S. 82). Dieser Ignoranz liegt das Motiv zugrunde, »jeglichem körperlichen und psychischen Schmerz zu entgehen, welchen die ANP nicht integrieren kann oder will« (Nijenhuis, 2016, S. 83). Nijenhuis, van der Hart und Steele gehen also von konditionierten Angst- und Vermeidungsreaktionen aus, um die Dissoziation und deren Aufrechterhaltung zu begründen.

Fragile EP, auch EPf

Im EP sind Traumabetroffene auf die traumatische Vergangenheit ausgerichtet, die sie für die Gegenwart halten. In diesem Anteil fühlen sie sich fragil und als Opfer, daher der Begriff »fragile EP« (Nijenhuis, 2016, S. 84). Emotionale Persönlichkeitsanteile können starke Gefühle, intensive Impulse und ungewöhnliche Körperzustände umfassen, wie Zuckungen, Lähmungen oder Schmerzen. Die »Emotionalen Persönlichkeitsanteile« können dabei extrem einfach sein und lediglich einen Impuls oder ein Gefühl beinhalten, sie können aber auch so komplex werden, dass sie Eigenschaften einer eigenen Persönlichkeit entwickeln: ein Identitätsgefühl, eigene Werte, Ziele und Anschauungen.

Nijenhuis und MitarbeiterInnen nehmen an, dass im Zentrum jedes EPs ein sogenanntes Handlungssystem steckt, ein biologisch angelegtes Überlebensthema. So gibt es biologisch verankert das Thema »Nahrungssuche«, »Kampf und Abgrenzung«, »Unterwerfung und Erstarrung«, das »Bindungssystem« sowie »Spiel und Neugier«. Die Koordination und Integration der verschiedenen Willenssysteme bewerten sie als eine zentrale Aufgabe und große Herausforderung, insbesondere dann, wenn die beteiligten Willensimpulse im Widerspruch zueinander stehen. Zum Beispiel kann der natürliche Drang, eine Bindung mit den Eltern einzugehen, im Widerspruch zu dem ebenso natürlichen Bestreben stehen, vor missbräuchlichen, misshandelnden oder vernachlässigenden Eltern wegzulaufen oder sich gegen sie zu verteidigen.

Kontrollierende EP, auch EPc

Bei komplex traumatisierten Menschen unterscheiden Nijenhuis, van der Hart und Steele zusätzlich zwischen EPf und einem weiteren EP, dem EPc: einem kontrollierenden, täterimitierenden Aspekt der Persönlichkeit. Sie gehen davon aus, dass »Kinder einen prototypischen EP entwickeln können, der offenbar von einem Handlungssystem gesteuert wird, das eine soziale Rangordnung oder Dominanz herstellt, von einem Willen zur Kontrolle, einem Willen zur Macht« (Nijenhuis, 2016, S. 86). Nijenhuis nennt diesen Prototyp »kontrollierenden EP«. »Vieles, was Kinder lernen, lernen sie durch das Imitieren ihrer Vorbilder. Chronisch missbrauchte und vernachlässigte Kinder sind chronisch boshaften Vorbildern für soziale Dominanz ausgeliefert [...] Um wenigstens ansatzweise das Gefühl zu haben, die Kontrolle nicht ganz zu verlieren, fangen diese Kinder unter Umständen an, die Verhaltensweisen der Täter nachzuahmen« (Nijenhuis, 2016, S. 86). Deshalb sprechen Nijenhuis und seine MitarbeiterInnen auch von täterimitierenden Aspekten der Persönlichkeit.

Je nach Grad der Komplexität der einzelnen Persönlichkeitsanteile unterscheiden Nijenhuis und MitarbeiterInnen zwischen primären, sekundären und tertiären strukturellen Dissoziationen:

Bei der **Primären Strukturellen Dissoziation** handelt es sich um eine Aufspaltung in zwei Persönlichkeitsanteile:

- Der Anscheinend Normale Persönlichkeitsanteil (ANP) ist für die Alltagsbewältigung zuständig und wird vor allem dadurch gekennzeichnet, dass er kaum Erinnerungen an Traumata hat und nur sehr beschränkt über Empfindungen für sensorische, soziale und zwischenmenschliche Modalitäten verfügt.
- Der Emotionale Persönlichkeitsanteil (EP) ist Träger von traumatischen Empfindungen. Durch bestimmte Trigger werden innerhalb des EPs entsprechende Empfindungen, Wahrnehmungen, Einschätzungen und Reaktionsweisen reaktiviert, als ob die traumatische Realität Gegenwart wäre.

Die Primäre Strukturelle Dissoziation ist typisch bei einfacher PTBS mit Flashbacks.

Die **Sekundäre Strukturelle Dissoziation** ist dadurch gekennzeichnet, dass bei einem ANP mehrere EPs vorhanden sind. Bei komplex traumatisierten Menschen handelt es sich um mindestens drei Persönlichkeitsanteile:

- Der ANP ist auch bei der Sekundären Strukturellen Dissoziation für die Alltagsbewältigung zuständig. Traumaassoziiertes Erleben wird phobisch vermieden.

- Der fragile EP, auch EPf, steht für den verletzten Aspekt der Persönlichkeit. Traumatische Erinnerungen sind in diesem Persönlichkeitsanteil vorhanden. Es besteht die Tendenz, von Traumainhalten überschwemmt zu werden.
- Zusätzlich zum EPf wird bei der Sekundären Strukturellen Dissoziation ein EPc, ein kontrollierender, täterimitierender Aspekt der Persönlichkeit wirksam. Dieser Anteil zeichnet sich durch großes Misstrauen aus, kann übermäßig kritisch, bestrafend, sabotierend, Schuld und Scham induzierend und oft für dysfunktionales Verhalten verantwortlich sein.

Die Sekundäre Strukturelle Dissoziation ist typisch für die komplexe Trauma-Folgestörung (kPTBS) und die DDNOS (dissociative disorder not otherwise specified).

Bei einer **Tertiären Strukturellen Dissoziation** handelt es sich um mehrere ANPs, dabei hat jeder ANP mehrere EPs. Es entstehen nicht nur mehrere traumabelastete Anteile, sondern auch mehrere »Normal«-Zustände, die sehr unterschiedlich sein können. Eine Tertiäre Strukturelle Dissoziation ist typisch für eine DIS (dissoziative Identitätsstörung). Früher wurde dieser Zustand als »multiple Persönlichkeitsstörung« bezeichnet.

Methodisches Vorgehen

Behandlungsziel ist »Integration und Differenzierung anstelle von Dissoziation«, das heißt, Verbindungen zu knüpfen zwischen dem voneinander Dissoziierten. Die notwendigen Ziele, die dieser Prozess beinhaltet, differenzieren Nijenhuis und MitarbeiterInnen wie folgt:

Synthese der traumatischen Erfahrungen:

- Sinneserfahrungen, Körpererleben und Gefühle müssen vom impliziten ins explizite Gedächtnis übergeführt werden (Speicherung deklarativ statt implizit)

Präsentifikation:

- Differenzierung von Gegenwart, Vergangenheit, Zukunft

Personifikation:

- eine Identität über die Verbindung von traumaassoziierten Substrukturen zu bilden

Übergeordnetes Ziel ist die Etablierung funktionaler Bewältigungsstrategien anstelle von Vermeidung und Ersatzhandlungen.

Praktische Umsetzung

Für die Behandlungstechnik ergeben sich folgende Hinweise:

1. Reduktion der Dissoziation der Persönlichkeit durch Austausch zwischen den Substrukturen, das heißt dosiertes Auflösen der dissoziativen Abgrenzungen;
2. mit der Person als Ganzes sprechen, das heißt, mit den einzelnen Anteilen sprechen.

Die von Nijenhuis und MitarbeiterInnen entwickelte Methode ist sehr komplex. An dieser Stelle möchte ich nur drei Hinweise geben, die weiteren Techniken zugrunde liegen.

Erfassung des aktuellen Identitätserlebens

Dissoziation wird verstanden als Wechsel des Bewusstseins zwischen mindestens zwei Subsystemen mit je eigener Ich-Perspektive. Das heißt, dass mit der Veränderung des Ich-Bewusstseins auch ein verändertes Erleben der eigenen Identität einhergeht. Fragen, die dabei helfen, die aktuelle Identität des Patienten zu erfassen, sind zum Beispiel:

- Wer sind Sie jetzt? Wie erleben Sie Ihre Umwelt?
- In welcher Zeit sind Sie jetzt? (verändertes Zeiterleben)
- Wo sind Sie jetzt? (veränderter Ortsbezug)
- Wie groß ist der Körper, zu wem gehört der Körper? (veränderter Körperbezug)
- Wissen Sie, was Sie vorher gesagt, gemacht, gefühlt haben? (es kann eine (Teil-) Amnesie zwischen den unterschiedlichen Zuständen vorliegen)

Konfrontation mit traumatischen Erinnerungen

Voraussetzung für die Konfrontation mit traumatischen Erfahrungen ist, dass ein Patient dies auch will und über die Fähigkeit verfügt, dabei präsent zu bleiben. Eine Dissoziation während der Exposition verhindert eine Verarbeitung und damit die Integration. Deshalb plädieren Nijenhuis und MitarbeiterInnen für eine dosierte Exposition innerhalb der Verarbeitungskapazität des Patienten (»Window of Tolerance«). Eine Erweiterung des »Window of Tolerance« während der Konfrontation wird durch folgende Techniken erreicht:

- Gegenwartsbezug stärken (Verankerungen kognitiv, räumlich, körperlich)
- sichere Bindung zum/zur TherapeutIn aktivieren (zum Beispiel über Augenkontakt, Körperkontakt oder die Stimme; auch Imaginationen von sicherer Bindung können diese Funktion erfüllen)
- Sicherheit und Kompetenzerleben stärken durch Ressourcenaktivierung (auch hier kann der Zugang zu Ressourcen über Imaginationsübungen gestärkt werden)
- die Fähigkeit, schwierige Zustände auszuhalten, sollte bewusst gefördert werden

Konfrontation: Was passiert danach?

Jedes Verhalten nach der Konfrontation wird als mögliche Reaktion auf diese verstanden und demgemäß besprochen. Der verletzte »Anteil« wird dem/der TherapeutIn übergeben, der/die für den Patienten für diesen Sorge tragen soll.

Einordnung der Strukturellen Dissoziation nach Nijenhuis, van der Hart und Steele in das in den vorangehenden Kapiteln ausgearbeitete Stufenmodell

Anders als bei den vorangehend vorgestellten Verfahren und Techniken müssen Traumabetroffene bei dieser Methode zu Beginn der Behandlung nicht wissen, was ihnen geschehen ist. Das heißt, dass Stufe 3 (die Symbolisierung der Erfahrung) nicht erreicht sein muss, um mit der beschriebenen Methode arbeiten zu können. Wie ausgeführt, wird davon ausgegangen, dass sich traumatische Erfahrungen in EPs zeigen, die vom Alltagsbewusstsein abgespalten sind. In diesen EPs können Erfahrungen abgespeichert sein, die im eigenen Modell den Stufen 1, 2, 3 und 4 zugeordnet werden. Die beschriebenen Anteile können unterschiedliche Symbolisierungsstufen aufweisen und damit auch verschiedene Ausdrucksformen sowohl der Erinnerung als auch der Gegenübertragung auslösen.

Wenn wir versuchen, die von Onno van der Hart, Ellert Nijenhuis und Kathy Steele vorgeschlagene Dreiteilung der Persönlichkeit mit eigenen Überlegungen zu verknüpfen, würde der ANP dem durch Abwehrbemühungen geschwächten Ich entsprechen. Auch in der Psychoanalyse wird vorausgesetzt, dass die Abwehr das Ich schwächt, wie bereits Freud mit seinem ökonomischen Gesichtspunkt, der die Verteilung, die Verwandlung und die Verausgabung von psychischer Energie betrifft, beschrieben hat.

Der EP würde das beinhalten, was in psychoanalytischen Theorien als Abgespaltenes bezeichnet wird. Bezogen auf unverarbeitete Traumata wurde aufgezeigt, dass das Abgespaltene sich als Traumaschema zeigen kann, das heißt, es ist durch die Gefühle und ersten Reaktionstendenzen in traumatischen Situationen gekennzeichnet. Wie der EP kann das Traumaschema durch assoziative Trigger ausgelöst werden und dann ins Bewusstsein einbrechen. Auch im eigenen Modell werden dem Traumaschema Eigenschaften einer eigenen Persönlichkeit zugeschrieben, wobei von einem veränderten Ich-Bewusstsein ausgegangen wird.

Was in der Strukturellen Dissoziation als EPc beschrieben wird, zeigt Parallelen zur Verschmelzung mit negativen Täteranteilen. Dominiert die Spaltung in »nur gut« und »nur böse« (vgl. Stufe 4), werden Vorwürfe an den Täter, aber auch die gegen ihn gewandten Gefühle wie Wut und Hass gegen das eigene Selbst gerichtet. Zusätzlich kann es zu täterimitierendem Verhalten kommen. Wie in der Theorie von Nijenhuis und MitarbeiterInnen konzeptualisiert, können diese täterimitierenden Anteile aber auch ein niedrigeres Symbolisierungsniveau aufweisen, als im eigenen Modell mit Stufe 4 beschrieben wird. Offensichtlich gibt es bereits auf Stufe 2 sehr konkretistische täterimitierende Aspekte der Persönlichkeit.

Was bei der Strukturellen Dissoziation nicht konzeptualisiert wird, ist die besondere Beziehungsdynamik, die aufgrund traumatischer Erfahrungen entsteht. Das von Nijenhuis, van der Hart und Steele beschriebene Vorgehen ist nur dann erfolgreich, wenn die Beziehung zum/zur PatientIn so gestaltet werden kann, dass traumatische Erfahrungen nicht wiederholt, sondern verstanden und damit neue Erfahrungen möglich werden. Bei Patienten mit einer Dissoziativen Identitätsstörung ist zum Beispiel der Umgang mit der Gegenübertragung für den Therapeuten besonders anspruchsvoll, weil bei ihm die Differenzierung zwischen Selbst und Patienten immer wieder innerlich verloren zu gehen droht. Häufig braucht es eine triangulierende, dritte Position, beispielsweise in Form von Supervision, um wieder handlungsfähig zu werden und sich innerlich vom Patienten abgrenzen zu können.

Bezogen auf das eigene Stufenmodell kann die Strukturelle Dissoziation sowohl Antinomie I als auch Antinomie II zugeordnet werden, entsprechend dem Persönlichkeitsanteil, der in der Behandlung aktuell im Vordergrund steht. Bei Antinomie I ist die Unterscheidung von Damals und Heute zentral. Diese muss für jeden EP, aber auch für kontrollierende EPs bzw. den EPc geleistet werden. Antinomie II zeichnet sich durch die Vermischung von Stufe 3, wenn die Wahrnehmung der subjektiven Bedeutung der traumatischen Erfahrung möglich ist, und Stufe 4, der Stufe der Objektrepräsentanzen, aus. Bei Antinomie II dominiert dementsprechend der Umgang mit sogenannten EPc, kontrollierenden, täterimitierenden Aspekten der Persönlichkeit.

Was mit dem Konzept der Strukturellen Dissoziation nicht erfasst wird, ist die besondere Dynamik, die im eigenen Modell mit Antinomie III beschrieben wurde. Bei Antinomie III bleibt die Kohärenz des Selbst erhalten. Das heißt, es liegen keine Spaltungen vor. Sind Spaltungen im Selbst aufgelöst, prägt der Widerspruch zwischen Wünschen und Über-Ich-Regeln den Verarbeitungsprozess. Hier geht es um die Lösung von intrapsychischen Konflikten, nicht um die Integration abgespaltener Anteile.

Zusammenfassung

Mit der **Langzeit-Expositionstherapie (PE)** wird gezielt versucht, die Stufe 1 und 2 zugehörigen Affekte über Gewöhnung zu »verlernen«. Übertragen auf das eigene Stufenmodell, verfolgt die PE damit ein Behandlungsziel, das Stufe 3 zugeordnet werden kann. Diese Methode kann nur angewendet werden, wenn sich Traumabetroffene an ihre traumatischen Erfahrungen erinnern und auch über diese Ereignisse sprechen können.

Diese Voraussetzung gilt auch für die **Cognitive Processing Therapy (CPT).** Bei der CPT wird im Gegensatz zur Langzeit-Expositionstherapie den Kognitionen des Traumatisierten eine wesentliche Rolle für die Aufrechterhaltung der Symptomatik zugeschrieben. In der Cognitive Processing Therapy ist dementsprechend Ziel, dass irrationale und selbstschädigende Erwartungen den Patienten bewusst gemacht und dann von diesen in Frage gestellt werden können. Fischer und Riedesser haben diese Erwartungen mit dem Konzept des Traumakompensatorischen Schemas erfasst (Fischer & Riedesser, 1998). Im eigenen Stufenmodell wird die Arbeit an selbstschädigenden Erklärungen auch mit der Verschmelzung mit negativen Täteranteilen in Verbindung gebracht – ein psychischer Abwehrmechanismus (die Spaltung in »nur gut« und »nur böse«), der die Dynamik auf Stufe 4 bestimmt. Die CPT kann dementsprechend Antinomie II zugeordnet werden.

Die **Narrative Expositionstherapie (NET)** ist eine Traumakonfrontationstechnik, bei deren Abschluss ein Traumabericht in sprachlicher Form vorliegen sollte. Das Erleben der Betroffenen in traumatischen Situationen (Stufe 1 und 2) wird mit

Fragen nach Körpersymptomen, Emotionen, Wahrnehmung und Gedanken in den Traumabericht miteinbezogen. Damit kann die NET weitgehend am Übergang zu Antinomie II verortet werden. Der Zugang zur bewussten Wahrnehmung der subjektiven Bedeutung der traumatischen Situation soll ermöglicht werden, was gemäß des eigenen Stufenmodells Auslöser für Antinomie II ist.

Auch **Eye Movement Desensitization and Reprocessing (EMDR)** ist eine Traumakonfrontationstechnik. Auch mit EMDR werden verschiedene Symbolisierungsstufen, die nebeneinander bei der Traumaverarbeitung aktiv sind, zu integrieren versucht. Indem belastende Gefühle herausgearbeitet und deren Auswirkung auf das Selbstbild hinterfragt werden, werden auch Prozesse thematisiert, die im eigenen Modell bereits Stufe 4 angehören. Bezogen auf das erarbeitete Stufenmodell kann auch EMDR dem Übergang zu Antinomie II zugeordnet werden. Antinomie II zeichnet sich durch die Vermischung von Stufe 3 und Stufe 4 aus.

Wichtig erscheint mir zu betonen, dass EMDR kein eigenes Therapieverfahren ist, sondern eine Methode, die in verschiedene Therapieverfahren integriert werden kann. Wieweit und ob der Zugang zu abgespaltenen Persönlichkeitsanteilen oder Affekten möglich wird, ist dementsprechend davon abhängig, in welcher Therapieform EMDR verwendet wird.

Wie bei den vorangehend genannten Traumakonfronationsmethoden besteht auch bei EMDR die Gefahr, dass es mit dieser Technik bei komplex Traumatisierten zur Retraumatisierung der Patienten kommen kann, wenn deren Abwehr nicht stabil genug ist, um kontrolliert mit traumatischen Affekten umzugehen.

Bei der **Strukturellen Dissoziation** nach Nijenhuis, van der Hart und Steele müssen Traumatisierte zu Beginn der Behandlung nicht in Bezug auf alle Persönlichkeitsanteile wissen, was ihnen geschehen ist. Wie ausgeführt, zeigen sich traumatische Erfahrungen in Form von sogenannten EPs, die vom Alltagsbewusstsein abgespalten sind. In diesen EPs sind Erfahrungen abgespeichert, die den Stufen 1, 2, 3, aber auch 4 zugeordnet werden können. Die beschriebenen Anteile können dementsprechend unterschiedliche Symbolisierungsstufen aufweisen und damit auch verschiedene Ausdrucksformen der Erinnerung und die damit einhergehende Gegenübertragung auslösen.

Bezogen auf das eigene Stufenmodell kann die Strukturelle Dissoziation sowohl Antinomie I als auch Antinomie II zugeordnet werden, entsprechend dem Persönlichkeitsanteil, der in der Behandlung aktuell im Vordergrund steht. Bei Antinomie I ist die Unterscheidung von Damals und Heute zentral. Diese muss für jeden EP geleistet werden. Antinomie II zeichnet sich durch die Vermischung von Stufe 3 und Stufe 4 aus. Bei Antinomie II dominiert dementsprechend der Umgang mit sogenannten EPc, kontrollierenden, täterimitierenden Aspekten der Persönlichkeit.

Was mit der Theorie der Strukturellen Dissoziation wie auch mit den anderen Verfahren nicht erfasst wird, ist die besondere Dynamik, die im eigenen Modell mit Antinomie III beschrieben wird. Bei Antinomie III bleibt die Kohärenz des Selbst erhalten. Das heißt, es liegen keine Spaltungen vor. Hier geht es um die Lösung von intrapsychischen Konflikten, nicht um die Integration abgespaltener Anteile. Nicht konzeptualisiert wird in allen Verfahren ebenfalls die besondere Beziehungsdynamik, die sich aufgrund traumatischer Erfahrungen entwickelt. Ob das in den einzelnen Methoden beschriebene Vorgehen auch zum gewünschten Resultat führt, ist meiner Meinung nach wesentlich davon abhängig, ob negative Übertragungen erkannt und aufgelöst werden können und damit der Aufbau einer vertrauensvollen Beziehung möglich wird.

In der Tabelle auf der nächsten Seite fasse ich die Untersuchungsresultate von Kapitel 8 zusammen.

Ausführungen zur Tabelle

In der **ersten Spalte** sind die im ersten Teil des Buches erarbeiteten Ausdrucksformen traumatischer Erfahrungen und deren Mitteilung aufgeführt.

In der **zweiten Spalte** werden die drei Antinomien genannt, die mittels Stufendifferenzierung aufgelöst werden müssen. **Antinomie I** zeichnet sich durch die fehlende Differenzierung zwischen traumatischer Vergangenheit und Gegenwart aus.

Bei **Antinomie II** wird die Stufe der bewussten Erinnerung an traumatische Geschehnisse mit der Stufe der Repräsentanzen gleichgesetzt, und in **Antinomie III** schließlich wird die Stufe, auf der Wünsche erlebbar werden, nicht von Über-Ich-Regeln getrennt. Die von den Antinomien abgeleiteten Behandlungsziele werden bei jeder der drei Antinomien genannt.

Bei Antinomie I ist Behandlungsziel die zeitliche Orientierung, die Milderung der heftigen Affekte, die Integration abgespaltener Anteile sowie die Erarbeitung der subjektiven Bedeutung traumatischer Situationen.

Behandlungsziel von Antinomie II ist die Auflösung der Verschmelzung mit negativen Täteranteilen und damit von Spaltungen im Selbst.

Tabelle 9: Ausdrucksformen traumatischer Erfahrungen, Antinomien und verhaltenstherapeutische Behandlungsmethoden

Ausdrucksform traumatischer Erfahrungen und deren Mitteilung	Antinomien	Behandlungsmethoden
Stufe 1: Körpersymptome **Stufe 2: Traumaschema**	**Antinomie I** **Vermischung von traumatischer Situation und Stufe 1 und 2 (Reaktivierung traumatischer Erfahrungen)**	
	Behandlungsziel: zeitliche Orientierung und Milderung der heftigen Affekte, Integration abgespaltener Anteile und Erarbeitung der subjektiven Bedeutung der traumatischen Situation	*Strukturelle Dissoziation* **Behandlungsziel:** Integration von Stufe 1 und 2, Präsentifikation
		Langzeit-Expositionstherapie (PE) **Behandlungsziel:** Affektmilderung
		Narrative Expositionstherapie **Behandlungsziel:** Integration von Stufe 1 und 2, zeitliche Orientierung, Ressourcenanalyse
		EMDR **Behandlungsziel:** Integration von Stufe 1, 2, Ressourcenaktivierung
Stufe 3: Inszenierungen, die im Gegenüber unintegrierte Affekte auslösen	**Antinomie II** **Vermischung von Stufe 3 (bewusster Erinnerung) und**	*Strukturelle Dissoziation* **Behandlungsziel:** Personifikation
Stufe 4: Darstellung von gespaltenen Repräsentanzen	**Stufe 4 (Objektrepräsentanz)**	*Cognitive Processing Therapy* **Behandlungsziel:** Integration von Stufe 1 und 2, Bearbeitung dysfunktionaler Kognitionen (Selbst- bzw. Täterbild)
	Behandlungsziel: Auflösung der Verschmelzung mit Täteranteilen	
Stufe 5: Darstellung von intrapsychischen Konflikten	**Antinomie III** **Vermischung von Stufe 5 (Wünschen und Über-Ich-Regeln)**	
	Behandlungsziel: Zugang zu unbewussten Wünschen und Klärung von Über-Ich-Regeln	
Stufe 6: vollständiges Narrativ der eigenen Traumageschichte		

In Antinomie III wird als Behandlungsziel der Zugang zu unbewussten Wünschen und die Klärung von Über-Ich-Regeln aufgeführt.

In **Spalte 3** werden die im Kapitel beschriebenen Behandlungsmethoden aufgelistet und deren Behandlungsziele beschrieben.

Die **Strukturelle Dissoziation** kann Antinomie I zugeordnet werden, wenn es um die Integration von Wahrnehmungen, Gefühlen oder Körpersymptomen von Stufe 1 und 2 eines EPs geht und die Unterscheidung zwischen traumatischer Vergangenheit und Reaktivierungen traumatischer Geschehnisse in der Aktualität (die Präsentifikation) Schwierigkeiten bereitet.

Die **Langzeit-Expositionstherapie (PE)** kann als Traumakonfrontationstechnik dem Übergang zu Antinomie II zugeordnet werden. Hier steht die Milderung der heftigen Affekte, die mit traumatischen Erfahrungen einhergehen, im Fokus.

Auch die **Narrative Expositionstherapie (NET)** fördert den Übergang zu Antinomie II. Die NET hat die Integration der Stufen 1 und 2 und damit einhergehend die zeitliche Orientierung zum Ziel. Zusätzlich wird mit dieser Methode versucht, die Ressourcen des Traumatisierten ausfindig zu machen und zu stärken.

Dem Übergang zu Antinomie II wurde auch **Eye Movement Desensitization and Reprocessing (EMDR)** zugeordnet. Behandlungsziel ist auch hier wiederum die Integration der Stufe 1, 2 und 3 sowie die Aktivierung von vorhandenen Ressourcen.

Die **Strukturelle Dissoziation** kann Antinomie II zugeordnet werden, wenn es um die Integration und Personifikation eines Anteils geht, der bereits eine höhere Symbolisierungsstufe aufweist als in Antinomie I zum Ausdruck kommt. Mit Personifikation ist die Erfassung des aktuellen Identitätserlebens gemeint.

In der **Cognitive Processing Therapy (CPT)** werden Behandlungsziele genannt, die den Behandlungszielen von Antinomie II zum Teil entsprechen. Diese Methode zielt vor allem auf die Bearbeitung dysfunktionaler Kognitionen, die das Selbstbild bzw. das Bild des Täters betreffen.

Keine der genannten Methoden erfasst die Dynamik, die im eigenen Modell mit Antinomie III beschrieben wird. Bei Antinomie III bleibt die Kohärenz des Selbst erhalten. Hier geht es um die Lösung von intrapsychischen Konflikten, nicht um die Integration abgespaltener Anteile.

KAPITEL 9

Psychodynamische Verfahren zur Traumabearbeitung

Einleitung und Verstehensziele in diesem Kapitel

Psychodynamische Verfahren streben in erster Linie, wenn auch nicht ausschließlich, therapeutische Effekte über »Dialog und Beziehungsgestaltung« an. Ihr Gegenstand sind »bewußte und unbewußte intentionale Systeme«, die in einer »intentionalen Einstellung« (Dennett, 1991) untersucht werden. Während Symptome, Verhalten oder »Kognition« im Sinne der Verhaltenstherapie sich auf einem konkreten Niveau bewegen oder auf ein solches zurückgeführt werden, sind »intentionale Systeme« nicht direkt beobachtbar, sondern lassen sich nur unter bestimmten Bedingungen »einfühlen« bzw. rekonstruieren. Sie werden grundsätzlich erst durch phänomenologische und hermeneutische Erkenntnisoperationen erschlossen. Von daher wird einsichtig, dass die auf bewusste und unbewusste Intentionalität ausgerichteten psychodynamischen Manuale sich nicht auf die gleichen konkreten Operationen beziehen, wie Manuale der Verhaltenstherapie oder anderer symptomorientierter Verfahren. Psychodynamische Manuale bestehen weniger aus konkreten Verhaltensanweisungen an die Therapeutin bzw. den Therapeuten als vielmehr aus Prinzipien der Therapieführung und Regeln, die geeignet sind, Dialog und therapeutische Beziehungsgestaltung anzuleiten.

Im Folgenden werden die bekanntesten psychodynamischen Verfahren zur Traumabearbeitung vorgestellt und ihr Beitrag zur psychischen Integration traumatischer Erfahrung auf der Grundlage des erarbeiteten Stufenmodells aufgezeigt. Ich stelle bei jedem Verfahren wiederum sehr kurz die zugrunde liegende Theorie vor, fasse das methodische Vorgehen zusammen und nenne einzelne Behandlungsprinzipien bzw. Techniken, wenn in der Methode Anweisungen dazu ausgearbeitet sind. Diese versuche ich dann, den im eigenen Modell genannten Symbolisierungsstufen zuzuordnen und mit den Behandlungszielen zu vergleichen, die sich aus der Lösung phasenspezifischer Widersprüche ergeben.

Verstehensziele in diesem Kapitel sind:

- Im Gegensatz zu einer auf die Beseitigung der Symptomatik beschränkten Therapie wird in psychodynamischen Verfahren die einer Symptomatik zugrunde liegende Psychodynamik als veränderungswirksam betrachtet.
- Psychodynamische Verfahren zur Traumabearbeitung stellen die therapeutische Beziehung als wesentlichen Veränderungsfaktor in den Vordergrund.
- Prinzipien der psychodynamischen und analytischen Therapie müssen in der Traumatherapie teilweise umakzentuiert werden. Das gilt für den Umgang mit Übertragung, Widerstand und Abwehr, für die Abstinenzregel oder die Technik der freien Assoziation.
- Die Behandlungstechnik wird den Therapiezielen angepasst, die sich aus der aktuellen Dynamik im Behandlungsprozess eines Patienten ergeben, und folgt keinem in Form von Verhaltensanweisungen manualisierten Vorgehen.

9.1 Ego-State-Therapie

Theorie

In der wissenschaftlichen Diskussion der vergangenen Jahre gibt es eine Tendenz, Trauma-Folgestörungen nicht mehr unter einer spezifischen Persönlichkeitsdiagnose zu erfassen, sondern sich am Hauptabwehrmechanismus bei Traumatisierung zu orientieren, nämlich der Dissoziation (vgl. Peichl, 2007). Der zuvor vorgestellte Ansatz der Strukturellen Dissoziation nach Nijenhuis, van der Hart und Steele entspricht diesem Denken. Wie erwähnt, gehen die Wurzeln dieses Vorgehens jedoch bis in die frühe Psychoanalyse zurück. Bereits Paul Federn, ein langjähriger Freund und Schüler Freuds, postulierte – abweichend von der Auffassung seines Lehrers – die Theorie der Ich-Zustände.

Aufbauend auf die Arbeiten von Paul Federn sowie hypnoanalytischen Techniken und neueren Erkenntnissen aus der Behandlung dissoziativer Störungen entwickelten die US-Amerikaner John und Helen Watkins bereits in den 80er Jahren die »Ego State Therapy«. Sie basiert auf der Theorie, dass die Persönlichkeit aus verschiedenen Ich-Anteilen (Ego States) besteht. Diese Anteile sind umgrenzte und beschreibbare »Unter-Persönlichkeiten«. Sie können wie »eigene Persönlichkeiten« ein Eigenleben entfalten, mit »eigenem« Willen, »eigenen« Gedanken und Gefühlen. Die Ego-State-Therapie soll Betroffenen helfen, diese Ich-Anteile wieder besser in Richtung einer ganzheitlichen Persönlichkeit miteinander zu verbinden.

Gesunde Ich-Anteile

Unter »Ich-Anteil« versteht man einzelne Aspekte der Persönlichkeit, des eigenen Selbst. Ein gesunder, nichttraumatisierter Mensch kennt und nutzt etwa 5 bis 15 solcher Ich-Zustände. Sie sind klar bewusst und werden vom Ich gelenkt. Die meisten solcher Ich-Anteile entstehen in der Kindheit im Verlauf der normalen Entwicklung. Gesunde Ich-Anteile sind – wie es John und Helen Watkins nennen – Anteile aus dem »Alltagsteam«, zum Beispiel der »kompetente Fachmann«, der vor Kollegen einen Fachvortrag halten kann, oder der »coole Typ« in der Disco oder der begeisterte »Radrennfahrer«. Zwischen diesen Anteilen kann ein Mensch je nach Bedarf umschalten, das heißt, sich in die eine oder andere Rolle begeben.

Ungesunde integrierte Anteile

Im Übergangsbereich zwischen gesunden und abgespaltenen Anteilen gibt es ungesunde, integrierte und bewusst zugängliche Anteile. Ein neuer Ich-Anteil kann zum Beispiel als Folge eines Widerstands in der Therapie auftreten. Der Patient wird beispielsweise »plötzlich so müde«. Dadurch soll das Bewusstwerden einer alten, der aktuellen Realität schlecht angepassten Struktur des Patienten (bzw. beängstigender Gefühle) verhindert werden. Der neue Ich-Anteil hat dann die Aufgabe einen anderen Ich-Anteil, der mit der Gestaltung der alten (und heute unangemessenen) Struktur beauftragt war, zu schützen.

Abgespaltene Ich-Anteile

Gegen die mit traumatischen Erfahrungen verbundenen Affekte wird eine spezifische Form der Abspaltung von Ich-Anteilen aufgebaut. In diesen sind Affekte und Energien ungelöster Traumata abgespeichert. Es können spezielle Aufgaben solcher Ich-Anteile unterschieden werden: »Verfolger«, radikale Helfer, Täterintrojekte (täteridentifizierter Anteil), Angreifer, Mittäterintrojekte (täterloyale Anteile). Einzelne Ich-Anteile können sich auch überlagern und gegebenenfalls gegenseitig verstärken, wie zum Beispiel täteridentifizierte und täterloyale Anteile. Folgend ein Beispiel:

> Frau P. wurde seit ihrer Kindheit von ihrem Vater sexuell missbraucht. Inzwischen lebt sie als Erwachsene in einer eigenen Wohnung, wird aber vom Täter weiterhin wegen Gewalthandlungen und sexuellen Übergriffen aufgesucht. Ihr gesunder, in der Therapie kontaktierbarer Ich-Anteil kann die neue Information lernen, die besagt: »Du darfst ihn nicht reinlassen.« Dennoch gelingt es ihr nicht, die Haustür nicht zu öffnen, wenn der Täter sie besuchen will.

Eine Erklärung für dieses vordergründig unverständliche Verhalten ist Folgende: Neben dem gesunden Anteil gibt es den täteridentifizierten Anteil, der glaubt, gemäß der früheren Erfahrung sich zu schützen, indem sie tut, was der Täter verlangt. So kann es zu der Entscheidung kommen, den Täter wider besseres Wissen immer wieder in die eigene Wohnung zu lassen, nach dem alten Motto: »Du musst tun, was er will, sonst schlägt er dich tot.« Dieser Anteil ist abgespalten und unterliegt nicht der Ich-Kontrolle.

Abgespaltene Ich-Anteile erscheinen so, als hätten sie eine »eigene Persönlichkeit«, mit »eigenen« Gefühlen und Gedanken. Sie halten ihre Existenz für hilfreich und überlebenswichtig. Manche »kennen« sich gegenseitig und sind miteinander in Kontakt. Andere sind gänzlich abgespalten (Untergrund-Ich-Anteile), das heißt, die Kernpersönlichkeit ist nicht mehr in Kontakt mit ihnen, und sie sind gemäß der Auffassung von John und Helen Watkins oft nur noch mittels Hypnose oder Trance zugänglich.

Solche Ich-Anteile dürfen nicht mit im Zuge der psycho-sozialen Entwicklung entstandenen Introjekten verwechselt werden, also inneren Abbildern von Personen, die uns wichtig waren und deren Werte, Normen und Verhaltensmuster wir verinnerlicht haben. Introjekte entstehen nicht aus Abwehrgründen und sind auch ohne Hypnose oder Trance im therapeutischen Gespräch zugänglich und bereit, neue, reale Informationen aufzunehmen. Lautet beispielsweise ein überbrachtes Gesetz (Introjekt) einer wichtigen Bezugsperson aus der Kindheit »Du darfst nicht weinen«, so kann der innere Anteil, der dieses Gebot vertritt, in der Therapie nach und nach umlernen, bis das neue, eigene Gesetz schließlich lautet »Du darfst weinen, soviel Du willst«. Im Gegensatz zu Ego-States sind Introjekte also modifizierbar und auflösbar.

Selbstfamilie

Die unterschiedlichen Ich-Zustände in der Persönlichkeit eines Menschen bilden eine sogenannte »Selbstfamilie«. Sie sind entstanden, um die Anpassung in schwierigen Situationen zu ermöglichen. Auch grausame, entwertende und verfolgende Ego-States haben nach dieser Auffassung letztlich hilfreiche Ziele. Das heißt, jeder dieser Ego-States wird als anpassungsfähig und in einer Familie des Subselbst existierend angesehen, die in einer funktionellen Weise handeln kann und wie viele Familien unterschiedliche Grade an Dysfunktionen aufweist. Gewöhnlich zeigt sich eine Pathologie dann, wenn Uneinigkeiten oder ein Mangel an Kooperation zwischen den Ego-States auftritt.

Oberstes Ziel der Ego-State-Therapie ist, den Stress im inneren System zu reduzieren und die Energie wieder auf die Gestaltung eines erfüllten Lebens auszurichten. Der Patient soll lernen, die unterschiedlichen Persönlichkeitsanteile (die damit verbundenen Bedürfnisse und Standpunkte) besser miteinander abzustimmen und entsprechend zu handeln. Ziel der Ego-State-Therapie ist also Integration. »Ego-State-Therapie definiert die Integration als Zustand, in dem die einzelnen Ego-States in vollständiger Kommunikation miteinander stehen, mentale Inhalte teilen und in harmonischen und kooperativen Beziehungen miteinander existieren« (Peichl, 2007, S. 80). Je nach Schweregrad der Störung können die Ich-Anteile vollständig integriert werden (Inneres Team) oder sie werden, nun gelenkt vom eigenen Selbst, symbolisch weiterhin als »eigene Persönlichkeiten« betrachtet, aber jetzt konstruktiv-integrativ eingesetzt.

Methodisches Vorgehen

Die abgespaltenen Ich-Anteile sind ein Teil vom eigenen Selbst. Deshalb ist es wichtig, sie als wertvolle Ressource anzunehmen, auch wenn sie heute nicht mehr angemessen für das Selbst des Patienten in Funktion treten. Die Therapie ist als Phasenmodell konzipiert. In vier aufeinander aufbauenden Phasen sollen folgende Ziele erreicht werden:

- innere Sicherheit schaffen
- Traumata finden, Ressourcen klären
- stabilisieren, Traumaerfahrung durcharbeiten
- Erfahrungen integrieren, Persönlichkeit und Identität festigen

Praktische Umsetzung

In der Therapie geht es dementsprechend darum, unterschiedliche Persönlichkeitsanteile zu identifizieren, die Befindlichkeit, Bedürfnisse und Ziele möglichst vieler Persönlichkeitsanteile wahrzunehmen sowie die Persönlichkeitsanteile miteinander in einen Dialog zu bringen.

Dazu kann der/die TherapeutIn einen Ich-Anteil direkt ansprechen. Er wird so symbolisch-imaginativ aktiviert und kann zu seiner Geschichte, zu seinen Erfahrungen, seiner Aufgabe, seinen Zielen, Gedanken, Wünschen, Hoffnungen und Ängsten direkt befragt werden. Im »Gespräch« des/der TherapeutIn bzw. des Patienten mit dem Ich-Anteil und der Ich-Anteile untereinander können sich diese verändern und entwickeln. Der/die PatientIn kann die »Ich-Anteile« mit Informationen zur aktuellen Realität korrigieren und damit lernen, die in diesen

Ich-Anteilen enthaltenen Erfahrungen und Ideen selbst zu steuern und zu integrieren sowie die oft verborgenen Ressourcen zu nutzen.

Verfestigte Ich-Anteile »fürchten« häufig, sich auflösen oder verschwinden zu müssen, wenn sie in der therapeutischen Arbeit »entdeckt« werden. Deshalb ist es wichtig, auch aggressive und bösartige Persönlichkeitsanteile in den Dialog miteinzubeziehen und ihre adaptive Rolle zu würdigen. So paradox es erscheinen mag, auch ihnen muss Unterstützung zukommen, indem ihnen neue wichtige Aufgaben zugewiesen werden, um sie so neu zu integrieren.

Einordnung der Ego-State-Therapie in das in den vorangehenden Kapiteln ausgearbeitete Stufenmodell

Wie bei der Strukturellen Dissoziation müssen Traumabetroffene auch bei der Ego-State-Therapie zu Beginn der Behandlung nicht wissen, welche Traumata sie erlebt haben. Stufe 3 (die Symbolisierung der Erfahrung) muss also nicht erreicht sein, um mit der beschriebenen Methode arbeiten zu können.

John und Helen Watkins unterscheiden zwischen gesunden und ungesunden sowie abgespaltenen Ich-Anteilen, die gemeinsam eine sogenannte Selbstfamilie bilden. Die ungesunden Ich-Anteile würden im eigenen Modell die Abwehr des Patienten abbilden. Die abgespaltenen Ich-Anteile entsprechen einerseits dem, was im eigenen Modell als Traumaschema bezeichnet wird, das heißt den Gefühlen und ersten Reaktionstendenzen in traumatischen Situationen. Andererseits haben abgespaltene Ich-Anteile nach der Theorie von Watkins und Watkins auch spezielle Aufgaben, wie etwa »Verfolger«, radikale Helfer, Täterintrojekte (täteridentifizierter Anteil) u.a. Abgespaltene Anteile in diesem Sinne zu verstehen, zeigt Parallelen zu der im eigenen Modell beschriebenen Verschmelzung mit negativen Täteranteilen. Dominiert die Spaltung in »nur gut« und »nur böse« (vgl. Stufe 4), werden Vorwürfe an den Täter, aber auch die gegen ihn gerichteten Gefühle wie Wut und Hass gegen das eigene Selbst gewendet. Dies kann zu Selbstverletzungen führen, aber auch täterimitierendes Verhalten auslösen. Wie bereits bei der Strukturellen Dissoziation erwähnt, können solche Anteile auch ein niedrigeres Symbolisierungsniveau aufweisen, wie es für Stufe 1 und 2 beschrieben wird.

Was auch bei der Ego-State-Therapie kaum thematisiert wird, ist die besondere Beziehungsdynamik, die sich aufgrund traumatischer Erfahrungen entfaltet. Ob das von Watkins und Watkins beschriebene Vorgehen auch zur Integration der Anteile führt, ist meiner Meinung nach wesentlich davon abhängig, ob die Beziehung zum/zur PatientIn so gestaltet werden kann, dass eine vertrauensvolle Beziehung aufgebaut werden kann.

Bezogen auf das eigene Stufenmodell kann die Ego-State-Therapie sowohl Antinomie I als auch Antinomie II zugeordnet werden, entsprechend dem Persönlichkeitsanteil, der in der Behandlung aktuell dominiert. Bei Antinomie I steht die Unterscheidung von Damals und Heute im Vordergrund. Als Behandlungsziele werden zeitliche Orientierung, Milderung der heftigen Affekte sowie die Integration abgespaltener Anteile und die Erarbeitung der subjektiven Bedeutung der traumatischen Situation genannt. In der Ego-State-Therapie werden diese Ziele zu erreichen versucht, indem mittels einer Beobachterperspektive der Abstand zu den Affekten des Trauma-States (der einem Persönlichkeitsanteil entspricht) möglich wird. Durch das Benennen des Trauma-States als einen Anteil, der zum Selbst gehört, wird gleichzeitig dessen Integration gefördert. Mittels Beobachterperspektive wird es mit zunehmender Affektmilderung möglich, über die traumatische Erfahrung nachzudenken und deren subjektive Bedeutung zu erkennen.

Antinomie II zeichnet sich durch die Vermischung von Stufe 3, wenn die Wahrnehmung der subjektiven Bedeutung der traumatischen Erfahrung möglich ist, und Stufe 4, der Stufe der Selbst- und Objektrepräsentanzen, aus. Bezogen auf die Terminologie der Ego-State-Therapie dominiert bei Antinomie II der Umgang mit sogenannten kontrollierenden, täterimitierenden Persönlichkeitsanteilen.

Als Behandlungsziel wird im eigenen Modell die Auflösung der Verschmelzung mit negativen Täteranteilen genannt. Dies wird einerseits über »Objektdeutungen« möglich, das heißt Deutungen, die die Person des bzw. der TäterIn betreffen. Andererseits wird der Wunsch des bzw. der PatientIn nach dem »guten« Täter als berechtigt validiert.

In der Ego-State-Therapie weisen Fragen nach der Funktion eines Anteils in die gleiche Richtung. Hier wird die adaptive Rolle eines Anteils gewürdigt und nach den Funktionen gefragt, die dieser Anteil übernommen hat.

Die Arbeit mit ungesunden Anteilen kann bereits die Dynamik, die im eigenen Modell mit Antinomie III beschrieben wird, erfassen. Bei Antinomie III liegen keine Spaltungen vor, aber der Widerspruch zwischen Wünschen und Über-Ich-Regeln kann den Verarbeitungsprozess erneut stagnieren lassen. Hier geht es um die Lösung von intrapsychischen Konflikten, nicht um die Integration abgespaltener Anteile. Wenn, wie in der Ego-State-Therapie, die Abwehr als Persönlichkeitsanteil behandelt wird, besteht meiner Meinung nach die Gefahr, dass die Abwehr unterstützt und damit nicht aufgelöst werden kann. Eigene Aggressionen zum Beispiel als Persönlichkeitsanteil zu deuten, könnte in dem Sinne aus Abwehrgründen missverstanden werden, dass die eigene Aggression als ich-dyston erlebt wird. Ich-dyston heißt, dass eine Person ihre Gedanken, Impulse oder Gemütserregungen als nicht zu ihrem Ich gehörend erlebt, sondern als fremd und störend empfindet. Dann wäre der Selbstbezug zu diesem Gefühl weiterhin abgewehrt und eine Auseinandersetzung mit der eigenen Aggression bliebe aus.

9.2 PITT (Psychodynamisch-Imaginative Traumatherapie)

Theorie

In der Psychodynamisch-Imaginativen Traumatherapie (PITT), die Luise Reddemann entwickelt hat, werden die Fähigkeiten vieler Traumapatienten, sich innere Gegenwelten zu den erschreckenden traumatischen Erfahrungen zu gestalten, systematisch genutzt. Zentral für die Anwendung imaginativer Technik ist der Befund, dass nach neuerer Forschung das, was wir uns vorstellen, in ähnlichen Hirnarealen zur Aktivierung gelangt, wie das, was wir konkret tun, das heißt, eine Vorstellung löst Ähnliches aus wie Handeln. In der PITT wird nicht in erster Linie das Schmerzliche einer traumatischen Erfahrung hervorgehoben, sondern es sollen auch alternative progressive Vorstellungen dazu entworfen werden.

Die Wurzeln der PITT liegen in der psychoanalytischen und psychodynamischen Psychotherapie, auch wenn Reddemann Einflüsse aus vielen anderen therapeutischen Schulen wie der Hypnotherapie (z.B. Erickson & Rossi, 1989), der Verhaltenstherapie (z.B. Ellis & Hoellen, 1997), der systemischen Therapie (z.B. Schwarz, 1997), der positiven Psychologie (z.B. Seligman & Csiksentmihalyi, 2000) sowie der Ego-State-Theorie (z.B. Watkins & Watkins, 2003) in ihre Methode integrierte. Die für psychodynamische Verfahren zentrale Grundannahme, dass die aktuelle Symptomatik der Patienten mit früheren Prozessen zusammenhängt, ist jedoch auch in der PITT handlungsleitend (Reddemann, 2008). Ein zentraler Unterschied zu anderen psychodynamischen Therapien besteht darin, dass die Reinszenierung früherer Erfahrungen im therapeutischen Prozess als kontraindiziert angesehen wird, da sie für die Patientin massiv stressauslösend sein kann (Reddemann & Fischer, 2010). Dazugehörige Prozesse wie die Regression haben in der PITT durch den Einsatz imaginativer Verfahren dennoch Raum, finden aber nicht in der Beziehung zwischen PatientIn und TherapeutIn statt, sondern werden auf eine Vorstellungsebene verlagert und als dem »traumatisierten Ich« zugehörig betrachtet. Durch dieses Vorgehen soll die Arbeitsbeziehung des »erwachsenen Ichs« zum/zur TherapeutIn geschützt werden. Als hilfreich wird eine »milde positive Übertragung« betrachtet (Reddemann, 2011, S.86). Im Vergleich zu den psychodynamischen Wurzeln ist die Therapeutin bzw. der Therapeut in der PITT aktiver und unterstützt die Patienten durch Fragen und Anregungen bei der Entwicklung ihrer Ressourcen und Selbstheilungskräfte (vgl. Bebermeier, 2014).

Methodisches Vorgehen

Die therapeutische Beziehung zeichnet sich aus der Perspektive der PITT insbesondere durch eine progressionsorientierte Fokussierung auf das Arbeitsbündnis aus. Das am meisten dafür geeignete Instrument zur Selbstberuhigung ist der PITT zufolge die Arbeit mit verletzten Anteilen. Hier wird das Augenmerk darauf gerichtet, dass nicht nur das Leiden dieser Anteile erkannt wird, sondern sie in der Vorstellung auch quasi neu beeltert und versorgt werden, das heißt, dass eine bedürfnisbefriedigende Erfahrung mit Hilfe der Vorstellungskraft ermöglicht wird.

Die Traumakonfrontation geschieht mittels gezielter Nutzung der beobachtenden Fähigkeiten des Patienten. Es handelt sich hier um ein aktives gestaltendes Eingreifen des/der TherapeutIn, um retraumatisierenden Affektüberflutungen zuvorzukommen und den Patienten zu schützen. Distanzierung von überflutenden inneren Bildern wird dabei durch Imaginationen angeregt sowie durch die Arbeit mit Ego-States (Watkins & Watkins, 1997). Dies ermöglicht zunächst eine Stärkung des »erwachsenen Ichs« im Sinne der Schulung der Binnenwahrnehmung und der Affektsteuerung. Weiterhin wird mit Täterintrojekten mittels imaginativer Techniken gearbeitet, die am Konzept der Ego-States orientiert sind. Angestrebt werden nicht Abreaktion und Katharsis, vielmehr wird die detaillierte Wahrnehmung traumaassoziierter Inhalte empfohlen, um damit eine Integration dieser Inhalte zu erzielen.

Praktische Umsetzung

Um mit der PITT zu arbeiten, sollten Patienten folgende Voraussetzungen erfüllen: Sie sollten veränderungsmotiviert sein, Mitgefühl für verletzte innere Anteile aufbringen und im Sinne einer therapeutischen Ich-Spaltung zwischen beobachtendem erwachsenen Ich und eigenen Kompetenzen sowie ihren verletzten Anteilen unterscheiden können (Reddemann, 2011). Sind nicht alle diese Voraussetzungen erfüllt, ist ihre Erarbeitung zunächst das vorrangige Therapieziel. Bei Vorliegen der Voraussetzungen werden mit dem erwachsenen Ich individuelle Therapieziele vereinbart.

Der Ablauf der PITT folgt dem Phasenmodell von Stabilisierung, Konfrontation und Integration. Diese Phasen sind chronologisch zu sehen, müssen aber nicht zwangsläufig aufeinander folgen. Die PITT-spezifischen Inhalte der drei Phasen können wie folgt zusammengefasst werden.

Stabilisierung

Der Schwerpunkt der PITT liegt in der Stabilisierungsphase. Zentrale Bestandteile der Stabilisierungsphase sind die Erarbeitung einer inneren und äußeren Sicherheit und eines Verständnisses der Trauma-Folgesymptomatik der Patienten, eine Symptomreduktion sowie die Entwicklung von Techniken zur Symptom- und Affektkontrolle, Selbstfürsorge und Selbstberuhigung. Dazu trägt auch eine ausführliche Psychoedukation zu traumatischen Erlebnissen, Traumafolgen und Copingstrategien der PatientInnen bei.

Ein essentieller Bestandteil der Stabilisierungsphase ist die Arbeit mit Imaginationen. Reddemann bietet unterschiedliche Imaginationsübungen wie die Übung des sicheren Ortes, des inneren Gartens, des Gepäck-Ablegens oder der inneren Helfer an (Reddemann, 2008). Als Beispiel möchte ich die Imagination eines »sicheren Ortes« anführen:

Imaginiert wird ein realer oder fantasierter Ort, der ein Gefühl der Sicherheit und des Wohlbefindens vermittelt. Folgende Hinweise sind bei der Installation eines sicheren Ortes zu bedenken: Die Therapeutin erklärt der Patientin, dass sie die Erinnerung an einen realen Ort nutzen oder einen Ort in der Phantasie erschaffen kann. Es ist nicht wichtig, wo sich der Ort befindet, sondern nur, ob er die gewünschten Qualitäten von Sicherheit und Wohlbefinden vermittelt. An dem Ort sollen sich außer der Patientin keine nahestehenden Personen aufhalten, da keine menschliche Beziehung frei von Konflikten ist. Auch wenn die meisten Patienten spontan einen sicheren Ort benennen können, brauchen sie in der Regel therapeutische Hilfe bei seiner Ausgestaltung.

Neben ressourcenorientierten Übungen ist die Imagination in der Stabilisierungsphase auch für die Entwicklung von Distanzierungstechniken elementar. Ein weiterer ebenfalls imaginativer und zentraler Bestandteil der Stabilisierungsphase ist zum Beispiel die Entwicklung einer verbesserten Affektwahrnehmung und -kontrolle mittels Achtsamkeits- und Selbstbeobachtungsübungen.

Konfrontation

Die Konfrontation sollte mit der Beobachtertechnik und damit in einer für Patienten schonenden Form durchgeführt werden. Dabei berichtet die Patientin in einer distanzierten Form (z. B. spricht sie über »das Kind« anstelle von »ich«) über die traumatischen Ereignisse. Im Verlauf der Traumakonfrontation werden von der Therapeutin mit Hilfe des BASK-Modells (Braun, 1988) das mit der traumatischen Situation verbundene Verhalten (Behavior), die Gefühle (Affect), das Körpererleben (Sensation) und die Gedanken (Kognition) erfragt. Ziel ist es, eine Integration der traumatischen Erfahrung zu erreichen. Wie bei EMDR wird auch bei der PITT die Belastung der Patientin in Erfahrung gebracht, es wird ein Bodyscan angeleitet und die dazugehörige Wahrnehmung erfragt und das Zutreffen einer Wunschkognition eingeschätzt.

Am Ende der Traumakonfrontation steht eine Phase des Trostes, in der der traumatisierte Teil imaginativ versorgt wird. Anschließend unterstützt die Therapeutin bzw. der Therapeut die Patientin/den Patienten dabei, die traumatische Situation zu verlassen, ihre Aufmerksamkeit wieder auf die Gegenwart zu richten und sich zu reorientieren.

Neben der Beobachtertechnik können nach Reddemann (2008) auch andere Konfrontationsverfahren wie EMDR (Hofmann, 1999; Shapiro, 1995) sowie gestalttherapeutische (Butollo et al., 1998) und verhaltenstherapeutische Ansätze (z. B. Foa & Rothbaum, 2001) in die PITT integriert und eingesetzt werden.

Integration

In der abschließenden Integrationsphase sollen die in der Therapie erarbeiteten Inhalte in den Alltag der Patienten übertragen sowie die traumatische Situation und ihre Folgen in die eigene Biographie und Selbstwahrnehmung integriert werden. Zentrale Elemente sind der Umgang mit Gefühlen, vor allem mit Trauer und Schuld, die konkrete Anwendung des in der PITT Erlernten sowie die Klärung von Sinnfragen. Die Therapeutin/der Therapeut unterstützt die Patientin/den Patienten darin, die am Behandlungsende oft intensiven Gefühle der Trauer zuzulassen und einen liebevollen Umgang mit sich zu pflegen. Ein festes Thema der Integrationsphase ist zudem der Abschied. Neben dem Abschied aus der Therapie geht es dabei oft auch um die Auflösung traumaassoziierter negativer Verbindungen, beispielsweise in Form von Ritualen (z. B. einen Brief verbrennen oder einen Gegenstand vergraben).

Einordnung der PITT in das in den vorangehenden Kapiteln ausgearbeitete Stufenmodell

Um mit der PITT zu arbeiten, sollten Patienten im Sinne einer therapeutischen Ich-Spaltung zwischen beobachtendem erwachsenen Ich sowie ihren verletzten Anteilen unterscheiden können. Diese Voraussetzungen sind im eigenen Modell frühestens auf Stufe 3 erfüllt, wenn die Symbolfunktion für die Repräsentation traumatischer Erfahrungen zur Verfügung steht. Mit dem Einbezug des BASK-

Modells wird in der PITT versucht, das mit der traumatischen Situation verbundene Verhalten, die Gefühle, das Körpererleben und die Gedanken zu erfassen. Diese Inhalte werden im eigenen Modell weitgehend den Stufen 1, 2 und 3 zugeordnet. In der PITT wird also ausgehend von Stufe 3 mit dem Einbezug des BASK-Modells die Integration der Erinnerungsfragmente der ersten drei Stufen zu erreichen versucht. Um Affektüberflutung zu verhindern, werden Distanzierungstechniken wie die Imagination eines inneren Beobachters oder die Bildschirmtechnik vorgeschlagen.

Wie im eigenen Modell ausgeführt, ist das Erreichen von Stufe 3 Auslöser für Antinomie II. In Antinomie II tritt das bewusste Realisieren der Bedeutung traumatischer Erfahrungen in Widerspruch zur Repräsentanz des »guten Täters«. Damit wird der Umgang mit den Folgen von Spaltungen im Selbst zur zentralen Behandlungsaufgabe. (Konkret: der Spaltung in »nur gut« und »nur böse«.) Ab dieser Behandlungsphase kommen Phantasien eine besondere Bedeutung zu. In der PITT werden Traumatisierte gezielt mittels Imaginationsübungen wie des »sicheren Ortes« oder »inneren Helfers« darin unterstützt, Phantasien zu stärken oder zu entwickeln, die ihnen helfen, Ohnmacht, Hilflosigkeit und inneren Beziehungsverlust abzuwehren. Mit Imaginationsübungen wie dem »inneren Helfer« kann zudem der Aufbau guter Repräsentanzen gefördert werden. Mit der Arbeit mit dem »inneren Kind« soll das Mitgefühl für verletzte innere Anteile gefördert bzw. ermöglicht werden, was als Voraussetzung für die Distanzierung gegenüber negativen Täteranteilen betrachtet werden kann. Die Auflösung der Verschmelzung mit negativen Täteranteilen wurde im eigenen Modell als zentrales Behandlungsziel bei Antinomie II genannt.

In der PITT wird vorgeschlagen, nach ausreichender Stabilisierung Konfrontationsverfahren wie EMDR sowie verhaltenstherapeutische Ansätze einzubeziehen, damit die traumatische Erfahrung in die eigene Biographie und damit ins explizite Gedächtnis übergeführt werden kann. Traumakonfrontation kann – ausgehend von den Behandlungszielen des eigenen Modells – zur Auflösung von Spaltungen beitragen und damit die Kohärenz des Selbst stärken. Ich gehe jedoch davon aus, dass die Konfrontation mit traumatischen Geschehnissen im Verlauf einer Traumatherapie entsprechend dem Tempo des Patienten bzw. der Patientin von ihm bzw. ihr selbst geleistet wird, indem immer mehr Erinnerungen im Verlauf der Behandlung möglich werden. Warum in der PITT für die Traumakonfrontation auf Techniken aus der Verhaltenstherapie zurückgegriffen oder auf EMDR verwiesen wird und warum nicht psychoanalytische Methoden dem besonderen Behandlungsziel dieser Phase angepasst werden, bleibt offen.

Anders als in den vorangehend geschilderten Verfahren wird in der PITT die Entwicklung der therapeutischen Beziehung als wesentliche Grundlage einer Therapie (Reddemann, 2011) betrachtet. Was fehlt ist allerdings ein differenziertes Konzept, wie negative Übertragung und die damit einhergehenden Gegenübertragungsprobleme erfasst und aufgelöst werden können.

9.3 RPT (Ressourcenbasierte Psychodynamische Therapie traumabedingter Persönlichkeitsstörungen)

Theorie

Die von Wolfgang Wöller entwickelte »Ressourcenbasierte Psychodynamische Therapie« (RPT) traumabedingter Persönlichkeitsstörungen legt den Schwerpunkt auf chronische Bindungs- und Beziehungstraumatisierungen, das heißt auf Traumatisierungen, die neben makrotraumatischen Ereignissen in Form physischer Gewalt oder sexueller Übergriffe eine Vielzahl kumulativer Mikrotraumata umfassen, die sich im Bindungskontext ereignen und den genannten Formen der Kindesmisshandlung in ihrem Schädigungspotential jedoch nicht nachstehen. Wöller und MitarbeiterInnen legen ein Modell vor, das die komplexen Zusammenhänge zwischen Bindungs- und Beziehungstraumatisierungen, makrotraumatischen Einflüssen, biologisch-konstitutionellen Faktoren und der Symptomatik der schweren Persönlichkeitsstörungen zu erfassen versucht.

Nach ihrer Auffassung lassen sich die schwerwiegenden Beziehungs- und Bindungsprobleme, die PatientInnen mit chronischen Traumatisierungen neben allen symptomatischen Störungsbildern zeigen, die Probleme der Selbstwertregulation, die negativen Überzeugungen von der eigenen Person und die maladaptiven Verhaltensweisen am besten in einer psychodynamischen Perspektive konzipieren. Ihrem integrativen Behandlungskonzept liegt dementsprechend eine psychodynamische Grundorientierungen zugrunde. Zusätzlich zur psychodynamischen Orientierung zeichnet sich die RPT durch drei weitere Perspektiven aus:

Neurobiologische und entwicklungspsychologische Perspektive

Die therapeutische Beziehung ist darauf angewiesen, dass beide Interaktionspartner wechselseitig ihre affektive Gestimmtheit wahrnehmen. Ein affect attunement (Stern, 1992) und Aspekte wie Feinfühligkeit im Wahrnehmen, Verstehen und Beantworten von Signalen sind für eine gelingende therapeutische Situation ähnlich bedeutsam wie für die Bindung zwischen Mutter und Säugling.

Traumaperspektive

Die Traumaperspektive sieht in einer Traumatisierung einen wesentlichen ätiologischen Faktor für die Entstehung einer bestimmten Psychopathologie oder Problematik. Sie nimmt auf die umfassenden hirnstrukturellen Schäden Bezug, die unter der Einwirkung früher defizitärer Erfahrungen und inadäquater Stimulierung insbesondere im Bereich der präfrontalen kortikolimbischen Strukturen entstanden sind. Da nach dieser Sichtweise die traumatische Einwirkung auf das Individuum von außen kommt, impliziert die Traumaperspektive ein Verständnis der wesentlichen Psychopathologie als eine Anpassungsreaktion auf traumatische Einwirkungen. Diese Haltung entlastet den Patienten von der Verantwortung für die Entstehung der Psychopathologie und von den damit verbundenen Scham- und Schuldgefühlen.

Ressourcenperspektive

Die Ressourcenaktivierung ist ein gesicherter Wirkfaktor jeder Form der Psychotherapie (Grawe & Grawe-Gerber, 1999). Die Ressourcenperspektive fokussiert auf vorhandene Fähigkeiten, Lösungsstrategien, Motivationen, Stärken und Möglichkeiten der Patienten und macht sie für den therapeutischen Prozess nutzbar.

Methodisches Vorgehen: Integrativer Charakter und Phasenorientierung

In der RPT werden die beschriebenen Perspektiven verknüpft. Eine solche Behandlungskonzeption soll folgende Bedingungen erfüllen:

Sie soll gut strukturiert sein und in jeder Phase einen klaren Fokus haben und gleichermaßen ätiologieorientiert und störungsorientiert[27] sein.

Wöller und MitarbeiterInnen beziehen verschiedenste therapeutische Ansätze in ihr Behandlungskonzept mit ein, unter anderem auch das Konzept der Psychodynamisch-Imaginativen Traumatherapie (PITT), der Ego-State-Therapie und Konfrontationstechniken wie EMDR oder verhaltenstherapeutische Techniken.

Auch die RPT folgt dem Phasenmodell von Stabilisierung, Konfrontation und Integration. Diesem Ablauf werden vier Phasen zugeordnet, die in ihren Behandlungszielen zum Teil andere Akzente setzen, als in der PITT vorgeschlagen. Der Stabilisierung werden drei Phasen zugeordnet, die folgende Ziele verfolgen: In der ersten Phase geht es darum, Sicherheit und Halt zu vermitteln sowie um die Stär-

27 »Unter Störungsorientierung verstehen wir die Ausrichtung des Konzepts auf die dominierende Symptomatik einschließlich der symptomatischen Komorbiditäten und die jeweilige Persönlichkeitsorganisation mit Persönlichkeitsveränderungen und Persönlichkeitsstörungen« (Wöller, 2013, S. 179).

kung der Bewältigungskompetenz. Die zweite Phase hat das Ziel, die Emotionsregulierung zu fördern und Selbstfürsorge zu ermöglichen. In der dritten Behandlungsphase soll Mentalisierung entwickelt bzw. gestärkt und der Aufbau stabiler Repräsentanzen gefördert werden.

Konfrontation findet in der RPT als »schonende Traumabearbeitung« statt. In der Integrationsphase geht es vor allem um Konfliktbearbeitung und die Arbeit an maladaptiven Beziehungsmustern und nicht nur, wie in anderen Traumaverfahren beschrieben, um die soziale Integration und die Anwendung des Erlernten im Alltag.

Praktische Umsetzung

Die ersten Phasen der Therapie können in Abhängigkeit von der Schwere der Traumatisierung lange Zeit in Anspruch nehmen. Jeder Patient benötigt ein individuelles Maß an Zeit, um seine basalen Ressourcen zu aktivieren und sich vor schweren Dekompensationen zu schützen. In der klinischen Anwendung muss nicht notwendigerweise jede Phase des Therapiekonzepts in gleichem Maße bedeutsam sein.

Erste Phase: Sicherheit, Halt und Stärkung der Bewältigungskompetenz

Die erste Phase ist kein in sich abgeschlossener Behandlungsabschnitt. Sie bildet den tragenden Untergrund für den weiteren Behandlungsprozess. Als Grundregel gilt: So viel haltendes Beziehungsangebot wie nötig und so viel Förderung der Bewältigungskompetenz wie möglich.

Sicherheit und Kontrolle: Um Sicherheit und Kontrolle zu vermitteln, soll ein maximaler Kontrast zur traumatischen Situation hergestellt werden. Es wird eine gleichwertige Beziehungsgestaltung angestrebt, bei der der/die PatientIn das Gefühl der Kontrolle über den therapeutischen Prozess haben muss. Das Beziehungsangebot soll zudem durch Transparenz und Präsenz gekennzeichnet sein. Ein sicherer Rahmen mit Regelmäßigkeit der Sitzungen, pünktlichem Beginn und Ende der Therapiesitzungen sind unerlässliche Bedingungen für das therapeutische Setting. Der erwachsene Persönlichkeitsanteil soll angesprochen, kindliche Anteile sollen beruhigt werden. Zudem werden die wichtigsten Techniken der Ressourcenaktivierung und Distanzierung vermittelt.

Halt und Schutz: Es wird eine haltgebende und schützende Beziehung angeboten, die als externe Form der Emotionsregulierung verstanden werden kann. Der/die

TherapeutIn übernimmt durch ein beruhigendes, schützendes und tröstendes »elterliches« Verhalten eine emotionsregulierende Funktion für die Zustände des Patienten bzw. der Patientin, die durch kindliche Not und durch überwältigende negative Affekte gekennzeichnet sind. Verlässlichkeit sowie Verfügbarkeit des/der TherapeutIn sind Bedingungen, um Zustände der Desintegration und Haltlosigkeit zu erkennen und aufzufangen.

Psychoedukation: Informationen zur Entstehung von Traumatisierungen sowie zu posttraumatischen Störungsbildern und Persönlichkeitsstörungen können für Patienten hilfreich sein, um eigene Probleme besser einordnen zu können.

Symptomkontrolle: Zur Symptomkontrolle sollten Techniken zur Symptomreduktion eingesetzt werden, gegebenenfalls auch eine begleitende zielsymptomorientierte Psychopharmakotherapie.

Selbstwertstärkung und Validierung der psychischen Erfahrung: Selbstwertstärkung und Validierung der psychischen Erfahrung werden über eine wertschätzende Beziehungsgestaltung erreicht, wobei die Anerkennung der subjektiven Realität zentral bleibt.

Stärkung der Bewältigungskompetenz: Die Stärkung der Bewältigungskompetenzen des Patienten soll durch eine ressourcen- und lösungsorientierte Haltung und entsprechende Interventionen gefördert werden.

Zweite Behandlungsphase: Emotionsregulierung und Selbstfürsorge

Ziel der zweiten Phase ist, Möglichkeiten autonomer Emotionsregulierung zu entwickeln und die Fähigkeit zur Selbstfürsorge mit Hilfe ressourcenaktivierender Techniken zu fördern. Dazu werden Techniken der Selbstregulation sowie Distanzierungstechniken und Möglichkeiten des Stressmanagements vermittelt.

Ressourcenaktivierung: Wöller und MitarbeiterInnen empfehlen, die Patienten danach zu fragen, was ihnen in der Vergangenheit bei Überflutung durch negative Emotionen und Zustände innerer Anspannung am meisten geholfen hat, um zu einer Beruhigung zu gelangen. Positive Erinnerungsbilder, die mit Ressourcen einhergehen, sollen aufgefunden, aktiviert und verankert werden.

Persönlichkeitsstile beachten: Patienten mit Persönlichkeitsstörungen entwickeln je nach Störungsbild ein Bedrohungsgefühl, das eine spezifische Färbung annehmen kann und unter spezifischen Bedingungen ausgelöst wird: »Mal wird es durch interpersonelle Nähe wie bei der schizoiden, mal durch interpersonelle Distanz wie bei der abhängigen, mal durch ausbleibende Bewunderung wie bei der narzisstischen Persönlichkeitsstörung aktiviert. Oder es kann, wie bei der Borderline-Persönlichkeitsstörung, je nach Situation und persönlicher Verfassung entweder durch interpersonelle Nähe oder durch interpersonelle Distanz ausgelöst werden« (Wöller, 2013, S. 307). In der Therapie sollte darauf geachtet werden, das je spezifische Bedrohungserleben zu erfassen und sich im Sinne der externen Emotionsregulierung darauf einzustellen.

Distanz zum traumatischen Affekt: Um Distanz zu traumatischen Affekten zu ermöglichen, werden Beruhigungstechniken, Containertechnik, die Imagination eines »sicheren Ortes«, traumatisches Material, mit Hilfe der »Bildschirmtechnik wegzupacken«, Techniken der Aufmerksamkeitsumfokussierung und Achtsamkeitsübungen sowie eine beobachtende Haltung einzunehmen oder Belastendes niederzuschreiben, vorgeschlagen.

Imaginative Techniken zur Emotionsregulierung und Stärkung von Ich-Funktionen: Die Imagination von »inneren Helfern« sowie imaginative Techniken zur Ressourcenaktivierung sollen dabei helfen, gute innere Objekte zu schaffen, Selbstberuhigung und Selbsttröstung herbeizuführen und gute Körperzustände herzustellen.

Weitere Aufgaben dieser Behandlungsphase sind, Affekte differenziert zu beobachten, die Vermittlung von Selbstfürsorge sowie die Stärkung des Selbstschutzes und der Selbstachtung, wie zum Beispiel persönliche Grenzen, wahrzunehmen.

Dritte Behandlungsphase: Mentalisierung und der Aufbau stabiler Repräsentanzen

Ziel der dritten Behandlungsphase ist, die Fähigkeit zur Selbstreflexion und zur distanzierten Betrachtung zu fördern, um eine maladaptive interpersonelle Beziehungsregulation zu verbessern.

Dazu sollen die **Selbstbeobachtung und Reflexionsfähigkeit** sowie die Fähigkeit gestärkt werden, eigene und fremde Befindlichkeiten und Motivationen wahrzunehmen und zu klären.

Maladaptive Verhaltensmuster verstehen: Maladaptive Verhaltensmuster sollen erkannt und die ihnen zugrunde liegenden Beziehungsbedürfnisse verstanden und validiert werden. Das Ausagieren der Muster sollte in der Beziehung begrenzt, und alternative Strategien zur Selbstregulation sollten entwickeln werden.

Maladaptive Verhaltensmuster in der therapeutischen Beziehung: Übertragungsbedingte Probleme sollten als reale Probleme ernst genommen werden, da es den Patienten häufig nicht gelingt, eine reflektierende Distanz zu den erlebten Ängsten, Erwartungen und Phantasien einzunehmen, und die Als-ob-Qualität der Übertragung nicht erfasst werden kann.

Gegenübertragung bei traumatisierten Patienten: Projektive Identifizierung und primitive Emotionsregulierung sowie unbewusste Täteridentifikationen stellen eine große Herausforderung in der therapeutischen Beziehung dar.

Dialoge mit Persönlichkeitsanteilen und die Arbeit mit dem inneren Kind: Wie in der Ego-State-Therapie ausgeführt, sollen unterschiedliche Persönlichkeitsanteile identifiziert, deren Befindlichkeiten und Ziele wahrgenommen und der Dialog zwischen den Persönlichkeitsanteilen gefördert werden.

Vierte Behandlungsphase: Schonende Traumabearbeitung

Wöller und MitarbeiterInnen propagieren für die Anwendung traumakonfrontierender Verfahren, soweit die Voraussetzungen für deren Anwendung gegeben sind. Bei komplexen psychischen Traumatisierungen und bei Persönlichkeitsstörungen schlagen sie vor, mit dem Prozessieren der aktuellen traumaassoziierten Alltagsstressoren mit Triggerqualität zu beginnen und sich erst zuletzt den Kindheitstraumata zuzuwenden.

Sie empfehlen zwei Techniken, die in wiederholten Sequenzen jeweils eine ausgiebige Ressourcenaktivierung mit sehr kurzer Traumaexposition kombinieren: die Pendeltechnik (Fine & Berkowitz, 2001) und die CIPOS-Technik (Constant Installation of Present Orientation and Safety; Knipe, 2010). Bei beiden Techniken wird angeregt, »für eine Balance zwischen Schreckens- und ›guten‹ Bildern zu sorgen« (Reddemann, 2008, S. 23). Dadurch soll die Patientin bzw. der Patient nach dem zuvor häufigen plötzlichen Auftauchen negativer Bilder eine Wahlmöglichkeit haben. Es wird mit ihr bzw. ihm somit eine Alternative erarbeitet, die negativen Bilder zu unterdrücken.

Als traumabearbeitendes Verfahren empfehlen sie eine Variation von EMDR.

Als alternatives Verfahren zur Traumabearbeitung kommt ihrer Erfahrung nach auch die Bildschirmtechnik in Betracht.

Fünfte Behandlungsphase: Konfliktbearbeitung und die Arbeit an maladaptiven Beziehungsmustern

Der Umgang mit Konflikten folgt dem Vorgehen, das aus tiefenpsychologisch fundierten Behandlungen nichttraumatisierter Patienten bekannt ist. Die Nutzung der Arbeit mit Übertragungen, die über das Ansprechen von Übertragungsmanifestationen im Dienste der Beziehungsklärung hinausgeht, wird möglich (vgl. Reddemann, 2008, S. 508). Abwehrdeutungen bei schweren Persönlichkeitsstörungen setzen eine hinreichende Emotionsregulierung und Fähigkeit zur Mentalisierung voraus. Deutungen sollten dementsprechend in supportive Interventionen eingebettet sein und Grenzen des Konfliktverständnisses respektiert werden. Übertragungsdeutungen sollten das reale Erleben des Patienten im Hier und Jetzt in den Vordergrund stellen.

Einordnung der Ressourcenbasierten Psychodynamischen Therapie traumabedingter Persönlichkeitsstörungen (RPT) in das in den vorangehenden Kapiteln ausgearbeitete Stufenmodell

Bei der RPT (Ressourcenbasierte Psychodynamische Therapie traumabedingter Persönlichkeitsstörungen) müssen Traumatisierte zu Beginn der Behandlung nicht wissen, welche Form der Traumatisierung sie erlebt haben. Das heißt, dass Stufe 3 (die Symbolisierung der Erfahrung) nicht erreicht sein muss, um mit der beschriebenen Methode arbeiten zu können. Die RPT ist als Phasenmodell konzipiert. Jede Phase ist gut strukturiert, und für jede Phase ist ein klarer Fokus formuliert. Um die RPT mit dem eigenen Stufenmodell zu vergleichen, gehe ich von den phasenspezifischen Behandlungsaufgaben der RPT aus.

Ziel der **ersten Phase** ist, den Patienten Sicherheit und Halt zu geben sowie die Stärkung der eigenen Bewältigungskompetenz. Die Ziele der ersten Phase sind Grundlage für den weiteren Behandlungsprozess. Um Sicherheit und Kontrolle zu vermitteln, soll ein maximaler Kontrast zur traumatischen Situation hergestellt werden. Die Stärkung der Bewältigungskompetenzen des Patienten soll durch eine ressourcen- und lösungsorientierte Haltung und entsprechende Interventionen gefördert werden.

Im eigenen Modell wird diese Grundhaltung im Umgang mit der Gegenübertragung diskutiert, die immer wieder reflektiert, damit verstanden und entwicklungsfördernd für den Patienten bzw. die Patientin eingesetzt werden soll. Ein Kontrast zur traumatischen Situation kann nur hergestellt werden, wenn über das Verständnis der Gegenübertragung traumatisierende Aspekte der Täter-Opfer-Beziehung nicht wiederholt werden.

Die Stärkung der Bewältigungskompetenz wird im eigenen Modell als Förderung der Eigenaktivität konzipiert (vgl. Barwinski, 2016), die über das 5-Punkte-Programm sowie die Differenzierung des Traumakompensatorischen Schemas geleistet werden kann. Dementsprechend geht es in der Psychotherapie darum, wie eigene innerseelische Kräfte gestärkt, reaktiviert oder entwickelt werden können, die Menschen gegenüber Belastungen resilienter werden lassen.

In der **zweiten Behandlungsphase** der RPT steht die Entwicklung der Fähigkeit zur Emotionsregulierung und Selbstfürsorge im Vordergrund. Neben der Beachtung von Persönlichkeitsstilen im Umgang mit Bedrohungsgefühlen sind die zentralen Ziele dieser Phase: 1) die Aktivierung von Ressourcen, 2) Distanz zu traumatischen Affekten zu erreichen sowie 3) die Stärkung von Ich-Funktionen. Dazu schlagen Wöller und MitarbeiterInnen unterschiedliche Techniken wie Beruhigungstechniken, die »Bildschirmtechnik«, die Imagination eines »sicheren Ortes« oder von »inneren Helfern« u. a. vor.

Im Stufenmodell entsprechen die Ziele, die Wöller und MitarbeiterInnen für die zweite Behandlungsphase bestimmen, weitgehend den Behandlungsaufgaben, die zur Auflösung von Antinomie I erarbeitet wurden. Für **Antinomie I** – die fehlende Differenzierung zwischen traumatischer Situation und **Stufe 1 und 2** (Körpersymptome und Traumaschema, u. a. Flashbacks der traumatischen Situation) – werden als Behandlungsziele die zeitliche Orientierung, die Milderung der heftigen Affekte, die Integration abgespaltener Anteile und die Erarbeitung der subjektiven Bedeutung der traumatischen Situation genannt. Im eigenen Modell werden zur zeitlichen Orientierung und Milderung der heftigen Affekte ebenfalls Techniken vorgeschlagen. Die Integration abgespaltener Anteile meint hier den Umgang mit dem Trauma-State, der ebenfalls mittels sogenannter Distanzierungstechniken erleichtert werden kann.

Die Kompensation von Ich-Funktionen sowie die Beachtung persönlichkeitstypischer Stile werden im eigenen Modell nicht explizit thematisiert. Dies ist der Fall, weil hier die Erarbeitung unterschiedlicher Prozessdynamiken im Vordergrund steht und nicht, wie bei der »Ressourcenbasierten Psychodynamischen Therapie« (RPT), die besonderen Herausforderungen, die sich für die Behandlung von Patienten mit einer Persönlichkeitsstörung stellen.

Ziel der **dritten Behandlungsphase** ist, die Fähigkeit zur Selbstreflexion und zur distanzierten Betrachtung zu fördern, um maladaptive interpersonelle Beziehungsmuster zu erkennen und die ihnen zugrunde liegenden Beziehungsbedürfnisse zu verstehen. Wie in der Ego-State-Therapie sollen unterschiedliche Persönlichkeitsanteile identifiziert und der Dialog zwischen den Persönlichkeitsanteilen gefördert werden. Um diese Ziele zu erreichen, schlagen Wöller und MitarbeiterInnen Imaginationsübungen, wie zum Beispiel »innere Helfer«, vor, um den Aufbau guter Repräsentanzen zu unterstützen. Sie machen darauf aufmerksam, dass die Als-ob-Qualität der Übertragung von den Patienten häufig nicht erfasst werden kann und die Gegenübertragung eine große Herausforderung in der therapeutischen Beziehung darstellt.

Im Stufenmodell entsprechen die Ziele der dritten Behandlungsphase der RPT weitgehend den Behandlungsaufgaben, die zur Auflösung von Antinomie II erarbeitet wurden. Die Auflösung von **Antinomie II** – der Vermischung von **Stufe 3** (bewusster Erinnerung an traumatische Situationen) und **Stufe 4** (Repräsentanz des Täters) – führt zur übergeordneten Stufe 5, zum kohärenten Selbst, in dem Spannungen im Selbst aufgegeben werden konnten. Als Behandlungsziel wird die Aufhebung der Verschmelzung mit negativen Täteranteilen genannt. Im eigenen Modell soll dieses Behandlungsziel erreicht werden, indem die Spaltung in »nur gut« und »nur böse« einerseits über »Objektdeutungen«, das heißt Deutungen, die die Person des Täters bzw. der Täterin betreffen, in Frage gestellt wird. Damit sollen die Absichten und Motive des Täters dem Patienten deutlich gemacht werden, um die Unterscheidung zwischen Selbst und Täter zu fördern. Andererseits soll der Wunsch nach einem »guten« Täter gewürdigt und validiert werden, um Selbstvorwürfe sowie Scham- und Schuldgefühle zu mildern und schließlich aufzulösen.

Möglichkeiten der Selbstreflexion werden im eigenen Modell auf jeder Stufe entsprechend der Symbolisierungsstufe gefördert, die aktuell im Behandlungsprozess dominiert. Auf Stufe 1 und 2 scheint das Selbstgefühl über die Handlung mit dem Gegenüber verknüpft zu sein. Selbstreflexion ist hier nur beim nachträglichen Besprechen des eigenen Verhaltens in Situationen möglich, in denen es zur Reaktivierung traumatischer Erfahrungen kam.

Ab Stufe 3 wird es allmählich möglich, dass Traumatisierte sich »objektiv« als Opfer einer Tat erkennen. Selbstreflexion ist aber nur in einem Teilselbst möglich und kann mit dem Wechsel in einen anderen Anteil wieder verloren gehen. Erst auf Stufe 5 bezieht sich das Selbstbewusstsein auf sich selbst in Interaktion zu einem Anderen, das heißt, die Fähigkeit zum Perspektivenwechsel bleibt bestehen. Aufgabe in einer Therapie ist, auf jeder Symbolisierungsstufe die Selbstreflexion zu fördern, was aber entsprechend der aktuell vorherrschenden Symbolisierungsstufe den Patienten unterschiedlich möglich wird.

In der **vierten Behandlungsphase** findet die Traumabearbeitung statt. Wöller und MitarbeiterInnen schlagen hierzu zwei Techniken vor, die in wiederholten Sequenzen jeweils eine ausgiebige Ressourcenaktivierung mit sehr kurzer Traumaexposition kombinieren. Als traumabearbeitendes Verfahren empfehlen sie eine Variation von EMDR sowie die Bildschirmtechnik.

Im eigenen Modell sind keine Techniken zur Traumakonfrontation vorgesehen. Es wird davon ausgegangen, dass Patienten entsprechend ihren Möglichkeiten und ihrem Tempo Erinnerungen an Traumata in die Behandlung einbringen. Wichtig für diesen Prozess ist, dass sie erfahren, dass der/die TherapeutIn sie in diesem Prozess begleitet, ihre Gefühle aushalten kann und auch vordergründig unverständliches Verhalten in einen sinngebenden Kontext setzen kann. Zentral ist dabei der Umgang mit der traumatisierenden Übertragung, denn erst deren Auflösung führt zur Symbolisierung traumatischer Geschehnisse.

In der **fünften Behandlungsphase** werden in der RPT Konfliktbearbeitung und die Arbeit an maladaptiven Beziehungsmustern möglich. Der Umgang mit Konflikten entspricht dem Vorgehen, das in tiefenpsychologisch fundierten Behandlungen nichttraumatisierter Patienten üblich ist. Übertragungsdeutungen werden möglich. Sie sollten jedoch bei komplex traumatisierten Patienten das reale Erleben des/der PatientIn im Hier und Jetzt in den Vordergrund stellen.

Auch im Stufenmodell wird der Umgang mit intrapsychischen Konflikten ab dieser Behandlungsphase zentral. Behandlungsziel ist der Zugang zu unbewussten Wünschen und die Klärung von Über-Ich-Regeln, um – wie beschrieben – Antinomie III aufzulösen. Der Hinweis, dass Übertragungsdeutungen sich vor allem auf das Hier und Jetzt beziehen sollten, wird der besonderen Problematik von Patienten mit Ich-Funktions-Defiziten gerecht.

9.4 MPTT (Mehrdimensionale Psychodynamische Traumatherapie)

Theorie

Die Mehrdimensionale Psychodynamische Traumatherapie (MPTT) ist ein Teilgebiet der von Gottfried Fischer entwickelten »Kausalen Psychotherapie«. Dementsprechend entspricht das in der »Kausalen Psychotherapie« vermittelte Krankheitsbild dem Krankheitsverständnis, das in der MPTT vertreten wird. Kausale Psychotherapie wird als Gegensatz zu einer lediglich symptombezogenen Behandlung verstanden. Sie verfolgt das Ziel, die wesentlichen Bedingungen einer psychischen Störung zu beseitigen. Symptomtherapie hingegen sieht von den Ursachen ab und beschränkt sich darauf, das Erscheinungsbild der psychischen Störung oder Krankheit zu modifizieren. Kausale Psychotherapie geht über Symptomtherapie hinaus, da sie den determinativen Kontext und den »ätio-pathogenetischen« Prozess berücksichtigt, der zur Symptombildung geführt hat.

Die Kausale Psychotherapie und damit die MPTT zeichnen sich durch dialektisch-ökologisches Denken aus. Dialektisches Denken steht für das Verständnis eines Phänomens aus seiner Entstehungsgeschichte heraus, ökologisches Denken erklärt ein Phänomen aus seinem Bezug zur Umwelt.

Dialektisches Denken

Zum dialektischen Denken sind drei Aspekte zu erwähnen: die Dimension der Entwicklung vor der Statik oder Struktur, die Einbindung des Beobachters in eine Form, die selbstgegenständliches Erkennen ermöglicht, und ein Verständnis von therapeutischer Veränderung als einem autonomen Prozess, der sich von Suggestion und antrainiertem Verhalten wesentlich unterscheidet.

Die Dimension des Werdens entspricht dem Entwicklungsdenken, wie es in der Psychoanalyse zum Beispiel in Form von Entwicklungstheorien vertreten wird. Selbstgegenständliches Erkennen (die Einbindung des Beobachters) kommt im Konzept der Gegenübertragung als eines Instruments des Erkennens am deutlichsten zum Ausdruck. Und die Vorstellung eines autonomen Veränderungsprozesses lässt sich nach dem dialektischen Konzept von Dekonstruktion, Konstruktion und Rekonstruktion verdeutlichen (vgl. Kap. 6).

Ökologisches Denken

Ökologisches Denken stellt eine notwendige Ergänzung zu dialektischem Denken dar, sobald man menschliches Erleben und Verhalten in jenen Situationen betrachtet, in denen es seinen ursprünglichen Sinn erhält. Das lässt sich am selbstgegenständlichen Erkennen und dem Konzept der Übertragung veranschaulichen. Damals, zum Zeitpunkt seiner Entstehung nämlich, machte ein bestimmtes Interaktionsmuster Sinn, das heute in der Übertragung auftaucht. Wird es in der Übertragung überarbeitet, dann gibt es seinen ursprünglichen Sinn wieder frei auf neue Möglichkeiten in der Zukunft. Ohne Bezug zur ursprünglichen Situation, dem »determinativen Kontext« ihrer Entstehung, bliebe die Übertragung eine sinnlose Geste, unverständlich zumeist und bizarr.

Methodisches Vorgehen

Die von Gottfried Fischer entwickelte »Mehrdimensionale Psychodynamische Traumatherapie« (MPTT) ist an folgenden vier Dimensionen ausgerichtet, die zusammen einen Leitfaden für die Therapieführung bilden:

Dimension I: natürlicher Verlaufsprozess der traumatischen Erfahrung
Dimension II: traumatische Situationserfahrung
Dimension III: Persönlichkeit und soziales Umfeld
Dimension IV: Therapieverlauf

Im Folgenden sollen die vier Dimensionen kurz erläutert und die von ihnen abgeleiteten Behandlungsprinzipien vorgestellt werden.

Praktische Umsetzung

In der MPTT werden weniger konkrete Verhaltensanweisungen an die Therapeutin bzw. den Therapeuten gegeben, sondern als Prinzipien der Therapieführung und Regeln formuliert, die geeignet sind, die therapeutische Beziehungsgestaltung anzuleiten.

Zeitdimension (I) – natürlicher Verlauf der Traumaverarbeitung

Dimension I liegt das Verlaufsmodell psychischer Traumatisierung zugrunde (vgl. Fischer & Riedesser, 1998). Fischer und Riedesser unterscheiden zwischen traumatischer Situation, postexpositorischer Einwirkungsphase bzw. traumatischer Reaktion und traumatischem Prozess.

Der Begriff der traumatischen Situation umfasst sowohl die äußeren, objektiv erfassbaren Situationsmerkmale als auch die persönlichkeitstypische Reaktionsbereitschaft, wie sie sich im Traumaschema zeigt. Die traumatische Reaktion entspricht dem Wechsel zwischen Verleugnung und Reizüberflutung. Verleugnung zeigt sich in Apathie oder Teilnahmslosigkeit, Reizüberflutung zum Beispiel darin, dass Betroffene nicht auf dem Stuhl sitzen können, ständig im Raum hin- und herlaufen, von Bildern der traumatischen Erfahrung verfolgt werden oder Albträume haben. Der Wechsel zwischen Vermeidung und Intrusionen ist der erste Schritt hin zur Verarbeitung traumatischer Erfahrungen. Das heißt, der Wechsel von Überflutung und apathischen Pausen macht es langsam möglich, das Schreckliche denken zu können und als Teil der eigenen Geschichte zurückzulassen. Die traumatische Reaktion ist in diesem Sinne eine normale Antwort auf eine außergewöhnliche Situation.

Der traumatische Prozess stellt den lebensgeschichtlichen Bewältigungsversuch der traumatisierten Persönlichkeit dar, der zu verschiedenen klinischen Bildern führen kann.

Die MPTT schließt sich an den natürlichen Verarbeitungsprozess möglichst eng an und unterstützt, erweitert und differenziert die spontanen Kompensationsbemühungen des Traumatisierten. Auf dieser Basis soll die »Vollendungstendenz« gestärkt werden, das heißt die Tendenz, das Trauma abzuarbeiten und das »Traumaschema« in die Persönlichkeit zu integrieren.

Traumakonfrontation wird in diesem Sinne immer vom Patienten selbst durchgeführt, indem die Integration des Traumaschemas über die biphasische Schaukelbewegung zwischen Konfrontation mit Traumainhalten und Vermeidung erreicht wird. Die natürlichen Selbstheilungsversuche des Patienten werden bei einem solchen Vorgehen genutzt und unterstützt. Die Patienten kontrollieren selbst, wie weit für sie eine Konfrontation mit traumatischen Ereignissen möglich ist und wann Distanz zu diesen Inhalten notwendig wird, um nicht erneut retraumatisiert zu werden.

Prinzip 1: Anschluss an den natürlichen Traumaverlauf

Um die biphasische Traumareaktion aufrechtzuerhalten, sollen in Intrusionsphasen Techniken der Beruhigung und Distanzierung angewendet werden. In Numbing-Phasen geht es dagegen darum, mittels Abwehrdeutung die Abspaltung traumatischer Erfahrungen aufzulösen.

Situationsdimension (II)

Hierbei werden die Erfordernisse der Traumaverarbeitung systematisch berücksichtigt, die sich aus den Charakteristika der traumatischen Situation ergeben. Wie erwähnt, umfasst der Begriff der traumatischen Situation sowohl die äußeren, objektiv erfassbaren Situationsmerkmale als auch die persönlichkeitstypische Reaktionsbereitschaft.

Der **objektive Zugang** erschließt sich zum Beispiel aus dem Schweregrad der Situationsfaktoren, aus der Häufung traumatischer Ereignisse – ob es sich um einfache (Typ I) oder komplexe (Typ II) Traumatisierung handelt –, aus der Art der Betroffenheit (z. B. mittelbar vs. unmittelbar) oder daraus, ob die Traumatisierung von Menschen verursacht wurde oder eine Naturkatastrophe vorlag. Ein wichtiges Bindeglied für die Therapieplanung ist die charakteristische *Dynamik* der traumatischen Situation wie »negative Intimität« bei erzwungener Nähe zwischen Täter und Opfer, »bereavement« (= Beraubung, Verlust), Viktimisierung, Angst und Erregung oder Erfahrungen von Todesnähe (vgl. Ochberg, 1988).

Diesen und weiteren »Teufelskreisen«, wie etwa dem »Beziehungstrauma«, bei dem die engsten Schutzpersonen zugleich die Quelle der traumatischen Erfahrungen sind, ist diagnostisch und therapeutisch Rechnung zu tragen, wenn die Therapie die individuelle Erfahrung erreichen und sich nicht auf »Reparatur« von Symptomen beschränken will.

Der **subjektive Zugang** umfasst das Erleben und die ersten Reaktionstendenzen in der traumatischen Situation wie Hilflosigkeit, Angst, Todesangst, Panik, Schock, Schmerz, Schmerzunempfindlichkeit, Verwirrung, Wahrnehmungsschwierigkeiten, heftige affektive und körperliche Reaktionen sowie dissoziatives Erleben.

Prinzip 2: Fokus der Therapie

Die traumatische Erfahrung wird als »Wirkungseinheit« ins Zentrum der Therapie gerückt. Damit ist gemeint, dass das Trauma in der Aktualität das Erleben und Verhalten des Traumatisierten bestimmt und immer wieder in Form von Flashbacks oder in zwischenmenschlichen Beziehungen wiederholt wird, bis eine Symbolisierung der einst überwältigenden Erfahrung möglich geworden ist.

Der Therapeut bzw. die Therapeutin soll sich dementsprechend um »die Entdeckung des Widerhalls des Traumas« im aktuellen Erleben und Verhalten bemühen. Möglich wird das Erkennen von Wiederholungen traumatischer Erfahrungen in aktuellen Beziehungen über die Gegenübertragung. Mittels der Gegenübertragungsanalyse soll ein konstruktiver Umgang mit negativer Übertragung gefunden werden, anstatt sie unverstanden in der therapeutischen Beziehung zu agieren.

Prinzip 3: Situationsanalyse

Betroffene können ihre Erfahrung nur auf dem Hintergrund der traumatischen Situation verstehen. In langfristigen Prozessen sind Erinnerungen an traumatische Situationen oft nur unvollständig oder verzerrt vorhanden. Über das Verständnis der Gegenübertragung, von Fehlhandlungen oder Träumen u.a. zeigen sich abgespaltene oder verdrängte Elemente der traumatischen Situation. Die Ableitung von Hypothesen über erfahrene Traumatisierungen wird so möglich.

Persönlichkeit und soziales Umfeld (III)

Hier setzt eine psychodynamische Traumadiagnostik über die Analyse von Traumaschema, Traumakompensatorischem Schema, zentralem traumatischen Situationsthema, minimalem kontrollierten Handlungs- oder Darstellungsfeld an (vgl. Kap. 1). Das Traumaschema ist im Sinne einer unterbrochenen Handlung mit Kampf-/Fluchttendenz organisiert. Es kann jederzeit durch Trigger aktiviert werden und zeigt eine Neigung zur Ausbreitung und Wiederholung.

Das Traumakompensatorische Schema beinhaltet subjektive Phantasien zu folgenden drei Fragenkomplexen: Wodurch entstand das Trauma? (Ätiologische Theorie). Wie kann das Trauma geheilt werden? (Heilungstheorie). Wie kann ich es in Zukunft vermeiden? (Präventive Theorie).

Das zentrale traumatische Situationsthema erfasst die zentrale subjektive Bedeutung, die eine traumatische Situation für die betroffene Persönlichkeit annimmt: was die Person zutiefst getroffen und verletzt hat. Hier liegt auch der Punkt maximaler Interferenz zwischen traumatischer Situation und Persönlichkeitssystem. Oft sind es gerade die aufgrund früherer Belastungsfaktoren im Lebenslauf gebildeten traumakompensatorischen Mechanismen und Strukturen, die für Traumatisierung besonders anfällig sind.

Das minimale kontrollierte Handlungs- oder Ausdrucksfeld meint den Vorgang der Symptombildung. Die originäre unkontrollierbare traumatische Situation wird in ihren wichtigsten Elementen an einer minimalen Szenerie abgehandelt, in der sie kontrollierbar gestaltet werden kann. Dies kann der eigene Körper sein (innen wie außen), die Phantasie, die »Innenwelt« oder ein umgrenztes Darstellungsfeld in der Außenwelt. Die Wahl des Feldes schließt sich entsprechend der Psychodynamik des Traumas an das Traumaschema an und bringt dabei zugleich die traumakompensatorischen Bestrebungen optimal zum Ausdruck.

Persönlichkeitsstile, zum Beispiel hysterisch, zwanghaft oder narzisstisch, müssen technisch berücksichtigt werden, ebenso die strukturelle Organisation der Persönlichkeit und die Traumatisierung spezieller Motivsysteme wie Sexualität, Selbstbehauptung oder Exploration, Verlust des Sicherheitsgefühls, Verlust der Hoffnung u.a. Weiterhin soll der Lebensgeschichte besondere Aufmerksamkeit gewidmet werden, u.a. den Vortraumatisierungen und der prätraumatischen Persönlichkeit, zum Beispiel dem zentralen Konflikt, **sowie möglicher** Unterstützung bzw. der zusätzlichen Belastung durch das soziale Umfeld u.a.

Prinzip 4: Dynamik der Symptomatik

Eine psychodynamische Traumadiagnostik wird über die Erfassung folgender Konzepte möglich: Traumaschema, Traumakompensatorisches Schema sowie über das minimale kontrollierte Handlungs- und Ausdrucksfeld.

Prinzip 5: Trauma und Persönlichkeitsstil

Über Übertragungs- und Gegenübertragungsphänomene wird die Lebensgeschichte der Traumatisierten in der Behandlung deutlich. Belastungs- und Schutzfaktoren sowie Vortraumatisierungen sollten erfasst werden, um Ressourcen ausfindig zu machen und Möglichkeiten sowie Grenzen der Traumabearbeitung einschätzen zu können.

Therapeutischer Prozess (IV)

Die Therapieplanung wird auf das Stadium des therapeutischen Prozesses abgestimmt. In der Regel handelt es sich um eine auf das Trauma konzentrierte Fokaltherapie mit Einleitungsphase, Durcharbeiten und Trennungsphase. Ziel der MPTT ist die Akkommodation des Traumaschemas und seine Integration in die Lebensgeschichte. Parallel zum Therapieverlauf wird an der therapeutischen Beziehung gearbeitet, um im Sinne des Allgemeinen Dialektischen Veränderungsmodells (ADVM, vgl. Fischer, 1989) die »optimale Differenz« von Arbeitsbündnis und Übertragungsbeziehung erreichen zu können (vgl. Kap. 6). Zu Therapiebeginn ist auf die »minimale Differenz« zu achten. Ist diese nicht vorhanden, so stehen Beziehungsaufbau und Arbeit an der Beziehung im Vordergrund der Therapie.

Prinzip 6: Hypothetisches Verlaufsmodell der MPTT

In langfristigen Prozessen gliedert sich das Verlaufskonzept in Einleitungsphase, Gestaltbildung, traumatische Übertragung sowie Zyklus von Dekonstruktion, Konstruktion und Rekonstruktion (vgl. hierzu die Ausführungen in Kap. 6). Die einzelnen Traumathemen werden nach einer Konstruktionslogik aufgearbeitet, die sich aus der innerlich geeigneten Abfolge von Konfliktthemen ergibt, nicht chronologisch.

Bei Operatoren der Veränderung unterscheidet Gottfried Fischer zwischen differenzierender Dekonstruktion (der Patient kann zwischen der Ausgangslage und der Zielvorstellung differenzieren), relativierender Dekonstruktion (Aspekte des Zustands, der den ungelösten Konflikt kennzeichnet, werden in die Neukonstruktion mit eingeschlossen), Konstruktion (dem Neuentwurf des bisherigen pathogenen Beziehungsschemas) sowie Rekonstruktion (das bisherige pathogene Beziehungsschema wird in seinen historischen Voraussetzungen, seiner lebensgeschichtlichen Verankerung rekonstruiert [für eine ausführliche Erörtertung der Begriffe vgl. Kap. 6]).

Da Beziehungsstörung einerseits und punktuelle traumatische Erfahrung andererseits sich im Allgemeinen verquicken, ergibt sich für die MPTT eine Behandlungsregel, die als »Vorrang der Beziehungsgestaltung vor der Technik« gefasst wird. Unter Berücksichtigung dieser Regel kann sich ergeben, dass über längere Zeiträume hinweg die Arbeit mit Übertragung und Gegenübertragung im Vordergrund steht und zugleich Stabilisierung erforderlich ist, bevor ein emotional resonantes »Durcharbeiten« der traumatischen Erfahrung möglich wird. Findet die psychodynamische Traumatherapie unter ungünstigen äußeren Bedingungen und ungünstigen inneren Voraussetzungen der Patientin bzw. des Patienten statt, so muss auf ein Durcharbeiten der traumatischen Erfahrung häufig ganz verzichtet werden.

Wie Gottfried Fischer hervorhebt, müssen Prinzipien der psychodynamischen und analytischen Therapie in der Traumatherapie teilweise umakzentuiert werden. Das gilt für den Umgang mit Widerstand und Abwehr, für die Abstinenzregel oder die Technik der freien Assoziation. Bei Abwehrphänomenen muss zum Beispiel berücksichtigt werden, welches Ziel die Abwehr verfolgt: Richtet sie sich gegen das traumatische Erleben, sollte sie zunächst gestärkt werden, während Abwehrbewegungen gegen die subjektive Bedeutung des traumatischen Geschehens in der Regel gedeutet werden können (Barwinski Fäh, 2005).

Der Umgang mit Übertragung und Gegenübertragung im Sinne einer systematischen Wahrnehmung und Auswertung für den therapeutischen Prozess bleibt in der MPTT von zentraler Bedeutung. Kontraindiziert bei Traumapatienten allerdings ist die Technik der »Übertragungsneurose«, die Freud in späteren Arbeiten ausführte. Sie ist bei Traumapatienten insofern problematisch, als aus Gründen der Traumaphysiologie eine Überflutung der Patientin bzw. des Patienten durch intrusive Erinnerungsbilder bei diesem Vorgehen kaum zu vermeiden ist und die Gefahr besteht, dass die therapeutische Arbeitsbeziehung zusammenbricht und die therapeutische Beziehung selbst retraumatisierende Züge für den/die PatientIn annimmt.

Einordnung der MPTT in das in den vorangehenden Kapiteln ausgearbeitete Stufenmodell

Wie bei der RPT müssen auch bei der MPTT Traumabetroffene zu Beginn ihrer Behandlung nicht wissen, welche Traumata sie erlebt haben. Wie zu Dimension II (Situationsdimension) ausgeführt, können über das Verständnis der Gegenübertragung, von Fehlhandlungen oder Träumen u. a. abgespaltene oder verdrängte Elemente der traumatischen Situation rekonstruiert werden. Die Ableitung von Hypothesen über erlittene Traumatisierungen wird so möglich.

Bei MPTT als Fokaltherapie wird zwischen drei Phasen unterschieden: Einleitungsphase, Durcharbeiten und Trennungsphase. Ziel der MPTT ist die Akkommodation des Traumaschemas und seine Integration in die Lebensgeschichte. Dieses Ziel entspricht weitgehend dem Behandlungsziel von Antinomie I, wo eine zeitliche Orientierung, die Milderung der heftigen Affekte, die Integration abgespaltener Anteile und die Erarbeitung der subjektiven Bedeutung der traumatischen Situation angestrebt werden. Mit Prinzip 1 (Anschluss an den natürlichen Traumaverlauf) werden in Intrusionsphasen Techniken der Beruhigung und Distanzierung vorgeschlagen. Für Numbing-Phasen wird dagegen Abwehrdeutung empfohlen, um die Abspaltung traumatischer Erfahrungen zu verhindern. Auch im eigenen Modell werden für den Umgang mit dem Trauma-State (Stufe 1 und 2) Beruhigungs- und Distanzierungstechniken angewandt, um die bewusste, willentlich steuerbare Erinnerung an traumatische Geschehnisse zu ermöglichen. Im eigenen Modell ist wie in der MPTT die Erarbeitung der subjektiven Bedeutung traumatischer Situationen Behandlungsziel.

In langfristigen Prozessen gliedert sich das Verlaufskonzept in der MPTT in Einleitungsphase, Gestaltbildung, traumatische Übertragung sowie Zyklus von Dekonstruktion, Konstruktion und Rekonstruktion (vgl. hierzu die Ausführungen in Kap. 6).

Dem Zyklus von Dekonstruktion, Konstruktion und Rekonstruktion liegt das dialektische Veränderungsmodell zugrunde, das auch im eigenen Stufenmodell für die Lösung von Konflikten vorgeschlagen wird. Erweitert wird der Ansatz von Fischer dahingehend, dass neben der Bestimmung der in Konflikt stehenden gegensätzlichen Pole (bezeichnet mit A und Z) die beiden Konfliktpole unterschiedlichen Symbolisierungsstufen zugeordnet werden. Dieses Vorgehen unterliegt der Hypothese, dass die Lösung einer Antinomie (sich gegenseitig negierende und zugleich implizierende Seiten) nicht nur über die dialektische Lösung des den Polen zugrunde liegenden Konflikts möglich wird, sondern auch die im Konflikt involvierten Symbolisierungsstufen differenziert werden müssen.

Anders als in den anderen, zuvor beschriebenen psychodynamisch geprägten Verfahren zur Traumabearbeitung werden in der MPTT die einzelnen Traumathemen nach einer Konstruktionslogik aufgearbeitet, die sich aus der innerlich geeigneten Abfolge von Konfliktthemen ergibt, nicht chronologisch. In diesem Sinne folgt die MPTT dem klassischen psychoanalytischen Vorgehen, bei dem die Themen in der Therapie den Einfällen des/der PatientIn folgend und nicht nach einem vorher festgesetzten manualisierten Vorgehen bearbeitet werden. Für diesen Prozess kann vermutet werden, dass er sich dadurch auszeichnet, dass die Transformation einer traumatischen Erfahrung in innerseelische Repräsentation die aufeinander aufbauenden Symbolisierungsstufen durchläuft, wie sie im eigenen Stufenmodell beschrieben werden.

Sowohl in der MPTT als auch im eigenen Modell sind keine Techniken zur Traumakonfrontation vorgesehen. Es wird davon ausgegangen, dass Patienten entsprechend ihren Möglichkeiten Erinnerungen an Traumata in die Behandlung einbringen. Zentral ist dabei der Umgang mit der negativen Übertragung, damit es in der Behandlung nicht zur Retraumatisierung, sondern zur Erinnerung an traumatische Geschehnisse kommt.

Mit Einbezug des Traumakompensatorischen Schemas wird in der MPTT auch die Bedeutung von subjektiven Phantasien für den Heilungsprozess hervorgehoben. Das Traumakompensatorische Schema wird im eigenen Modell dahingehend differenziert, dass dessen Ausdruck symbolisierungsstufenspezifisch variiert.

Zusammenfassung

Bezogen auf das eigene Stufenmodell kann die **Ego-State-Therapie** sowohl Antinomie I als auch Antinomie II zugeordnet werden, entsprechend dem Persönlichkeitsanteil, der in der Behandlung aktuell dominiert. In der Ego-State-Therapie werden die Ziele von Antinomie I zu erreichen versucht, indem mittels einer Beobachterperspektive der Abstand zu Affekten des Trauma-States (der einem Persönlichkeitsanteil entspricht) gefördert wird, ebenso aber auch die Distanz zu täterimitierenden Anteilen. In Antinomie II wird in der Ego-State-Therapie der Umgang mit sogenannten kontrollierenden, täterimitierenden Persönlichkeitsanteilen zentral. Fragen nach der Funktion eines Anteils weisen auf die Verschmelzung mit negativen Täteranteilen hin und würdigen zugleich die adaptive Rolle, die dieser Anteil übernommen hat.

Die Arbeit mit »ungesunden Anteilen« erfasst bereits die besondere Dynamik, die im eigenen Modell mit Antinomie III beschrieben wird. Wenn, wie in der Ego-State-Therapie, die Abwehr als Persönlichkeitsanteil behandelt wird, liegt allerdings eine Gefahr darin, dass mit dem beschriebenen Vorgehen die Abwehr gestärkt und nicht aufgelöst wird.

Um mit der **PITT** zu arbeiten, sollten Patienten im Sinne einer therapeutischen Ich-Spaltung zwischen beobachtendem erwachsenen Ich sowie ihren verletzten Anteilen unterscheiden können. Diese Voraussetzungen sind im eigenen Stufenmodell frühestens auf Stufe 3 erfüllt, wenn die Symbolfunktion für die Repräsentation traumatischer Erfahrungen zur Verfügung steht. Mit dem Einbezug des BASK-Modells wird in der PITT versucht, ausgehend von Stufe 3, Inhalte der Stufen 1 und 2 zu integrieren.

Wie im Stufenmodell ausgeführt, ist das Erreichen von Stufe 3 Auslöser für Antinomie II. In Antinomie II tritt das bewusste Realisieren der Bedeutung traumatischer Erfahrungen in Widerspruch zur Repräsentanz des »guten Täters«. Um diesen Widerspruch zu lösen, können die mittels Imaginationsübungen entwickelten Phantasien unterschiedliche Funktionen erfüllen. Während Traumatisierte gezielt mit Imaginationsübungen wie dem »sicheren Ort« oder »inneren Helfer« darin unterstützt werden, Phantasien zu stärken oder zu entwickeln, die ihnen helfen, Ohnmacht und Hilflosigkeit abzuwehren, können die gleichen oder weitere Imaginationsübungen in der Folge dazu beitragen, inneren Beziehungsverlust zu verhindern und den Aufbau guter Repräsentanzen zu fördern. Mit der Arbeit mit dem »inneren Kind« soll das Mitgefühl für verletzte innere Anteile ermöglicht werden, was als Voraussetzung für die Auflösung der Verschmelzung mit negativen Täteranteilen gilt. Anders als in den vorangehend geschilderten Verfahren wird in der PITT die Entwicklung der therapeutischen Beziehung als »wesentliche Grundlage einer Therapie« (Reddemann, 2008, S. 24) betrachtet.

Die für die Auflösung von Antinomien notwendigen Behandlungsziele des eigenen Stufenmodells entsprechen weitgehend den Fokussen und Behandlungszielen, die in der **RPT** für die jeweilige Behandlungsphase formuliert werden. Das Vorgehen, wie diese Ziele im Verlauf der Behandlung erreicht werden sollen, unterscheidet sich jedoch zum Teil beträchtlich. Die in der RPT beschriebene Grundhaltung der ersten Phase entspricht weitgehend dem eigenen Prozedere. Auch die für die zweite Phase vorgeschlagenen Techniken weisen starke Parallelen zum Vorgehen im eigenen Modell auf. Aber spätestens ab der dritten Phase wird im Stufenmodell ein anderer Ansatz als in der RPT empfohlen. In der RPT wird mit Ego-States und Imaginationstechniken gearbeitet. Im eigenen Modell stehen Abwehrdeutungen im Vordergrund, um die Verschmelzung mit Täteranteilen aufzulösen. Die Abwehr wird jedoch auch hier gewürdigt und als mögliche Ressource betrachtet. Die Fähigkeit zur Selbstreflexion wird symbolisierungsstufenspezifisch unterstützt. Um Techniken selbständig anzuwenden, muss meiner Meinung nach beim Patienten zuerst die Symbolisierungs- bzw. Mentalisierungsfähigkeit erreicht sein, die die Anwendung von Techniken ermöglicht.

Im Stufenmodell wird der Veränderungsprozess beschrieben, der Traumaintegration ermöglicht. In der RPT wird auf eine bzw. mehrere diagnostische Kategorien fokussiert. Dementsprechend wird bei der RPT der Umgang mit Entwicklungsdefiziten zentral, der im eigenen Modell nicht explizit thematisiert wird. Die RPT hilft, die im Stufenmodell genannten Ziele zu differenzieren, und zwar im Hinblick auf die Behandlung von Patienten, die neben schweren Traumatisierungen auch erhebliche Entwicklungsdefizite aufweisen.

Wie bei der RPT müssen auch bei der **MPTT** Traumabetroffene zu Beginn ihrer Behandlung nicht wissen, welche Traumata sie erlebt haben. Bei der MPTT als Fokaltherapie wird zwischen drei Phasen unterschieden: Einleitungsphase, Durcharbeiten und Trennungsphase. Ziel der MPTT ist die Akkommodation des Traumaschemas und seine Integration in die Lebensgeschichte. Wie im eigenen Modell werden für den Umgang mit dem Trauma-State (Stufe 1 und 2) Beruhigungs- und Distanzierungstechniken angewandt, um die bewusste, willentlich steuerbare Erinnerung an traumatische Geschehnisse zu ermöglichen. Die in der MPTT vorgeschlagene Erarbeitung der subjektiven Bedeutung traumatischer Situationen wird für das eigene Modell als Behandlungsziel übernommen.

In langfristigen Prozessen gliedert sich das Verlaufskonzept in der MPTT in Einleitungsphase, Gestaltbildung, traumatische Übertragung sowie Zyklus von Dekonstruktion, Konstruktion und Rekonstruktion. Dem Zyklus von Dekonstruktion, Konstruktion und Rekonstruktion liegt das dialektische Veränderungsmodell zugrunde, das auch im eigenen Stufenmodell für die Lösung von Konflikten vorgeschlagen wird. Anders als in den anderen, zuvor beschriebenen psychodynamisch geprägten Verfahren zur Traumabearbeitung werden in der

MPTT die einzelnen Traumathemen nach einer Konstruktionslogik aufgearbeitet, die sich aus der innerlich geeigneten Abfolge von Konfliktthemen ergibt. Mit Einbezug des Traumakompensatorischen Schemas wird in der MPTT auch die Bedeutung von subjektiven Phantasien für den Heilungsprozess hervorgehoben. Das Traumakompensatorische Schema wird im eigenen Modell dahingehend differenziert, dass dessen Ausdruck symbolisierungsstufenspezifisch variiert.

In der Tabelle auf der nächsten Seite sind die wesentlichen Untersuchungsergebnisse von Kapitel 9 zusammengefasst.

Ausführungen zur Tabelle

In der **ersten Spalte** sind Ausdrucksformen traumatischer Erfahrungen und deren Mitteilung aufgeführt.

In der **zweiten Spalte** werden die in Kapitel 5 ausgearbeiteten drei Antinomien genannt, die mittels Stufendifferenzierung aufgelöst werden können. **Antinomie I** zeichnet sich durch die fehlende Differenzierung zwischen traumatischer Vergangenheit und Gegenwart aus.

Bei **Antinomie II** kann die Stufe der bewussten Erinnerung an traumatische Geschehnisse nicht von der Stufe der Repräsentanzen unterschieden werden. In **Antinomie III** schließlich wird die Ebene der Wünsche nicht von Über-Ich-Regeln getrennt. Die von den Antinomien abgeleiteten Behandlungsziele werden aufgeführt.

Behandlungsziel in Antinomie I ist die zeitliche Orientierung, die Milderung der heftigen Affekte, die Integration abgespaltener Anteile sowie die Erarbeitung der subjektiven Bedeutung traumatischer Situationen.

In Antinomie II ist Behandlungsziel die Auflösung der Verschmelzung mit negativen Täteranteilen und damit von Spaltungen im Selbst.

In Antinomie III wird Behandlungsziel, den Zugang zu unbewussten Wünschen zu finden sowie die Klärung von Über-Ich-Regeln.

In **Spalte 3** werden die in diesem Kapitel beschriebenen psychodynamischen Verfahren zur Traumabearbeitung und deren Behandlungsziele aufgeführt.

Bei Antinomie I geht es in der **Ego-State-Therapie** um die Integration abgespaltener Anteile.

In der **RPT** werden die Emotionsregulierung und Selbstfürsorge sowie die Kompensation von Ich-Funktionen und Förderung der Selbstreflexion als Behandlungsziel genannt.

Tabelle 10: Ausdrucksformen traumatischer Erfahrungen, Antinomien und psychodynamische Behandlungsmethoden

Ausdrucksform traumatischer Erfahrungen und deren Mitteilung	Antinomien	Behandlungsmethoden
Stufe 1: Körpersymptome **Stufe 2: Traumaschema**	**Antinomie I** **Vermischung von traumatischer Situation und Stufe 1 und 2 (Reaktivierung traumatischer Erfahrungen)**	
	Behandlungsziel: zeitliche Orientierung und Milderung der heftigen Affekte; Integration abgespaltener Anteile und Erarbeitung der subjektiven Bedeutung der traumatischen Situation	**Ego-State-Therapie** **Behandlungsziel:** Integration abgespaltener Anteile **RPT** **Behandlungsziel:** Emotionsregulierung und Selbstfürsorge; Kompensation von Ich-Funktionen; Förderung der Selbstreflexion **MPTT** **Behandlungsziel:** zeitliche Orientierung und Milderung der Affekte; Erarbeitung des Traumakompensatorischen Schemas und der subjektiven Bedeutung der traumatischen Situation
Stufe 3: Inszenierungen, die im Gegenüber unintegrierte Affekte auslösen	**Antinomie II** **Vermischung von Stufe 3 (bewusster Erinnerung) und**	**Ego-State-Therapie** **Behandlungsziel:** Integration abgespaltener Anteile und Klärung der Funktion der Anteile
Stufe 4: Darstellung von gespaltenen Repräsentanzen	**Stufe 4 (Objektrepräsentanz)**	**PITT** **Behandlungsziel:** Abwehr von Ohnmacht und der Angst vor Beziehungsverlust; Aufbau guter Repräsentanzen **RPT** **Behandlungsziel:** Förderung der Selbstreflexion, um maladaptive Beziehungsmuster zu erkennen **MPTT** **Behandlungsziel:** Aufarbeitung von Traumathemen nach einer Konstruktionslogik, die sich aus der innerlich geeigneten Abfolge von Konfliktthemen ergibt
	Behandlungsziel: Auflösung der Verschmelzung mit negativen Täteranteilen	

Ausdrucksform traumatischer Erfahrungen und deren Mitteilung	Antinomien	Behandlungsmethoden
Stufe 5: Darstellung von intrapsychischen Konflikten	**Antinomie III** **Vermischung von Stufe 5 (Wünschen und Über-Ich-Regeln)** **Behandlungsziel:** Zugang zu unbewussten Wünschen und Klärung von Über-Ich-Regeln	**RPT** **Behandlungsziel:** Konfliktbearbeitung und Arbeit an Beziehungsmustern **MPTT** **Behandlungsziel:** Aufarbeitung von Traumathemen nach einer Konstruktionslogik, die sich aus der innerlich geeigneten Abfolge von Konfliktthemen ergibt
Stufe 6: vollständiges Narrativ der eigenen Traumageschichte		

Auch in der **MPTT** ist in einer ersten Phase der Traumatherapie Behandlungsziel, die zeitliche Orientierung zu ermöglichen und die Milderung der heftigen Affekte zu erreichen. Hinzu kommt die Erarbeitung des Traumakompensatorischen Schemas und der subjektiven Bedeutung der traumatischen Situation.

Bei Antinomie II, wenn die Erinnerung und subjektive Bedeutung einer traumatischen Erfahrung in Widerspruch zur Stufe der Repräsentanzen gerät, ist in der **Ego-State-Therapie** Ziel, die Integration von abgespaltenen Anteilen zu ermöglichen und damit einhergehend deren Funktion zu verstehen und eventuell zu modifizieren.

In der **PITT** werden Imaginationsübungen genutzt, um Ohnmacht und inneren Objektverlust abzuwehren oder zu verhindern sowie um gute innere Repräsentanzen aufzubauen.

In der **MPTT** geht es um die Aufarbeitung von traumabedingten Beziehungskonflikten, die einer Konstruktionslogik folgt, wie sie im dialektischen Veränderungsmodell beschrieben wird.

Um die Dynamik aufzulösen, die im eigenen Modell mit Antinomie III beschrieben wird, leisten sowohl die RPT als auch MPTT einen Beitrag.

Behandlungsziel der **RPT** ist explizit die Konfliktbearbeitung und die Arbeit an maladaptiven Beziehungsmustern.

In der **MPTT** wird die Aufarbeitung von traumabedingten Konflikten fortgesetzt, die der im »Dialektischen Veränderungsmodell« beschriebenen Veränderungslogik folgt.

Zusammenfassung der Überlegungen von Teil III

Zu Beginn des Trauma-Integrationsprozesses, wenn erste Erinnerungsspuren an traumatische Geschehnisse sich in Form von Körpersymptomen oder als Traumaschema zeigen (vgl. **Antinomie I**), werden in allen aufgeführten Methoden Distanzierungstechniken vorgeschlagen. Dies überrascht vor allem bei psychodynamisch orientierten Verfahren (in untenstehender Tabelle fett markiert), da hier in der Regel nicht mit Techniken und Verhaltensanweisungen gearbeitet wird. Behandlungsziel ist hier die zeitliche Orientierung und Milderung der heftigen Affekte.

Weiterhin fällt auf, dass für diese frühe Phase im Trauma-Verarbeitungsprozess nur psychodynamische Ansätze Konzepte zur Verfügung stellen. Eine Ausnahme ist die »Strukturelle Dissoziation«. Der **»Strukturellen Dissoziation«** liegen zwar verhaltenstherapeutische Konzepte zugrunde, aber in ihrer Anwendung kommen vor allem Techniken der Ego-State-Therapie zum Einsatz. Hier wird ebenfalls mit Distanzierungstechniken gearbeitet, wenn der Trauma-State als ein Ich-Anteil reaktiviert wird.

Der Grund für diese Zuordnung ist, dass bei psychodynamischen Verfahren keine bewusste Erinnerung an traumatische Geschehnisse vorhanden sein muss. Über das Verständnis der Gegenübertragung, von Fehlhandlungen oder Träumen u.a. zeigen sich abgespaltene oder verdrängte Elemente der traumatischen Situation. Die Ableitung von Hypothesen über erlittene Traumata wird so möglich.

Ist Affektmilderung möglich geworden, geht es um die Integration abgespaltener Anteile (**Ego-State-Therapie**) und die Erarbeitung der subjektiven Bedeutung der traumatischen Situation (**MPTT**). Erst ab dieser Phase im Trauma-Integrationsprozess können Imaginationstechniken angewendet werden, wie sie in der **PITT** vorgeschlagen werden. Voraussetzung für die Anwendung der PITT ist, dass Distanzierung von traumatischen Affekten möglich ist – oder, wie es von Luise Reddemann beschrieben wird, dass Mitgefühl für verletzte innere Anteile vom Patienten aufgebracht werden kann und im Sinne einer therapeutischen Ich-Spaltung zwischen beobachtendem erwachsenen Ich und eigenen Kompetenzen sowie verletzten Anteilen unterschieden werden kann.

Verhaltenstherapeutische Techniken wie **Langzeit-Expositionstherapie (PE)** und **Narrative Expositionstherapie** und auch **EMDR** werden vor allem zur Traumakonfrontation eingesetzt (vgl. untenstehende Tabelle; die verhaltenstherapeutischen Verfahren sind kursiv markiert), wobei die Ziele der drei genannten Methoden unterschiedlich weit gefasst sind. Bei der **Langzeit-Expositionstherapie (PE)** wird versucht, über Gewöhnung die Angst zu »verlernen«. In der **Narrativen Expositionstherapie** geht es ebenfalls um die Habituation an die Angstreaktionen und darum, die PTSD-Symptomatik zu reduzieren. Zusätzlich wird die Einordnung der Traumata in ein detailliertes und konsistentes Narrativ der eigenen Lebensgeschichte angestrebt. In **EMDR** wird postuliert, dass die bilaterale Stimulation mittels bestimmter Augenbewegungen (oder auch akustischer oder taktiler Reize) eine Synchronisation unter den Gehirnhälften bzw. eine innere Reorganisation der dysfunktional wirkenden Traumaerfahrung ermöglicht. Erfasst wird dabei die traumatische Erfahrung mit ihren visuellen, affektiven und sensorischen Komponenten. Deren Verbindung mit positiven bzw. negativen Gedanken wird dem Traumabetroffenen bewusst gemacht.

In der **MPTT** wird davon ausgegangen, dass Traumakonfrontation immer vom Patienten selbst durchgeführt wird, indem über die biphasische Traumareaktion (dem Wechsel zwischen Konfrontation und Vermeidung) die Integration des Traumaschemas erreicht wird. Die natürlichen Selbstheilungsversuche des Patienten werden bei einem solchen Vorgehen genutzt und unterstützt.

Ist die Erarbeitung der subjektiven Bedeutung der traumatischen Situation möglich geworden, bestimmt **Antinomie II** die Prozessdynamik. Behandlungsziel von Antinomie II ist die Auflösung der Verschmelzung mit negativen Täteranteilen. Hierzu leistet das in der **Strukturellen Dissoziation** beschriebene Vorgehen der Synthese und Personifikation einen Beitrag. Personifikation meint, über die Verbindung von traumaassoziierten Substrukturen eine Identität zu bilden. Auch in der **Ego-State-Therapie** geht es auf dieser Stufe um die Integration abgespaltener Anteile und die Klärung ihrer Funktion. In der **PITT** wird mittels Imaginationsübungen versucht, die Angst vor innerem Beziehungsverlust zu mildern und den Aufbau guter Repräsentanzen zu fördern.

Lediglich in einem verhaltenstherapeutischen Verfahren, der **Cognitive Processing Therapy**, wird die Bearbeitung dysfunktionaler Kognitionen, die sich auf das Selbst- bzw. Täterbild beziehen, als Ziel genannt.

In der **RPT** steht bei Antinomie II das Erkennen maladaptiver Beziehungsmuster im Vordergrund, denen Verschmelzungen mit negativen Täterranteilen zugrunde liegen können. Und in der **MPTT** wird die Aufarbeitung von Traumathemen nach einer Konstruktionslogik gefordert, die sich aus der innerlich geeigneten Abfolge von Konfliktthemen ergibt. In Antinomie II sind dies vor allem Konflikte, die interpersonell zum Ausdruck gebracht werden.

Bleibt die Kohärenz des Selbst erhalten, bestimmen intrapsychische Konflikte den Trauma-Bearbeitungsprozess. Für **Antinomie III** wird im eigenen Modell aufgezeigt, dass die mangelnde Differenzierung zwischen Wünschen und Über-Ich-Regeln zur Stagnation des Behandlungsprozesses führen kann. In der **RPT** werden für diese Behandlungsphase Konfliktbearbeitung sowie die Arbeit an schädigenden Beziehungsmuster als Behandlungsziel genannt. Auch in der **MPTT** steht in der Schlussphase der Traumaintegration die Auflösung intrapsychischer Konflikte im Vordergrund.

In der folgenden Tabelle werden die besprochenen verhaltenstherapeutischen und psychodynamischen Behandlungsmethoden den Antinomien und Stufen des eigenen Modells zugeordnet.

Ausführungen zur Tabelle

In der **ersten Spalte** sind wiederum Ausdrucksformen traumatischer Erfahrungen und deren Mitteilung aufgeführt.

In der **zweiten Spalte** werden die drei Antinomien genannt, die mittels Stufendifferenzierung aufgelöst werden müssen. **Antinomie I** zeichnet sich durch die fehlende Differenzierung zwischen traumatischer Vergangenheit und der Reaktivierung traumatischer Erfahrungen im aktuellen Erleben aus. Behandlungsziel ist dementsprechend die zeitliche Orientierung, die Milderung der heftigen Affekte, die Integration abgespaltener Anteile sowie die Erarbeitung der subjektiven Bedeutung traumatischer Situationen.

Bei **Antinomie II** wird die Stufe der bewussten Erinnerung an traumatische Geschehnisse mit der Stufe der Repräsentanzen vermischt. Behandlungsziel ist dementsprechend die Auflösung der Verschmelzung mit negativen Täteranteilen.

In **Antinomie III** schließlich wird die Stufe der Wünsche nicht von der Stufe von Über-Ich-Regeln getrennt. Behandlungsziel ist damit, den Zugang zu unbewussten Wünschen zu finden sowie die Klärung von Über-Ich-Regeln.

In **Spalte 3** werden die im Kapitel beschriebenen verhaltenstherapeutischen Verfahren (mit kursiver Schrift) und psychodynamischen Verfahren zur Traumabearbeitung und deren Behandlungsziele aufgeführt.

Tabelle 11: Ausdrucksformen traumatischer Erfahrungen, Antinomien und verhaltenstherapeutische und psychodynamische Behandlungsmethoden

Ausdrucksform traumatischer Erfahrungen und deren Mitteilung	Antinomien	Behandlungsmethoden
	Antinomie I **Vermischung von traumatischer Situation und**	*Strukturelle Dissoziation* **Behandlungsziel:** Integration von Stufe 1 und 2; Präsentifikation **Ego-State-Therapie** **Behandlungsziel:** Integration abgespaltener Anteile **RPT** **Behandlungsziel:** Emotionsregulierung und Selbstfürsorge; Kompensation von Ich-Funktionen; Förderung der Selbstreflexion **MPTT** **Behandlungsziel:** zeitliche Orientierung und Milderung der Affekte; Erarbeitung des Traumakompensatorischen Schemas und der subjektiven Bedeutung der traumatischen Situation *Langzeit-Expositionstherapie (PE)* **Behandlungsziel:** Affektmilderung *Narrative Expositionstherapie* **Behandlungsziel:** Integration von Stufe 1 und 2; zeitliche Orientierung; Ressourcenanalyse *EMDR* **Behandlungsziel:** Integration von Stufe 1, 2; Ressourcenaktivierung
Stufe 1: Körpersymptome **Stufe 2: Traumaschema**	**Stufe 1 und 2 (Reaktivierung traumatischer Erfahrungen)** **Behandlungsziel:** zeitliche Orientierung und Milderung der heftigen Affekte; Integration abgespaltener Anteile und Erarbeitung der subjektiven Bedeutung der traumatischen Situation	
Stufe 3: Inszenierungen, die im Gegenüber unintegrierte Affekte auslösen **Stufe 4: Darstellung von gespaltenen Repräsentanzen**	**Antinomie II** **Vermischung von Stufe 3 (bewusster Erinnerung) und Stufe 4 (Objektrepräsentanz)** **Behandlungsziel:** Auflösung der Verschmelzung mit negativen Täteranteilen	*Strukturelle Dissoziation* **Behandlungsziel:** Personifikation **Ego-State-Therapie** **Behandlungsziel:** Integration abgespaltener Anteile und Klärung der Funktion der Anteile

Ausdrucksform traumatischer Erfahrungen und deren Mitteilung	Antinomien	Behandlungsmethoden
		PITT **Behandlungsziel:** Abwehr von Ohnmacht und der Angst vor Beziehungsverlust; Aufbau guter Repräsentanzen *Cognitive Processing Therapy* **Behandlungsziel:** Integration von Stufe 1 und 2; Bearbeitung dysfunktionaler Kognitionen (Selbst- bzw. Täterbild) **RPT** **Behandlungsziel:** Förderung der Selbstreflexion, um maladaptive Beziehungsmuster zu erkennen **MPTT** **Behandlungsziel:** Aufarbeitung von Traumathemen nach einer Konstruktionslogik, die sich aus der innerlich geeigneten Abfolge von Konfliktthemen ergibt
Stufe 5: Darstellung von intrapsychischen Konflikten	**Antinomie III** **Vermischung von Wünschen und Über-Ich-Regeln** **Behandlungsziel:** Zugang zu unbewussten Wünschen und Klärung von Über-Ich-Regeln	**RPT** **Behandlungsziel:** Konfliktbearbeitung und Arbeit an Beziehungsmustern **MPTT** **Behandlungsziel:** Aufarbeitung von Traumathemen nach einer Konstruktionslogik, die sich aus der innerlich geeigneten Abfolge von Konfliktthemen ergibt
Stufe 6: vollständiges Narrativ der eigenen Traumageschichte		

Bei **Antinomie I** geht es in der **Strukturellen Dissoziation** um Präsentifikation (Differenzierung von Gegenwart, Vergangenheit und Zukunft) und die Integration von Körpersymptomen und Affekten von Stufe 1 und 2.

Auch in der **Ego-State-Therapie** steht für diese frühe Phase der Traumabearbeitung die Integration abgespaltener Anteile im Vordergrund.

In der **RPT** werden die Emotionsregulierung und Selbstfürsorge sowie die Kompensation von Ich-Funktionen und die Förderung der Selbstreflexion als Behandlungsziel genannt.

In der **MPTT** stehen die zeitliche Orientierung und Milderung der Affekte im Vordergrund. Hinzu kommen die Stärkung des Traumakompensatorischen Schemas und die Erarbeitung der subjektiven Bedeutung der traumatischen Situation.

Dem Übergang zu Antinomie II werden Traumakonfrontationstechniken wie die **Langzeit-Expositionstherapie (PE), Narrative Expositionstherapie (NET)** und **EMDR** zugeordnet. Ziel der **Langzeit-Expositionstherapie (PE)** ist Affektmilderung. Behandlungsziel von **NET** und auch **EMDR** ist die zeitliche Orientierung, die Integration von Stufe 1 und 2 sowie vorhandene Ressourcen ausfindig zu machen und zu stärken.

Bei **Antinomie II**, wenn die subjektive Bedeutung traumatischer Erfahrungen in Widerspruch zur Stufe der Repräsentanzen gerät, ist in der **Ego-State-Therapie** Behandlungsziel, die Integration von abgespaltenen Anteilen zu fördern sowie deren Funktion zu klären.

In der **PITT** werden Imaginationsübungen genutzt, um inneren Objektverlust abzuwehren und gute Repräsentanzen aufzubauen.

Die einzige verhaltenstherapeutische Technik, die Antinomie II zugeordnet werden kann, ist die **Cognitive Processing Therapy.** Behandlungsziel ist hier die Integration von Stufe 1 und 2 sowie die Bearbeitung dysfunktionaler Kognitionen, die negativen Selbstbildern zugrunde liegen.

In der **RPT** wird die Förderung der Selbstreflexion als Ziel genannt, um maladaptive Beziehungsmuster zu erkennen.

In der **MPTT** geht es um die Aufarbeitung von traumabedingten Konflikten, die einer Konstruktionslogik folgt, wie sie im »Dialektischen Veränderungsmodell« beschrieben wird.

Um die Dynamik aufzulösen, die im eigenen Modell mit **Antinomie III** erfasst wird, leisten sowohl die RPT als auch MPTT einen Beitrag.

Behandlungsziel der **RPT** ist Konfliktbearbeitung und die Arbeit an maladaptiven Beziehungsmustern.

In der **MPTT** wird die Aufarbeitung von traumabedingten Konflikten fortgesetzt, die der im »Dialektischen Veränderungsmodell« beschriebenen Veränderungslogik folgt.

Zusammenfassend kann festgehalten werden, dass in allen Verfahren Techniken angewendet werden, häufig auch die gleichen Techniken, wenn es um die Lösung von Antinomie I geht: Behandlungsziel ist hier primär die zeitliche Orientierung sowie die Milderung von Affekten.

Im Gegensatz zu verhaltenstherapeutischen Verfahren wird bei einigen psychodynamischen Methoden propagiert, die Traumakonfrontation dem Tempo des Patienten bzw. der Patientin anzupassen. In der PITT und auch in der RPT, der eigentlich psychoanalytische Konzepte zugrunde liegen, wird aber für die Traumakonfrontation auf Techniken aus der Verhaltenstherapie zurückgegriffen oder auf EMDR verwiesen. Warum nicht psychoanalytische Methoden dem besonderen Behandlungsziel dieser Phase angepasst werden, wird meiner Meinung nach nicht hinreichend diskutiert. Man bekommt den Eindruck, dass auch in einigen psychodynamisch orientierten Verfahren Techniken unhinterfragt übernommen werden und gar nicht nach Möglichkeiten gesucht wird, wie die Behandlungsziele der jeweiligen Phasen mittels eigener Methoden und Techniken erreicht werden könnten.

Weiterhin fällt auf, dass Traumabearbeitung sich in fast allen Verfahren auf die Auflösung von Spaltungen beschränkt. Die vielfältigen intrapsychischen Konflikte, denen ein kohärentes Selbst zugrunde liegt, bleiben außer bei der RPT und der MPTT ausgeklammert.

Der anspruchsvolle Umgang mit den besonderen Formen der Übertragung und Gegenübertragung wird auch in den meisten psychodynamisch orientierten Verfahren vernachlässigt und stattdessen vorschnell auf Techniken verwiesen. Traumatherapie ohne sogenannte traumafokussierte Techniken wird in der Fachliteratur und Praxis hinterfragt, aber die Anwendung von Techniken, ohne die besondere Beziehungsdynamik zu berücksichtigen, die den Verlauf der Behandlung bestimmt, wird meiner Meinung nach zu wenig als Problem erkannt.

Abschließende Stellungnahme und Ausblick

Symbolisierungsstufen und deren Ausdruck im Prozess der Traumaintegration

Die psychische Verarbeitung traumatischer Erfahrungen ist ein sehr komplexer Prozess, der aus verschiedenen Perspektiven beschrieben werden kann. Ich habe eine andere, neue Sichtweise vorgestellt, die meiner Meinung nach zu einem tieferen Verständnis der zugrunde liegenden psychischen Prozesse führt, die eine Traumaverarbeitung ermöglichen oder verhindern kann und meine bisherigen Konzepte (Barwinski, 2016) vertieft und differenziert.

Wenn wir uns mit der Verarbeitung von traumatischen Erfahrungen befassen, geht es letztendlich um die Frage, wie ein äußeres Geschehen innerseelisch repräsentiert werden kann. Das heißt, es geht um Prozesse der Repräsentation und Symbolisierung, der Bild- und Sprachfindung. Traumaintegration kann in diesem Sinne verstanden werden als Verinnerlichungsprozess, der unterschiedliche Ausdrucksformen traumatischer Erfahrungen durchläuft – ausgehend von Flashbacks über Wiederholungen von traumatischen Geschehnissen in zwischenmenschlichen Beziehungen bis hin zu einem vollständigen Narrativ der eigenen Traumageschichte.

Ich gehe von der Hypothese aus, dass die Repräsentation traumatischer Erlebnisse ähnliche Stufen durchläuft, wie wir sie bei der Repräsentanzenbildung in der kindlichen Entwicklung finden (vgl. Barwinski, 2016). Das heißt, dass auch die Stufen, die im Trauma-Integrationsprozess zum Ausdruck gebracht und integriert werden müssen, Symbolisierungsstufen entsprechen, wie sie sich in der emotionalen und kognitiven Entwicklung zeigen. Jede Stufe zeichnet sich durch spezifische Entwicklungsschritte aus. Und jede Stufe entwickelt sich aus der vorhergehenden heraus, aber sie können nebeneinander aktiv sein. Neben dem Erwachsenen-Funktionsniveau können dann frühere Erfahrungen, wie zum Beispiel im Traumaschema, ko-existieren – Parallelwelten –, die unbewusst Erwartungen, Gefühle und das Verhalten prägen.

Um die Symbolisierungsstufen zu bestimmen, die im Integrationsprozess von Traumata absolviert und integriert werden müssen, ging ich von Piagets Stufenmodell der kognitiven Entwicklung aus. Mit dem Einbezug der Mentalisierungstheorie ergab sich eine neue, zusätzliche Perspektive. Die für das Mentalisieren notwendigen Entwicklungsschritte spielen sich nicht primär entlang einer kognitiven Reifungslogik ab, sondern immer im Kontext von zwischenmenschlichen Beziehungen. Diese Sichtweise macht auch ein anderes, erweitertes Verständnis der für die Traumaverarbeitung notwendigen Schritte hin zur Symbolisierung möglich. Symbolisierung ist nur im zwischenmenschlichen Kontext mit einem Gegenüber, das die eigenen Gefühle spiegelt und benennen kann, realisierbar. Indem der Therapeut bzw. die Therapeutin die für den Patienten einst überwältigenden Gefühle wahrnehmen und benennen kann, wird dem Patienten/der Patientin ein erster Zugang zum traumatischen Erleben möglich. Der erste Schritt der Traumaverarbeitung findet in diesem Sinne immer »im« Therapeuten bzw. »in« der Therapeutin statt.

Ich habe deshalb versucht, einem technikorientierten Vorgehen eine andere, beziehungsorientierte Sichtweise entgegenzustellen. In meinem Stufenmodell habe ich die Bedeutung der Gegenübertragung hervorgehoben und ausgeführt, wie sich die Übertragung und damit auch die Gegenübertragung im Verlauf der Traumabearbeitung verändern. Denn es ist letztlich die zwischenmenschliche Erfahrung in der therapeutischen Beziehung, die Veränderung bewirkt. Wenn in der Psychotherapie-Forschung die therapeutische Beziehung als zentraler Wirkfaktor hervorgehoben wird (vgl. Martin et al., 2000; Horvath & Bedi, 2002; Orlinsky et al., 2004), dann geht es genau um diese Thematik, obwohl der Begriff »Wirkfaktor«, wie Gottfried Fischer richtig bemerkt, dem Sachverhalt nicht entspricht (Fischer, 2008). Die Veränderung bewirkt nicht etwa die Therapie oder der/die TherapeutIn im Sinne eines sogenannten »Wirkfaktors«. Vielmehr verändert sich der Patient, indem er seine Erfahrungen macht, was durch die Therapie lediglich unterstützt wird.

Ausgehend von Anna Aragnos Ebenen der symbolischen Organisation habe ich sechs Stufen des Ausdrucks traumatischer Erfahrungen unterschieden, die im Verlauf einer Traumaverarbeitung integriert werden müssen. Auf Stufe 1 zeigen sich Erinnerungsspuren von Traumata in Form von Körpersymptomen. Stufe 2 ist durch das Traumaschema gekennzeichnet. Stufe 3 beschreibt die Mitteilung traumatischer Affekte, die nur über ein Gegenüber benannt werden können. Auf Stufe 4 zeigen sich Erinnerungen an traumatische Erfahrungen in unterschiedlichen Persönlichkeitsanteilen, bedingt durch Spaltungen im Selbst. Auf Stufe 5 werden Erinnerungen durch intrapsychische Konflikte selektioniert. Auf Stufe 6 schließlich ist ein vollständiges Narrativ der eigenen Traumageschichte möglich geworden. Mit jeder Stufe gehen unterschiedliche Formen der Abwehr, des Selbstbewusstseins, des Ausdrucks von Phantasien und Konflikten einher. Im Folgenden möchte ich die ausgearbeiteten Stufen nochmals kurz zusammengefasst vorstellen:

Auf **Stufe 1** zeigen sich Erinnerungsspuren traumatischer Erfahrungen in Form von Körpersymptomen. Abgewehrt bleibt der gesamte traumatische Erlebniskomplex. Der somatopsychische Modus kann dieser Stufe zugeordnet werden. Das Selbstbewusstsein beschränkt sich auf Selbstempfindungen. Auch die Gegenübertragung wird körperlich erlebt.

Stufe 2 ist durch das Traumaschema gekennzeichnet (Flashbacks, Panikattacken und Schutzreaktionen, die Betroffene in der traumatischen Situation zeigten). Die Abwehr des traumatischen Erlebens kann nicht mehr aufrechterhalten werden. Das Traumaschema spiegelt das Erleben und Verhalten in traumatischen Situationen (ikonische Ebene). Eine zeitliche Einordnung ist nicht möglich. Der zielgerichtete Modus, wenn das Selbstgefühl über die Handlung mit dem Gegenüber verknüpft zu sein scheint, entspricht dieser Stufe. Das Ich-Bewusstsein ist durch eine überwiegend egozentrische Weise von Wahrnehmungen, Denken und Fühlen bestimmt, der Selbstbezug zum eigenen Erleben kann noch nicht hergestellt werden. Der Traumabericht des Patienten versetzt den Therapeuten in ähnliche Gefühle, sogar in den gleichen physischen Zustand, wie er vom Patienten in der traumatischen Situation erlebt wurde. Phantasien (wie z. B. das Traumakompensatorische Schema), aber auch Konflikte (z. B. zwischen Intrusionen und Vermeidung) finden ihren Ausdruck über räumliche Distanz, wenn zum Beispiel Abstand zu möglichen Triggern gesucht wird.

Auf **Stufe 3** sind bewusste Erinnerungen an traumatische Erfahrungen möglich. Das vorbegriffliche Denken, das sich durch den Erwerb der Symbolfunktion auszeichnet, kann dieser Stufe zugeordnet werden. Gefühle und Bilder, die als Symbole fungieren, werden dazu genutzt, um traumatische Erlebnisse mitzuteilen (indexikalische Ebene). Das Erleben entspricht auf dieser Stufe dem psychischen

Äquivalenzmodus: Die mentale Realität wird zur äußeren Realität. Vorstellungen bleiben noch eng an die Wahrnehmung gebunden.

Abgespalten bleiben traumatische Affekte, die über die traumatisierende Übertragung mitgeteilt und über projektive Identifikation zu integrieren versucht werden. Der Selbstbezug zu diesen Affekten ist nicht vorhanden und kann erst über die Milderung dieser Affekte »im« Therapeuten/»in« der Therapeutin hergestellt werden. Mit dem Zugang zu zuvor abgespaltenen Affekten wird die subjektive Bedeutung der traumatischen Erfahrung fassbar. Phantasien und Konflikte werden in der Interaktion mit anderen Menschen zum Ausdruck gebracht, also interpersonell dargestellt.

Auf **Stufe 4** zeigen sich Erinnerungen in symbolischer Form. Sie können zeitlich eingeordnet und in Worten mitgeteilt werden. Diese Erinnerungen und die damit einhergehenden Gefühle sind jedoch nur selektiv mit Selbst- und Objektrepräsentanzen verknüpft. Das Denken entspricht weitgehend dem anschaulichen Denken nach Piaget, wobei Begriffe weder allgemein noch individuell sind, weshalb die Bildung von Klassen nach wie vor Schwierigkeiten bereitet. Dem anschaulichen Denken kann der Als-ob-Modus zugeordnet werden: Das Mentalisieren wird durch einen impliziten, inadäquaten Fokus auf das Innere bestimmt. Dominierender Abwehrmechanismus ist die Spaltung in »nur gut« und »nur böse«. Der Selbstbezug zu traumatischen Erfahrungen ist daher nur in einem Teilselbst möglich. Über die Gegenübertragung werden Übertragungsmuster fassbar, die einem Teilselbst des Patienten entsprechen. Auch auf Stufe 4 finden Phantasien und Konflikte ihren Ausdruck als interpersonelles Geschehen, das heißt, sie werden in zwischenmenschlichen Beziehungen inszeniert.

Stufe 5, wenn das Denken in Operationen möglich geworden ist, erfasst die Darstellung von Konflikten, die aufgrund traumatischer Erfahrungen entstanden sind oder verschärft wurden. Ein Narrativ der eigenen Traumageschichte ist möglich, wird aber durch Konflikte in der Form geprägt, dass selektiv erinnert wird oder Gefühle abgewehrt werden. Der Selbstbezug zu bestimmten Gefühlen ist dementsprechend nicht vorhanden. Aufgrund nichtmentalisierter Bereiche kann das Gegenüber nicht »objektiv« wahrgenommen werden. Übertragungsformen, wie sie bei getrennten Selbst- und Objektrepräsentanzen beschrieben werden, prägen hier die Gegenübertragung. Phantasien und Konflikte finden auf dieser Stufe ihren Ausdruck als intrapsychisches Geschehen.

Erst auf **Stufe 6** ist ein umfassendes Narrativ in Bezug auf die eigene Traumageschichte möglich. Das Nachdenken über das eigene Selbst und über das vermutete Innenleben Anderer, auch des Täters, ist möglich. Das eigene Erleben kann auf dem Hintergrund der eigenen Geschichte verstanden werden – aufgrund der situativen Bedingungen oder des sozialen Kontexts, in dem es entstanden ist.

Die Form, wie Erinnerungen, Phantasien und Konflikte zum Ausdruck gebracht werden (räumlich, interpersonell, intrapsychisch), ist zentral für die Behandlungstechnik. Die Interventionsebene muss deren Symbolisierungsstufe angepasst sein. Je niedriger die Symbolisierungsstufe, desto deutlicher tritt die Notwendigkeit hervor, den Handlungsaspekt der Deutung zu berücksichtigen.

Veränderungstheorie

Um aufzuzeigen, wie der Übergang von einer zur nächsthöheren Symbolisierungsstufe möglich wird, gehe ich von der Hypothese aus, dass auf allen Entwicklungsstufen Antinomien Entwicklungsschübe auslösen können (vgl. Kesselring, 1984). Eine Antinomie weist immer eine Selbstbeziehung und deren Negation auf. Sie entstehen durch Vermischung verschiedener Ebenen (vgl. Kap. 5). Um eine Antinomie aufzulösen, müssen dementsprechend die in ihr enthaltenen verschiedenen Ebenen differenziert und der zugrunde liegende Widerspruch aufgelöst werden.

Differenzierung der in Widerspruch geratenen Symbolisierungsstufen

In einem ersten Schritt geht es dementsprechend darum, die Symbolisierungsstufen zu bestimmen, die im Verlauf einer Traumatherapie zueinander in Widerspruch geraten. Wie Heinrich Deserno gehe ich von der Prämisse aus, dass Symbolisieren allgemein Widersprüche entstehen lässt. Ich habe drei Antinomien ausgearbeitet, die den Trauma-Integrationsprozess blockieren können.

Zu Beginn der Traumabearbeitung zeigt sich **Antinomie I**, die entsteht, weil nicht zwischen der traumatischen Vergangenheit und der Reaktivierung traumatischer Erfahrungen in der Gegenwart unterschieden werden kann (Vermischung von traumatischer Situation und **Stufe 1 und 2** [Körpersymptomen und Traumaschema, u.a. Flashbacks der traumatischen Situation]). Erst die Differenzierung zwischen diesen Stufen ermöglicht den Übergang zur übergeordneten Stufe 3: der Repräsentation des traumatischen Geschehens. Flashbacks werden als solche erkannt und können als eigene Bilder und Gefühle vergangener Erfahrung verstanden werden. Sich gegenseitig negierende und zugleich implizierende Seiten zeigen sich hier als Intrusionen (z.B. Flashbacks) und fehlende Erinnerung an traumatische Geschehnisse. Der genannte Widerspruch wird »räumlich« zum Ausdruck gebracht. Betroffene meiden zum Beispiel Situationen, Personen oder Orte, die sie an traumatische Geschehnisse erinnern, um nicht erneut von Affekten überflutet zu werden.

Um Antinomie I aufzulösen, werden als Behandlungsziele die zeitliche Orientierung und Milderung der heftigen Affekte, die Integration abgespaltener Anteile und die Erarbeitung der subjektiven Bedeutung der traumatischen Situation genannt. Interventionen sollten den in Antinomie I involvierten Symbolisierungsstufen angepasst sein und dementsprechend die Handlungsebene miteinbeziehen, um vom Patienten verstanden zu werden und wirksam zu sein.

In einer folgenden Phase der Traumaverarbeitung kann wiederum eine Antinomie den Verarbeitungsprozess blockieren: **Antinomie II** zeichnet sich durch die Vermischung von **Stufe 3** (bewusster Erinnerung an traumatische Situationen und Erfassen von deren subjektiver Bedeutung) und **Stufe 4** (Repräsentanz des Täters) aus. Erst die Differenzierung zwischen diesen beiden Stufen ermöglicht die übergeordnete Stufe 5, wo die Kohärenz des Selbst erhalten bleibt.

Bei Antinomie II steht die Repräsentation der traumatischen Erfahrung im Widerspruch zur Repräsentanz des »guten Täters«. Hier zeigt sich der Widerspruch als interpersonelles Geschehen. Um Antinomie II aufzulösen, steht als Behandlungsziel die Auflösung der Verschmelzung mit negativen Täteranteilen im Vordergrund. Auf dieser Stufe ist es möglich, Interventionen vorzunehmen, die das Verhalten in zwischenmenschlichen Beziehungen betreffen.

Ist Antinomie II aufgehoben, kann eine weitere Antinomie zur Stagnation des Trauma-Integrationsprozesses führen: In **Antinomie III** wird die Stufe eigener Wünsche (**Stufe 5**) mit der Stufe von Über-Ich-Geboten gleichgesetzt. Der beschriebene Widerspruch zeigt sich hier als intrapsychische Konfliktdynamik. Erst die Differenzierung zwischen diesen beiden Ebenen ermöglicht die übergeordnete Stufe, auf der ein vollständiges Narrativ der eigenen Traumageschichte möglich geworden ist. Die eigenen Gefühle werden auf dem Hintergrund der eigenen

Geschichte verständlich – aufgrund der situativen Bedingungen, in denen sie entstanden sind.

Als Behandlungsziele zur Auflösung von Antinomie III wurden der Zugang zu unbewussten Wünschen und die Klärung von Über-Ich-Regeln genannt. Interventionen betreffen hier die intrapsychische Regulation.

Anzumerken bleibt, dass die in den drei Antinomien genannten Stufen nicht den zuvor beschriebenen Ausdrucksformen traumatischer Erfahrungen entsprechen müssen. Was als Ausdrucksformen traumatischer Erfahrungen beschrieben wird, ist bereits Resultat einer Abwehr. Zum Beispiel zeichnet sich Stufe 3 dadurch aus, dass Affekte abgespalten sind. Die bewusste Erinnerung und das Erfassen der subjektiven Bedeutung, was Ausgangspunkt für Antinomie II ist, sind aber erst nach der Auflösung der Affektabwehr möglich. Diese ist Bedingung, damit überhaupt Antinomie II entsteht.

Dialektische Lösung von Widersprüchen

Um die in den beschriebenen Antinomien genannten Widersprüche aufzulösen, führte ich das Allgemeine Dialektische Veränderungsmodell (ADVM) von Gottfried Fischer ein. Auch bei Fischer hat der Antinomiebegriff eine zentrale Bedeutung. Die Auflösung einer Antinomie beschreibt er als dialektischen Prozess, wobei die beiden »Pole« des Widerspruchs, die aus ihrer regulativen Verbindung herausgetreten sind, wieder in Beziehung zueinander gesetzt werden müssen. Im dialektischen Veränderungsmodell unterscheidet Gottfried Fischer zwischen drei Phasen, die Veränderungsprozessen zugrunde liegen: Dekonstruktion, Konstruktion und Rekonstruktion (vgl. Kap. 6). Ich habe versucht, den von Fischer ausgearbeiteten Veränderungsprozess in Form eines 5-Punkte-Programms zu vereinfachen und dabei den Schwerpunkt auf das Auffinden und Stärken von Ressourcen gelegt (vgl. Barwinski, 2016). Auch hier ist die Stufendifferenzierung die Voraussetzung, um den Widerspruch aufzulösen und Entwicklung zu ermöglichen. Ausgangspunkt bleibt der zentrale Widerspruch, der das Erleben des Patienten aktuell am meisten beeinträchtigt. Ausgehend von den gegensätzlichen Polen wird dann danach gesucht, welche Ressourcen in den beiden schädigenden Beziehungsmustern enthalten sind, die auf einer höheren Stufe nutzbar gemacht werden können.

Symbolisieren als Eigenaktivität

Symbolisieren ist die psychische Aktivität, die von einer Stufe auf diese aufbauend abstraktere Strukturen möglich macht. In einer früheren Arbeit habe ich diese Fähigkeit mit Piagets reflektierender Abstraktion in Verbindung gebracht (Barwinski, 2016) und als Eigenaktivität definiert – das Nachdenken über die eigenen konkreten Handlungen oder Vorstellungen, das zu neuen Einsichten führt. Diese Eigenaktivität verändert sich von Stufe zu Stufe, indem sie das Denken jeder Stufe zum Gegenstand der Auseinandersetzung macht. Gleichzeitig scheinen aber die Prozesse, die die Eigenaktivität bzw. das Symbolisieren ausmachen, auf jeder Stufe identisch zu sein. In einer Psychotherapie geht es dementsprechend darum, diese Eigenaktivität zu mobilisieren oder unseren Patienten Erfahrungen zu ermöglichen, die ein Nachreifen erlauben. Resilienz stellt sich beispielsweise damit gewissermaßen zwangsläufig ein, weil unsere Patienten über Bewältigungsstrategien verfügen, deren Folge die Eigenschaften sind, die als Resilienzfaktoren gelten.

Behandlungsziele

Die im eigenen Modell erarbeiteten Ziele können mit dem Einbezug von verhaltenstherapeutischen und psychodynamischen Methoden zum Teil differenziert werden.

Für Antinomie I werden im eigenen Modell als Behandlungsziele die zeitliche Orientierung und die Milderung der heftigen Affekte genannt. Die Ego-State-Therapie und die »Strukturelle Dissoziation« machen darauf aufmerksam, dass die Integration abgespaltener Anteile sich nicht nur auf abgespaltene emotionale Zustände bezieht, wie zum Beispiel den Trauma-State, sondern bereits in dieser frühen Phase der Traumabearbeitung täterimitierende Anteile (kontrollierende EP, auch EPc) das Erleben des Traumatisierten bestimmen können. Auch EPc können somit ein Symbolisierungsniveau aufweisen, das Stufe 1 und 2 entspricht. Im eigenen Modell werden diese Anteile weitgehend Stufe 4 zugeordnet, wenn die Spaltung in »nur gut« und »nur böse« die Prozessdynamik bestimmt. Hier musste das eigene Modell somit erweitert werden.

Was die Behandlung komplex traumatisierter Patienten betrifft, macht Wolfgang Wöller darauf aufmerksam, dass der/die BehandlerIn für Patienten eventuell

Hilfs-Ich-Funktionen übernehmen muss, um unterschiedliche Ich-Funktions-Defizite zu kompensieren. In einer früheren Arbeit habe ich darauf hingewiesen (Barwinski, 2016), dass die Nachreifung von Entwicklungsdefiziten mit anderen Antinomien einhergeht, als wir sie bei der Traumaverarbeitung finden. Für Antinomie I und II habe ich aufgezeigt (Barwinski, 2016), dass bei Patienten mit sogenannten frühen Störungen die in Widerspruch stehenden Pole einer Antinomie andere Inhalte aufweisen, als bei traumatisierten Patienten deutlich werden.

- Antinomie I zeigt sich bei dieser Ätiologie darin, dass die Wahrnehmung der äußeren Welt in Widerspruch zum inneren Erleben steht. Um Antinomie I zu lösen, wird versucht, die Wahrnehmung des äußeren Umfelds dem eigenen Erleben anzupassen. Zum Beispiel wird die Realität aufgrund eigener Wahnvorstellungen verkannt. Hier ist nicht die zeitliche Einordnung das Problem, wie bei Antinomie I bei der Traumaverarbeitung, sondern die Trennung zwischen innen und außen, die den Patienten nicht gelingt.
- Im Trauma-Verarbeitungsprozess passen bei **Antinomie II** Patienten ihre Selbst- und Objektrepräsentanzen ihren traumatischen Erfahrungen in dem Sinne an, dass sie die Repräsentanz des »guten Täters« aufrechtzuerhalten versuchen, indem sie dessen schädigende Eigenschaften dem eigenen Selbst zuschreiben. Es findet eine Verschmelzung mit negativen Täteranteilen statt. Bei sogenannten frühen Störungen werden dagegen die negativen Selbstanteile nach außen projiziert und anderen zugeschrieben, um ein gutes Selbstbild aufrechterhalten zu können.

Das heißt, dass entsprechend der Ätiologie eines Krankheitsbilds unterschiedlich interveniert werden muss, auch wenn eine in ihrer Struktur gleiche Antinomie zur Blockierung der Entwicklung geführt hat. Dieser Aspekte sollte im Hinblick auf die Behandlungstechnik und Beziehungsgestaltung ausgearbeitet werden. Gültig für alle Ätiologien ist jedoch, dass die Antinomie die Ebene der Intervention bestimmt.

Antinomie III, wenn eigene Wünsche in Widerspruch zu Über-Ich-Regeln geraten, wird lediglich in der RPT und der MPTT thematisiert. Wöller führt dazu aus: »Je weniger unerträgliche Inhalte dissoziiert oder externalisiert werden, desto stärker geraten die Patientinnen unter den Druck intrapsychischer Konflikte – obwohl die Fähigkeit, Konflikte zu ertragen, noch weithin unentwickelt ist. Viele Konflikte treten erst jetzt zutage, seit die Inhalte nicht mehr dissoziiert werden müssen. Die Patienten benötigen daher eine Unterstützung und Ich-Stärkung beim Aushalten der Konflikte« (Wöller, 2013, S. 507). Hier besteht meiner Meinung nach weiterer Forschungsbedarf, um die Probleme und möglichen Lösungen zu benennen, die mit der Konfliktwahrnehmung bei Patienten mit Ich-Defiziten einhergehen.

Verzeichnis der Abkürzungen

ADVM	Allgemeines Dialektisches Veränderungsmodell der Psychotherapie (Fischer, 1989)
ANP	»anscheinend normaler Persönlichkeitsanteil«
CPT	Cognitive Processing Therapy
DDNOS	Dissoziative Disorder not Otherwise Specified (= Dissoziative Störung Nicht Näher Spezifiziert)
EMDR	Eye Movement Desensitization and Reprocessing; auf Deutsch etwa: Desensibilisierung und Aufarbeitung durch Augenbewegungen
EP	emotionaler Persönlichkeitsanteil; auch EPf (fragiler emotionaler Persönlichkeitsanteil)
EPc	kontrollierender, täterimitierender Aspekt der Persönlichkeit
MPTT	Mehrdimensionale Psychodynamische Traumatherapie
NET	Narrative Expositionstherapie
PE	Langzeit-Expositionstherapie
PITT	Psychodynamisch-Imaginative Traumatherapie
PTBS	Psychotraumatische Belastungsstörung
PTSD	posttraumatic stress disorder
RPT	Ressourcenbasierte Psychodynamische Therapie traumabedingter Persönlichkeitsstörungen
TS	Traumaschema
TKS	Traumakompensatorisches Schemas

Literatur

Abraham, K. (1907 [1971]): Das Erleiden sexueller Traumen als Form infantiler Sexualbetätigung. In: Ders., Psychoanalytische Studien, Band 2. Frankfurt/M. (Fischer), S. 167–182.

Amati, S. (1977): Reflexionen über die Folter. Psyche – Z Psychoanal 31, 228–245.

Aragno, A. (1997): Symbolization; Proposing. A Developmental Paradigm for a New Psychoanalytic Theory of Mind. Madison, CT (International Universities Press).

Argelander, H. (1970): Die szenische Funktion des Ichs und ihr Anteil an der Symptom- und Charakterbildung. Psyche – Z Psychoanal 24, 325–345.

Bartlett, F. C. (1932): Remembering. Cambridge (Cambridge University Press).

Barwinski Fäh, R. (2005): Traumabearbeitung in psychoanalytischen Langzeitbehandlungen. Einzelfallstudien und Fallvergleich auf der Grundlage psychotraumatologischer Konzepte und Modelle. Kröning (Asanger).

Barwinski, R. (2006): Die Funktion des Traums im Schlaf. Psychoanalytische und neurobiologische Befunde. Forum Psychoanal 22, 70–79.

Barwinski, R. (2008): Stufen der Abwehr im Integrationsprozess traumatischer Erfahrungen. Zeitschrift für Psychotraumatologie, Psychotherapiewissenschaft und Psychologische Medizin, 1, 27–34.

Barwinski, R. (2009): Die erinnerte Wirklichkeit. Zur Bedeutung von Erinnerungen im Prozesserarbeitung. Kröning (Asanger).

Barwinski, R. (2014): Differenzierung der Gegenübertragung anhand entwicklungspsychologischer Konzepte. Psyche – Z Psychoanal, 68, 517–536.

Barwinski, R. (2016): Resilienz in der Psychotherapie. Entwicklungsblockaden bei Trauma, Neurosen und frühen Störungen auflösen. Stuttgart (Klett-Cotta).

Barwinski, R. (2018): Opfer-Täter-Bindung bei Beziehungstraumata. Trauma, Jg. 16, Heft 1, 16–25.

Bebermeier, A. (2014): Kurzfristige und langfristige Effekte der Psychodynamisch Imaginativen Traumatherapie und ihrer Bestandteile auf Ressourcenaktivierung und Symptomreduktion. Dissertation im Fach Psychologie der Fakultät für Psychologie und Sportwissenschaften der Universität Bielefeld.

Bion, W. R. (1990 [1962]): Lernen durch Erfahrung. Übers. von E. Krejci, Frankfurt/M. (Suhrkamp).

Bohleber, W. (1997): Adoleszenz und Identität. Stuttgart (Klett-Cotta).

Bohleber, W. (2000): Die Entwicklung der Traumatheorie in der Psychoanalyse. Psyche – Z Psychoanal, 54, 797–839.

Bohleber, W. (2018): Zur Geschichte und Konzeptualisierung des Traumabegriffs in der Psychoanalyse. In: Horn, E. & Weiss, H. (Hrsg.), Trauma und unbewusste Phantasie. Frankfurt/M. (Brandes & Apsel), S. 35–58.

Braun, B. (1988): The BASK (Behavior, Affect, Sensation, Knowledge) Model of Dissociation. Dissociation 1, 4–23.

Butollo, W., Hagl, M. & Krüsmann, M. (1998): Leben nach dem Trauma. München (Pfeiffer).

Bucci, W. (1997): Psychoanalysis and Cognitive Science. A Multiple Code Theory. New York, NY, US (Guilford Press).

Chinen, A. B. (1987): Symbolic Modes in Object Relations. A Semiotic Perspective. Psychoanal Contemp Thought 10, 373–406.

Dennett, D. (1991): Consciousness Explained. Boston (Little and Brown).

Deserno, H. (2002): Arbeitsbündnis. In: Mertens, W. & Waldvogel, B. (Hrsg.), Handbuch psychoanalytischer Grundbegriffe, 3., überarb. u. erw. Aufl., Stuttgart (Kohlhammer), S. 75–80.

Deserno, H. (2006): Die gegenwärtige Bedeutung von Symbolisierungstheorien für die psychoanalytische Praxis und Theorie. In: Böker, H. (Hrsg.), Psychoanalyse und Psychiatrie. Geschichte, Krankheitsmodelle und Therapiepraxis. Heidelberg (Springer), S. 345–358.

Deserno, H. (2018): Symbol. In: Gödde, G. & Zirfas, J. (Hrsg.): Kritische Lebenskunst. Analysen – Orientierungen – Strategien. Metzler (Stuttgart), S. 143–151.

Devereux, G. (1967): Angst und Methode in den Verhaltenswissenschaften. Berlin (Ullstein).

Diez Grieser, M. T. & Müller, R. (2018): Mentalisieren mit Kindern und Jugendlichen. Stuttgart (Klett-Cotta).

Dupont, J. (1999): Der Traumabegriff nach Ferenczi und sein Einfluß auf die spätere psychoanalytische Forschung. Psyche 53, 419–423.

Eckhardt-Henn, A. (2002): Dissoziation. In: Mertens, W. & Wandvogel, B. (Hrsg.), Handbuch psychoanalytischer Grundbegriffe. Stuttgart (Kohlhammer), S. 141–144.

Ellis, A. & Hoellen, B. (1997): Die rational-emotive Verhaltenstherapie. Reflexionen und Neubestimmungen. Hersbruck (Pfeiffer).

Erickson, M. H. & Rossi, E. (1989): The February Man. Evolving Consciousness and Identity in Hypnotherapy. New York (Brunner/Mazel).

Erismann, M. (2015): Die Antinomie der Scham. Eine Analyse des Scham-Selbst-Verhältnisses. Kröning (Asanger).

Ermann, M. (2008): Gegenübertragung. In: Mertens, W. & Waldvogel, B. (Hrsg.), Handbuch psychoanalytischer Grundbegriffe, 3., überarb. u. erw. Aufl., Stuttgart (Kohlhammer), S. 233–239.

Erreich, A. (2016): Unbewusste Phantasie als Kategorie psychischer Repräsentation. Psyche – Z Psychoanal, 70, 481–507.

Fast, I. (1985): Event Theory. A Piaget-Freud Integration. Hillsdale, New York (Erlbaum).

Ferro, A. (2003): Das bipersonale Feld. Gießen (Psychosozial-Verlag).

Fetz, R. L. (1988): Struktur und Genese. Jean Piagets Transformation der Philosophie. Bern (Haupt).

Fine, C. G. & Berkowitz, A. S. (2001): The Wreathing Protocol. The Imbrication of Hypnosis and EMDR in the Treatment of Dissociative Identity Disorder and other Dissociative Responses. Eye Movement Desensitization Reprocessing. Am J Clin Hypn. Jan–Apr, 43 (3–4), 275–290.

Fischer, G. (1989): Dialektik der Veränderung in Psychoanalyse und Psychotherapie. Modell, Theorie und systematische Fallstudie. Kröning (Asanger).

Fischer, G. (2007): Kausale Psychotherapie. Manual zur ätiologieorientierten Behandlung psycho-traumatischer und neurotischer Störungen. Kröning (Asanger).
Fischer, G. (2008): Logik der Psychotherapie. Philosophische Grundlagen der Psychotherapiewissenschaft. Kröning (Asanger).
Fischer, G. & Riedesser, P. (1998): Lehrbuch der Psychotraumatologie. München (Reinhardt).
Foa, E. B., Rothbaum, B. O. & Riggs, D. (1991): Treatment of PTSD in Rape Victims. Journal Clinical and Consultant Psychology, 59, 715–723.
Fonagy, P. (2003): Bindungstheorie und Psychoanalyse. Stuttgart (Klett-Cotta).
Fonagy, P., Gergely, G., Jurist, E. L. & Target, M. (2004 [2002]): Affektregulierung, Mentalisierung und die Entwicklung des Selbst. Übers. von E. Vorspohl. Stuttgart (Klett-Cotta).
Fonagy, P. & Allison, E. (2014): The Role of Mentalization and Epistemic Trust in the Psychoanalytic Relationship. Psychotherapy 51 (3), 372–380.
Fonagy, P. & Target, M. (2006): Psychoanalyse und die Psychopathologie der Entwicklung. Stuttgart (Klett-Cotta).
Ford, J. D. & Kidd, P. (1998): Early Childhood Trauma and Disorders of Extreme Stress as Predictors of Treatment Outcome with Chronic PTSD. Journal of Trauamatic Stress, 11, 743–447.
Freedman, N. & Russel, J. (2003): Symbolization of the Analytic Discourse. Psychoanal Contemp Thought 26, 39–87, bes. 74.
Freud, S. (1900a): Gesammelte Werke, Band 2/3: Die Traumdeutung.
Freud, S. (1920): Gesammelte Werke, Band 13: Jenseits des Lustprinzips, 3–69.
Freud, S. (1923): Gesammelte Werke, Band 13: Das Ich und das Es, 237–289.
Good, M. (2006): Verführung, Entführung und die Disposition zum Trauma. In: Jahrbuch der Psychoanalyse, Band 52: Karl Abrahams Begriff der Traumatophilie in der heutigen Diskussion. Stuttgart (Frommann-Holzboog), 29–48.
Grawe, K. & Grawe-Gerber, M. (1999): Ressourcenaktivierung. Ein primäres Wirkprinzip der Psychotherapie. Psychotherapeut 44, 63–73.
Green, A. (1975): Aktuelle Probleme der psychoanalytischen Theorie und Praxis. Psyche – Z Psychoanal 29, 503–554.
Grieser, J. (2015): Triangulierung (Analyse der Psyche und Psychotherapie 13). Gießen (Psychosozial-Verlag)
Heimann, P. (1996 [1950]): Über die Gegenübertragung. Forum Psychoanal 12, 179–184.
Herold, R. & Weiß, H. (2002): Übertragung. In: W. Mertens & B. Waldvogel (Hrsg.): Handbuch psychoanalytischer Grundbegriffe. Kohlhammer (Stuttgart), S. 758–759).
Hoffman, I. Z. (1992): Some Practical Implications of a Social-Constructivistic View of the Psychoanalytic Situation. Psychoanal Dialogues 2, 287–304.
Hoffman, M. L. (2000): Empathy and Moral Development. Implications for Caring and Justice. Cambridge (Cambridge UP).
Hofmann, A. (1999) EMDR in der Therapie von psychotraumatischen Belastungssyndromen. Stuttgart (Thieme).
Holderegger, H. (1993): Der Umgang mit dem Trauma. Stuttgart (Klett-Cotta).
Holderegger, H. (2002): Das Glück des verlorenen Kindes. Primäre Lebensorganisation und die Flüchtigkeit des Ich-Bewußtseins. Stuttgart (Klett-Cotta).
Holderegger, H. (2012): Trauma und Übertragung. Psyche – Z Psychoanal, 66, 1102–1117.
Horowitz, M. (1986): Stress Response Syndromes. New York (Jason Aronson).

Horowitz, M.J. & Reidbord, S.P. (1992): Memory, Emotion, and Response to Trauma. In: Christianson, S.-Å. (Hrsg.), The Handbook of Emotion and Memory. Research and Theory. Hillsdale, NJ, US (Lawrence Erlbaum Associates, Inc.), S. 343–357.

Horvath, A. O. & Bedi, R. P. (2002). The Alliance. In: Norcross, J. C. (Hrsg.), Psychotherapy Relationships that Work. Therapist Contributions and Responsiveness to Patients. New York, NY, US (Oxford University Press), S. 37–69.

Janoff-Bulman, R. (1992): Shattered Assumptions. Towards a New Psychology of Trauma. New York, NY, US (Free Press).

Kantorowicz, E. (1992 [1957]): The King's Two Bodies. A Study in Mediaeval Political Theology. Princeton, NJ (Princeton University Press), 1957 (dt.: Die zwei Körper des Königs. Eine Studie zur politischen Theologie des Mittelalters. Stuttgart (Klett-Cotta) 1992).

Kesselring, T. (1984): Die Produktivität der Antinomie. Hegels Dialektik im Lichte der genetischen Erkenntnistheorie und der formalen Logik. Frankfurt/M. (Suhrkamp).

Kesselring, T. (2010): Emotionale Entwicklung. Eine Erweiterung der Piagetschen Theorie (Teil 1). Zeitschrift für Psychotraumatologie, Psychotherapiewissenschaft und psychologische Medizin 8 (2), 85–96.

Kingston, W. & Cohen, J. (1986): Primal Repression. Clinical and Theoretical Aspects. Int J Psychoanal 67 (Pt 3), 337–355.

Klüwer, R. (1995): Studien zur Fokaltherapie. Frankfurt/M. (Suhrkamp).

Knipe, J. (2010). The Method of Constant Installation of Present Orientation and Safety (CIPOS). In: Luber, M. (Hrsg.): Eye Movement Desensitization (EMDR) Scripted Protocols. Special Populations. New York (Springer Publishing Co), S. 235–241.

Kohut, H. (1971): The Analysis of the Self. New York (International University Press).

Köhler, L. (1998): Einführung in die Entstehung des Gedächtnisses. In: Koukkou, M., Leuzinger-Bohleber, M. & Mertens, W.(Hrsg.), Erinnerung von Wirklichkeiten. Psychoanalyse und Neurowissenschaften im Dialog. Stuttgart (VIP), S. 131–222.

Leuzinger-Bohleber, M. (2018): Embodiment und Trauma. In: Horn, E. & Weiss, H. (Hrsg.), Trauma und unbewusste Phantasie. Frankfurt/M. (Brandes & Apsel), S. 105–140.

Leuziger-Bohleber, M., Emde, R. N. & Pfeifer, R. (2013): Embodiment. Ein innovatives Konzept für Entwicklungsforschung und Psychoanalyse. Göttingen (Vandenhoeck & Ruprecht).

Lorenzer, A. (1974): Über den Gegenstand der Psychoanalyse, oder: Sprache und Interaktion. Frankfurt/M. (Suhrkamp).

Luyten, P. & Fonagy, P. (2015): The Neurobiology of Mentalizing. Personality Disorders. Theory, Research, and Treatment, 6 (4), 366–379.

Martin, D. J., Garske, J. P. & Davis, M. K. (2000): Relation of the Therapeutic Alliance with Outcome and other Variables. A Meta-Analytic Review. Journal of Consulting and Clinical Psychology 68 (3), Jun. 2000, 438–450.

Mertens, W. (1998): Aspekte der psychoanalytischen Gedächtnistheorie. In: Koukkou, M., Leuzinger-Bohleber, M. & Mertens, W.(Hrsg.), Erinnerung von Wirklichkeiten. Psychoanalyse und Neurowissenschaften im Dialog. Stuttgart (VIP), S. 48–130.

Mertens, W. & Haubl, R. (1996): Der Psychoanalytiker als Archäologe. Stuttgart (Kohlhammer).

Miller, K., Stiff, J. B. & Ellis, B. H. (1988): Communication and Empathy as Precursors to Burnout among Human Service Workers. Communication Monographs 55, 268–283.

Moser, T. (2018): Verbal – präverbal – averval. Psychotherapie an der Sprachgrenze. Frankfurt/M. (Brandes & Apsel).

Nijenhuis, E. (2016): Die Trauma-Trinität. Ignoranz – Fragilität – Kontrolle. Die Entwicklung des Traumabegriffs/Traumabedingte Dissoziation. Konzept und Fakten. Göttingen (Vandenhoeck & Ruprecht).

Nadel, L. (1990): Diskussionsbemerkungen zu Schacter: Perceptual Representation Systems and Implicit Memory. In: A. Diamond (Hrsg.): The Development and Neuronal Bases of Higher Cognitive Functions. Annals of the New York Academy of Sciences 608, S. 543–571.

Noy, P. (1979): The Psychoanalytic Theory of Cognitive Development. Psychoanalytic Study of the Child 34, 169–215.

Ochberg, F. M. (1988). Post-Traumatic Therapy and Victims of Violence. New York (Brunner & Mazel).

Orlinsky, D. E., Ronnestad, M. H., Ulrike Willutzki, U. (2004): Fifty Years of Psychotherapy Process-Outcome Research. Continuity and Change. In: Lambert, M. J. (Hrsg.), Bergin and Garfield's Handbook of Psychotherapy and Behavior Change, 5. Aufl., New York (Wiley), S. 307–389.

Peichl, J. (2007): Die inneren Trauma-Landschaften. Borderline, Ego-State, Täter-Introjekt. Stuttgart (Schattauer).

Person, E. S. & Klar, H. (1994): Establishing Trauma. The Difficulty Distinguishing Between Memories and Fantasies. Journal of the American Psychoanalytic Association, 42, 1055–1081.

Piaget, J. (1972 [1927]): The Childs Conception of Physical Causality. Totowa, NJ (Littlefield, Adams & Co.).

Piaget, J. (1991 [1959]): Gesammelte Werke, Band 1: Das Erwachen der Intelligenz beim Kinde. Stuttgart (Klett-Cotta).

Piaget, J. (1996): Gesammelte Werke, Band 5: Nachahmung, Spiel und Traum. Studienausgabe, Stuttgart (Klett-Cotta).

Racker, H. (2002 [1953]): Die Gegenübertragungsneurose. In: Ders., Übertragung und Gegenübertragung. Studien zur psychoanalytischen Technik. Übers. von G. Krichhauff, 6. Aufl., München (Reinhardt), S. 121–145.

Reddemann, L. (2008): Imagination als heilsame Kraft. Ressourcen und Mitgefühl in der Behandlung von Traumafolgen (Leben lernen 141), 14., durchges. Aufl., Stuttgart (Klett-Cotta).

Reddemann, L. (2011): Psychodynamisch Imaginative Traumatherapie. PITT – das Manual. Stuttgart (Klett-Cotta).

Reddemann, L. & Fischer, G. (2010): Psychodynamische Traumatherapien. Psychotherapie, Bd. 15, H. 2, 263–278.

Resick, P. A., Monson, C. M. & Chard, K. M. (2007): Cognitive Processing Therapy. Veteran/Military Version. Washington, DC (Department of Veterans' Affairs).

Resick, P. A., Monson, C. M. & Chard, K. M. (2014): Cognitive Processing Therapy. Veteran/Military Version. Therapist and Patient Materials Manual. Washington, DC (Department of Veterans' Affairs).

Sack, M., Sachsse, U. & Schellong, J. (2013): Komplexe Traumafolgestörungen. Diagnostik und Behandlung von Folgen schwerer Gewalt und Vernachlässigung. Stuttgart (Schattauer).

Schacter, D. (1987): Implicit Memory. History and Current Status. Journal of Experimental Psychology. Learning, Memory and Cognition, 13, 501–518.

Schauer, M., Neuner, F. & Elbert, T. (2011): Narrative Exposure Therapy (NET). A Short-Term Intervention for Traumatic Stress Disorders, 2. Aufl., Cambridge, MA (Hogrefe & Huber).

Schneider, H. (1981): Die Theorie Piagets. Ein Paradigma für die Psychoanalyse? Bern (Huber).

Schnyder, U. & Cloitre, M. (2015): Evidence Based Treatments for Trauma-Related Psychological Disorders. Berlin, Heidelberg, New York, Tokio (Springer).

Schwarz, R. (1997): Aus der Sicht der Trainerin: Kommentar. Zeitschrift für systemische Therapie, 5 (4), 235–236.

Segal, H. (1957): Notes on Symbol Formation. The International Journal Psychoanalysis 38, 391–397 (dt.: Bemerkungen zur Symbolbildung. Übers. von E. Vorspohl. In: Bott Spillius, E. (Hrsg.), Melanie Klein Heute, Band 1: Beiträge zur Theorie. Stuttgart (Klett-Cotta), 2002, S. 202–224.

Seligman, M. & Csiksentmihalyi, M. (2000): Positive Psychology. An Introduction. American Psychologist, 55 (1), 5–14.

Shapiro, F. (1995, dt. 1998). EMDR. Grundlagen und Praxis. Handbuch zur Behandlung traumatisierter Menschen. Paderborn (Junfermann).

Spinazolla, J., Blaustein, M. & van der Kolk, B. A. (2005): Posttraumatic Stress Disorder Treatment Outcome Research. The Study of Unrepresentative Samples? Journal of Traumatic Stress 18, 425–436.

Sterba, R. (1934 [1975]): Das Schicksal des Ichs im therapeutischen Verfahren. Psyche 29, 941–949.

Stern, D. N. (1985, dt. 1992): The Interpersonal World of the Infant. New York (Basic Books).

Tesarz, J., Seidler, G. H. & Eich, W. (2018): Schmerzen behandeln mit EMDR. Stuttgart (Klett-Cotta).

Tulving, E. (1972): Episodic and Semantic Memory. In: Tulving, E. & Donaldson, S. (Hrsg.), Organisation of Memory. New York (Academic Press), S. 282–402.

Ulman, R. B. & Brothers, D. (1988): The Shattered Self. A Psychoanalytic Study of Trauma. London (The Analytic Press).

Unried, N. (2008): Schwangerschaftsabbruch als Wiederaufnahme einer implantierten – nicht eigenen Handlung? In: Linder, R. (Hrsg.), Liebe, Schwangerschaft, Konflikt und Lösung. Heidelberg (Mattes Verlag), S. 109–114.

Unfried, N. (2009): Bilder, Visionen und andere Ausdrucksmöglichkeiten am Abrisspunkt. Am Zeitpunkt der Überflutung mit aversiven Reizen. In: Hampe, R., Martius, P., von Spreti, F., Stalder, P. B. & Ritschl, D. (Hrsg.), KunstReiz. neurobiologische Aspekte künstlerischer Therapien. Berlin (Frank & Timme), S. 309–318.

van der Kolk, B. A. & Fisler, R. (1995): Dissociation and the Fragmentary Nature of Traumatic Memories. Overview and Exploratory Study. Journal of Traumatic Stress 8 (4), Okt., 505–525.

van der Kolk, B. A. & McFarlane, A. (1996): Traumatic Stress. The Effects of Overwhelming Experience on Mind, Body, and Society. New York (Guilford).

van der Kolk, B. A. & van der Hart, O. (1995): The Intrusive Past. The Flexibility of Memory and the Engraving of Trauma. In: Caruth, C. (Hrsg.), Trauma. Explorations in Memory. Baltimore (The John Hopkins University Press), S. 158–181.

von Uexküll, T. & Wesiack, W. (1991): Theorie der Humanmedizin. Grundlagen ärztlichen Denkens und Handelns. München (Urban & Schwarzberg).
Wandschneider, D. (1993): Das Antinomienproblem und seine pragmatische Dimension. In: Stachowiak, H. (Hrsg.), Pragmatik, Band 4. Hamburg (Meiner), S. 320–352.
Watkins, J. G. & Watkins, H. (1997, dt. 2003): Ego States. Theory and Therapy, 1. Aufl., New York (W. W. Norton & Company).
Watkins, J. G. & Watkins, H. (2007): Ego States. Theory and Therapy, 1. Aufl., Nachdruck. New York (W. W. Norton & Company).
Weiß, H. (1988): Der Andere in der Übertragung. Stuttgart (Frommann-Holzboog).
Werthmann, H. V. (1975): Die zwei Dimensionen der psychoanalytischen Interpretation und der unbewusste Begriff. Psyche, 2, 118–130.
Wöller, W. (2013): Trauma und Persönlichkeitsstörungen. Ressourcenbasierte Psychodynamische Therapie (RPT) traumabedingter Persönlichkeitsstörungen. Stuttgart (Schattauer).
Wurmser, L. (1989): Die zerbrochene Wirklichkeit. Psychoanalyse als das Studium von Konflikt und Komplementarität. Berlin (Springer-Verlag).
Wurmser, L. (1990): Die Maske der Scham. Die Psychoanalyse von Schamaffekten und Schamkonflikten. Berlin (Springer-Verlag).

Die Autorin

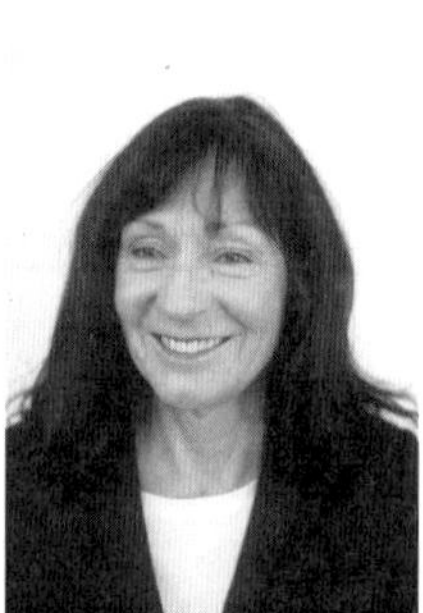

© Privat

Rosmarie Barwinski, Prof., Dr. phil., ist Leiterin des Schweizer Instituts für Psychotraumatologie SIPT, Psychoanalytikerin, Psychotherapeutin SPV/FSP. Sie hat eine apl-Professur in Klinischer Psychologie an der Universität zu Köln und ist Mitherausgeberin der Zeitschrift »Trauma« sowie Redaktionsmitglied der Zeitschrift »Psychotherapie-Wissenschaft«. Zudem ist sie Mitglied der Wissenschaftskommission des ASP (Assoziation Schweizer PsychotherapeutInnen) und als Supervisorin tätig am Psychoanalytischen Seminar in Zürich und an der Universitätsklinik Freiburg (Aus- und Weiterbildungsinstitut für Psychoanalytische und Tiefenpsychologisch fundierte Psychotherapie).